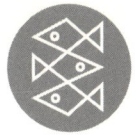

W0197552

»Ich rauche gerne« und »Ich kann jederzeit aufhören«, sagen Raucher immer wieder, um in Ruhe weiterrauchen zu können. Der Medizinjournalist und Bestsellerautor Andreas Jopp gibt Rauchern die Methoden an die Hand, die ihnen den finalen Befreiungsschlag vom Nikotin ermöglichen. Der fundiert recherchierte Ratgeber liest sich wie ein Krimi, bei dem Sie erkennen, wie Nikotin Stress und Stimmungsschwankungen verursacht und mit welchen Strategien Sie dauerhaft davon loskommen. Ein Teil des Buches ist dem Thema gewidmet, wie Sie dabei ganz einfach Ihr Gewicht halten.

Andreas Jopp ist Medizinjournalist, Gesundheitstrainer und Bestsellerautor. Er hat sieben Bücher zu den Themen Ernährung, Eiweiß & Abnehmen, Vitamine, Hormone und medizinische Therapien veröffentlicht und ist in 14 Sprachen übersetzt. Als ehemaliger Raucher berät er seit Jahren Menschen, die vom Glimmstengel loskommen wollen.

Andreas Jopp

Ich rauche gern ...
und hör jetzt auf

Nichtraucher in 30 Tagen

Fischer Taschenbuch Verlag

Ich möchte mich bedanken bei Oliver Fuxen für die Erstellung des gesamten Manuskripts, bei Hüseyin Bektas für die vielen Tipps zum Buch und zur multimedialen Vermarktung, bei Jan Lueg und Sebastian Schneider für die unermüdliche Java-Programmierung des Internetprogramms.

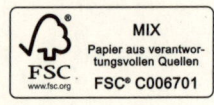

2. Auflage: Juli 2012

Coverabbildung: © Nutrition Consult
Cover Design: Nina Fricke, Emergencydesign, München
Cartoons S. 131, 133, 134: Marek Blaha, Offenbach
Grafiken: Peter Palm, Berlin
Veröffentlicht im Fischer Taschenbuch Verlag,
einem Unternehmen der S. Fischer Verlag GmbH,
Frankfurt am Main, Dezember 2011

Satz: pagina, Tübingen
Druck und Bindung: CPI Ebner & Spiegel, Ulm
Printed in Germany
ISBN 978-3-596-19242-7

Inhalt

Einleitung

Wie oft haben Sie diese beiden Sätze gesagt? *»Ich rauche gerne«* und *»Ich kann ja jederzeit aufhören«.* Wie die meisten Raucher habe ich beide »Aussagen« häufig in verschiedenen Variationen gemacht. Immer wenn wieder jemand meinte, er müsste mich in eine Art »Raucherverhör« mit anschließender Diskussion verwickeln, habe ich mit diesen beiden Sätzen die Sache abgekürzt und hatte meine Ruhe. Aber natürlich wissen alle Raucher: Beide Sätze sind richtig und falsch zugleich.

Wenn nicht jeder 4. Raucher an den Folgen seines »gerne Rauchens« sterben würde, dann würden wir natürlich nie über das Aufhören nachdenken. Denn mit einer Zigarette fühlt man sich für einen kurzen Moment einfach gut, ist entspannter, weniger gestresst und ruhiger. Einen Moment lang schaltet man ab. Leider ist das Nikotin nach 45 Minuten so stark abgebaut, dass man schon auf die nächste Zigarette Lust hat. Mir damit die Gesundheit zu ruinieren, brachte mich immer wieder in den typischen Rauchkonflikt. Meine jahrelange Taktik: Informationen über »angebliche« Gesundheitsschäden überflog ich kurz, widersprach diesen innerlich mit einigen Scheinargumenten und verdrängte sie dann, um weiterrauchen zu können. Haben Sie eigentlich Ihren Kindern schon eine Zigarette angeboten? Das würde wahrscheinlich nicht einmal der überzeugteste Raucher tun. So uneingeschränkt genießen wir das Rauchen dann wohl doch nicht. Oder wie würden Sie reagieren, wenn Ihre Tochter anfängt zu rauchen? Etwa so? *»Super, ich habe auch immer gerne geraucht.«* Passt auch nicht so. Es zeigt sich also, wie doppeldeutig das »gerne Rauchen« ist. Tatsächlich würden die meisten Raucher lieber aufhören, wenn sie nur eine einfache und zuverlässige Methode wüssten.

Auch der zweite Satz »*Ich kann ja jederzeit aufhören*«, ist richtig. Natürlich *könnte* man jederzeit aufhören. Aber nach vielen spontanen Versuchen war mir klar, dass dies wohl eher für andere, willensstärkere Raucher zutrifft. Und schon gar keine Lust hatte ich, dies einem Nichtraucher aufs Brötchen zu schmieren, der mich dann wieder in ein längeres Verhör verwickelt, aus dem ich frustriert und mit weniger Selbstachtung herauskam. Ich schaffte es zwar nicht aufzuhören, aber ich hatte es für mich so zurechtgelegt: »*Ich rauche freiwillig und anscheinend will ich einfach noch nicht wirklich aufhören. Sonst könnte ich natürlich jederzeit …*«

Also rauchte ich 20 Jahre mit schlechtem Gewissen »*gerne*« und »*hätte auch jederzeit aufhören können*«, wenn ich es denn »*wirklich*« gewollt hätte. Aber »*jetzt*« war gerade immer noch nicht der richtige Zeitpunkt dazu.

Wie viel rauchen Sie?

Die tatsächlich gerauchten Zigaretten rechnete ich mir schön. Ich hatte alles unter Kontrolle. Ich rauchte wie alle Raucher »nicht so viel« … Nur 5 – 10 Zigaretten pro Tag, wenn mich jemand fragte. Das schadet ja nicht! Ich rauchte nie zu Hause, außer wenn ich mal Fernsehen schaute (öfters) oder telefonierte (sehr oft). Am Computer rauchte ich sowieso nicht, es sei denn, es gab Stress (täglich) oder ich musste einen schwierigen Text schreiben und mich konzentrieren (eigentlich ständig als Autor). Wenn mich irgendetwas nervte (ab und zu) oder die Laune leicht absackte (kommt ja mal vor), rauchte ich besonders gerne. Beim Warten auf Züge oder im Stau kam es auch öfters … also … ausnahmsweise mal vor. Mit einer Zigarette ist man ja beschäftigt. Aber Züge sind ja meist pünktlich … und Staus sind eher selten … Ab und zu rauchte ich ein paar mehr, wenn ich ausging (aber das war ja nur 2 – 3-mal die Woche). Da kamen vielleicht 5 – 6 Zigaretten dazu. Am Wochenende vielleicht auch mal eine Packung. Nur so aus Geselligkeit natürlich. Und ich rauchte aus Genuss. Das heißt *immer* zum Kaffee, nach dem Essen, beim Bier, in der Kneipe, nach dem Sex, zum Entspannen, zur Anregung, nach dem Frühstück, in der Pause … Der Genuss gehört eben dazu. Eigentlich hätte ich rundum glücklich sein müssen, so oft wie ich genoss. Einige – aber nur ganz wenige Zigaretten – rauchte ich auch unbewusst oder automatisch. Wenn andere rauchten oder einfach so, ohne Grund. Na ja, wenn man alles so zusammenzählt, waren es vielleicht doch mehr als 5 – 10. Sagen wir 15. Vielleicht ganz selten mal 20 – 25. Nur ab und zu natürlich. O.k. Häufiger. Ich war aber nie süchtig. Ich rauchte aus Genuss, seitdem ich 16 Jahre alt war. Immer freiwillig. Gerne. Meistens.

Ich schätze, so ähnlich geht es vielen Rauchern. Am Abend ist man entsetzt, wenn die Packung leer ist. *»Mist, nur noch eine drin«*, also noch mal schnell vor die Tür, *»ich hol besser noch eine … nur so zur Sicherheit … ich meine, weil ich eben gerne rauche.«*

Rauchen Sie immer gern?

Wahrscheinlich nicht, sonst hätten Sie das Buch nicht gekauft. Vielleicht haben Sie auch schon 3 – 4 Aufhörversuche hinter sich. Ab und zu und mit der Zeit immer häufiger, hasst man das Rauchen. Vor allem, wenn man rauchen »muss« und keine Zigaretten im Haus sind. Wenn man zu den unmöglichsten Zeiten zur nächsten Tankstelle dafür fahren muss. Wenn man mit einem Rauchkater nach einer durchrauchten Partynacht aufwacht. Wenn man morgens den zähen Schleim abhustet. Wenn man mal wieder rauchend in der Kälte vor der Tür steht und die anderen weiterfeiern. Wenn man wieder einen nervigen Nichtraucher um sich hat. Wenn man das Gefühl hat, JETZT rauchen zu müssen, aber nicht kann, und die Gedanken um nichts anderes mehr kreisen. Wenn man es sich nicht zutraut, aufzuhören, und dies stark am Selbstbewusstsein nagt. Immer dann hasst man das Rauchen. Mit der Zeit nahm bei mir wie bei allen Rauchern das »Gerne«-Rauchen immer mehr ab. Mir war nur nicht klar, wie ich das »Rauchen-Müssen« in den Griff bekommen könnte. Solche Zweifel behält man natürlich für sich. Das Hin und Her im Kopf ist eben reine Privatsache und geht niemanden etwas an.

Eigentlich würde man ja lieber nicht rauchen, wenn man nicht das diffuse Gefühl hätte, dass es furchtbar frustrierend wäre, in bestimmten Situationen nicht mehr zu rauchen. Ganz sicher würde man das Leben viel weniger genießen und das Rauchen dann vermissen. Und auf jeden Fall wäre es ganz schwierig, Nichtraucher zu bleiben. Die meisten Raucher sind ständig zwischen Aufhörwunsch und Genusswunsch hin und her gerissen. »Jetzt« ist nicht der richtige Zeitpunkt, also raucht man erst mal weiter, bis er sich einem irgendwann vielleicht *offenbart*, der richtige Zeitpunkt. Hofft man. Diese Offenbarung lässt bei den meisten Rauchern einige Jahrzehnte auf sich warten. Nach 10 Jahren, 100 000 weiteren Zigaretten, 25 000 € ärmer und mit chronischem Raucherhusten ist man dann vielleicht endlich soweit.

Die wenigsten Raucher sind in ihrem sonstigen Leben so unentschieden. Die meisten Raucher wissen zumindest genau, was sie nicht wollen und setzen Dinge, die ihnen wichtig sind, auch durch. Ob das nun im Beruf oder privat ist. Beim Rauchen ist das anders: Warum wollen so viele Raucher immer aufhören und rauchen dann trotzdem weiter? Was genießt man am Rauchen eigentlich so? Warum haben wir so viel Angst davor, aufzuhören? Warum verlieren wir die Kontrolle über das Rauchen? Und wie schafft man am besten den Absprung von der Zigarette, wenn man sich dazu entscheiden würde? Ich sage bewusst »entscheiden würde«, denn ich gehe davon aus, dass Sie erst einmal in das Buch hineinschnuppern wollen und Sie noch nicht sicher sind, ob Sie überhaupt aufhören wollen. So habe ich das Buch zumindest angelegt. Seien Sie kritisch. Glauben Sie mir nichts, was ich Ihnen nicht beweise. Erst einmal ist es toll, dass Sie sich dazu entschlossen haben, sich mit dem Thema zu beschäftigen. Herzlichen Glückwunsch.

30 % Ex-Raucher in Deutschland

Es gibt genau so viele Ex-Raucher in Deutschland wie Raucher. 30 % Raucher stehen also 30 % Ex-Rauchern gegenüber. Alle diese Ex-Raucher haben es geschafft, vom Nikotin loszukommen! *»Na gut«*, werden Sie sagen, *»jeder Zweite hat es also geschafft. Meine Chancen stehen also 50 : 50.«* Nein, es haben viel mehr geschafft. Es gibt statistisch nur deshalb so viele Raucher, weil immer noch viele Kinder und Jugendliche mit dem Rauchen beginnen. Zwischen 18 – 39 Jahren rauchen 44 % der Männer mit mittlerem Einkommen und sogar 51 % mit niedrigem Einkommen. Außerdem: In den 70er Jahren, als die Generation der heute 60-Jährigen in diesem Alter war, lag der Raucheranteil der Jüngeren sogar noch bei 60 %. Also 6 von 10 Männern in diesem Alter haben geraucht. Von den Rauchern dieser Generation rauchen heutzutage aber nur noch 13 %!! Es haben also viel mehr als die Hälfte der Raucher geschafft, aufzuhören, wenn man die Jungen herausrechnet! Tatsächlich schaffen es 79 % der Raucher aufzuhören!! Anders ausgedrückt: 8 von 10 Rauchern schaffen es, Nichtraucher zu werden!! Diese Zahl sieht doch schon ganz anders aus. Natürlich können Sie dazugehören.

Sind Ex-Raucher weniger glücklich?

»Ganz sicher vermissen alle diese früheren Raucher etwas«, werden Sie einwenden. *»Und auf die Zigarette nach dem Essen will ich auf keinen Fall verzichten.«* Aber tatsächlich haben diese Raucher es nicht nur geschafft, Nichtraucher zu werden, sondern sie vermissen auch nichts. Denn bei einem 30 %-Anteil von Ex-Rauchern würden Sie sonst ständig hören, wie sehr diesen die Zigaretten zum Genuss fehlen und welch ein ständiger Verzicht das Nicht-Rauchen ist. Das ist aber nicht der Fall. Tatsächlich denken 99 % der Ex-Raucher, also Nichtraucher, so wenig über Zigaretten nach, dass sie es noch nicht einmal für erwähnenswert halten, früher einmal selbst geraucht zu haben.

Große Befragungen unter Ex-Rauchern zeigen, dass diese ihr Leben glücklicher oder genauso glücklich, aber keinesfalls weniger glücklich oder befriedigend einschätzen.[1] Das müssen Sie mir jetzt nicht glauben, und im Gegensatz zu anderen Buchautoren werde ich Ihnen jetzt nicht einreden, dass Sie ohne Zigarette glücklicher sein werden, nur weil es mir vielleicht so ging. Ich werde Ihnen stattdessen immer wieder Studien mit Tausenden von Rauchern und Ex-Rauchern zeigen, um Ihnen die diffuse Ungewissheit und Angst vor dem Aufhören zu nehmen. Von Ex-Rauchern kann man so viel lernen! Wie ging es diesen Rauchern, als sie aufhörten? Was sind Vorurteile über das Aufhören? Treffen meine Befürchtungen zu, dass ich dann für immer etwas vermissen würde? Mit hoher Wahrscheinlichkeit? Oder eher nicht? Das sollten Sie vor dem Aufhören ganz genau wissen. Und mit ziemlicher Sicherheit werden Sie dann, wie die meisten Raucher, schon nach einem kurzen Zeitraum der Zigarette nicht nachtrauern und nichts vermissen. Mehr dazu in Kapitel 9.

Nikotin hält uns fest im Griff – Die körperliche Abhängigkeit

Sicher sind Sie davon überzeugt, dass es furchtbar schwierig wird aufzuhören. Das geht fast jedem Raucher so, der aufhören möchte. *»Es war nicht leicht, aber wesentlich leichter als ich dachte«* ist eine ganz typische Erfahrung. Ungewissheit und Ängste behindern uns, den ersten Schritt zu wagen. Und tatsächlich sind die meisten Probleme, Erwartungen und Ängste bei Rauchern sehr ähnlich. Dies liegt an der Funktionsweise des Nikotins im Gehirn. Sobald Nikotin abgebaut wird und das Gehirn verlässt, stellt sich ein diffuses Gefühl der Unruhe ein. Dieses Gefühl kann sich im Extremfall bis zu Angst und Panik steigern, wenn der Nikotinspiegel im Blut stärker sinkt. Das Gefühl der Angst entsteht durch fehlende Botenstoffe im Gehirn. Durch die Dauerbombardierung mit Nikotin hat sich die normale Ausschüttung der Botenstoffe verändert, erholt sich aber nach wenigen Wochen.

Viele rauchen bei Stress, zur Konzentration, zur Anregung, zum Entspannen und um die Stimmung zu verbessern. Aber hilft die Zigarette wirklich bei Stress? Macht Rauchen uns konzentrierter, regt es uns an, entspannt es uns, verbessert es die Stimmung? Dann wäre Rauchen ein Vorteil. Und wenn man aufhört, würde man logischerweise hierauf verzichten. Davon sind Raucher fest überzeugt. Natürlich raucht man wegen dieser Vorteile – warum sonst. Oder löst das Nikotin unter dem Strich mehr Stress, Unruhe, Energie- und Gefühlsschwankungen aus? Das würde bedeuten, dass Rauchen kein Vorteil wäre. Dann müsste man sich nach dem Aufhören stressresistenter, entspannter und besser in seiner Haut fühlen. Dieser Frage sind namhafte Wissenschaftler in vielen Studien mit

Rauchern und Ex-Rauchern genau nachgegangen. Und die Ergebnisse sind ungeheuer spannend! Mehr dazu in Kapitel 8.

Die Konditionierung – Die psychische Abhängigkeit

Nikotin macht uns nicht nur körperlich abhängig durch den Umbau des Botenstoffsystems im Gehirn, sondern Nikotin sorgt auch dafür, dass wir auf viele Rauchsituationen *konditioniert* sind. Wir »überlernen«, unter Nikotineinfluss bestimmte Situationen ganz fest mit der Zigarette zu verknüpfen, und diese konditionierten Situationen wirken dann als direkter Impuls, zur Zigarette zu greifen, zum Beispiel zum Kaffee, wenn andere rauchen, zum Alkohol, nach dem Essen … Dann rauchen wir *»einfach so«*. Unabhängig vom Nikotinspiegel. Beobachten Sie einmal bewusst andere Raucher. Sie werden erstaunt sein, wie automatisiert und unbewusst diese Rauchimpulse ausgeführt werden.

Genauso gut können es auch emotionale Situationen sein, die als Rauchauslöser dienen. Bei Stress oder schlechter Stimmung – weiß man genau, wie man das Grundgefühl mit einer Zigarette anheben kann. Mit 70 000 Zügen pro Jahr konditioniert man dieses Verhalten immer wieder. Viele Raucher fragen sich ein Leben lang, warum sie jetzt schon wieder Lust auf eine Zigarette haben, wo sie doch eben erst geraucht haben. Erst seit kurzem versteht man, wie diese Konditionierung von Rauchauslösern funktioniert. Es ist der Hauptgrund, warum wir immer weiter rauchen und warum Nikotin so abhängig macht. Seien Sie also gespannt auf Kapitel 11.

Geduld für das Verlernen

Während Sie körperlich nach dem Rauchstopp nach wenigen Tagen schon clean – also nikotinfrei – sind, müssen diese gelernten Situationen erst nach und nach »verlernt« oder »entkonditioniert« werden. Die gute Nachricht: Wenn Sie einmal diese Gehirnwäsche beseitigt haben, ist auch die Lust zu rauchen weg. Ein gutes Essen wird dann nicht mehr durch eine Zigarette zum Schluss noch besser und der Kaffee ist genauso anregend ohne dazu zu rauchen. Sie werden nie wieder darüber nachdenken. Millionen Ex-Raucher können das bestätigen. Und auch Sie haben, bevor Sie anfingen zu rauchen, als Kind nie im Entferntesten daran gedacht ein Eis, ein Stück Kuchen oder die Portion Pommes mit dem Inhalieren von Rauch danach noch zu verbessern.

Die Taschenspielertricks des Nikotins

Voraussetzung für das Aufhören ist es, die Taschenspieler-Tricks des Nikotins genau zu durchschauen. Die Droge Nikotin gaukelt Ihnen vor, dass Zigaretten schmecken und Sie sich besser damit fühlen. Das erfahren Sie ganz real. Dieses Gefühl kennt jeder Raucher. Tatsächlich aber rauchen Sie hauptsächlich gegen die Unruhe und Leere der Nikotin-Entzugserscheinungen an und fühlen sich dadurch erst besser. Das müssen Sie jetzt überhaupt noch nicht akzeptieren! Wenn Sie den Mechanismus aber einmal durchschaut haben, dann können Sie sich leicht dazu entschließen, aus dem Teufelskreis auszusteigen. Dazu sollten Sie das Buch ganz unvoreingenommen lesen und für Neues offen sein. Ich möchte Sie zu nichts überreden! Sie sollten sich auch nicht von Partnern oder anderen Menschen unter Druck setzen lassen. Hier geht es nur um Sie! Und Sie *dürfen und sollten* weiterrauchen, während Sie das Buch lesen. Ich möchte, dass Sie sich vollkommen entspannt beim Lesen fühlen.

Bitte reduzieren Sie das Rauchen auch nicht! Das setzt Sie unnötig unter Druck und macht jede einzelne Zigarette wichtiger als vorher.

Bitte rauchen Sie weiter!

Ich möchte auch aus einem weiteren Grund, dass Sie weiterrauchen. Nur so können Sie Ihr Rauchverhalten unter die Lupe nehmen und auch andere Raucher, ohne selber zu schmachten, genauer beobachten. Je besser Sie wissen, wann Sie rauchen, was gefühlsmäßig typische Rauchauslöser bei Ihnen sind, was Sie persönlich am Rauchen mögen und auch, was Sie am Rauchen hassen, warum Sie vielleicht aufhören möchten und welche Ängste Sie beim Aufhören haben, desto leichter werden Sie aufhören können. Das begleitende interaktive Lernprogramm[©] auf der Homepage, wo Sie Ihr persönliches Raucherprofil anlegen können, wird Ihnen dabei helfen. Ich kann Ihnen zwar wichtige Fragen stellen und viele Denkanstöße geben, aber nur Sie können sich selbst die richtigen Antworten geben. Bitte nutzen Sie das Lernprogramm© dazu. Nehmen Sie sich dazu etwas Zeit. Es geht um nichts weniger als um Ihr Leben. Es könnte eine der weitreichendsten Entscheidungen im Leben für Sie sein. Eines Ihrer wichtigsten Projekte. Wenn Sie sich dann tatsächlich entscheiden sollten, die letzte Zigarette zu rauchen, helfen Ihnen Ihre Antworten enorm weiter. Warum? In den ersten Wochen nach dem Rauchstopp müssen Sie sich genau daran erinnern können, was Sie erreichen wollten. Egal, was Ihnen das Suchthirn einflüstern will. Sie haben Ihr Ziel festgehalten und klar vor Augen. So schaffen Sie es.

Zusätzliche Motivation: Gesundheit

Nein: Ich werde Sie im Buch nicht mit gesundheitlichen Horrorszenarien quälen. Das bringt Sie nicht weiter. Erzeugt nur Abwehr. Täglich auf der Zigarettenschachtel sehen Sie, dass Rauchen schädlich ist. Und hat es geholfen? Nein. Es nervt. Nur 5 Seiten im Buch habe ich der Gesundheit gewidmet. Vielleicht 5 Seiten, und zwar wo Raucher eine Art Milchmädchenrechnung mit Risikovergleichen und selbstgebastelten Einzelfallbetrachtungen aufmachen, um weiterrauchen zu können. Nach dem Motto: *»Ach, Umweltgifte sind doch genauso gefährlich wie rauchen«*, *»Es wird mich schon nicht erwischen«*, oder *»Mein Onkel Fritz raucht und ist schon 85«*. Gefolgt vom Klassiker: *»An irgendetwas muss man ja sterben.«* Die Frage ist nur: Wann und Wie? Welches Risiko haben Sie als Raucher wirklich? Dazu gibt es sehr genaue Zahlen. Bei jeder anderen Entscheidung, die Ihr späteres Leben so stark betreffen wird, sammeln Sie doch auch erst einmal Informationen. Natürlich vermeidet man als Raucher diese Informationen möglichst, um in Ruhe weiterzurauchen. Aber das Verdrängen der Ängste um die eigene Gesundheit weg ins Unterbewusste bindet viel Energie. Dort bleiben die Ängste aktiv und müssen ständig weggedrückt werden. Schlimmer noch: Sie nagen am Selbstwertgefühl, weil man genau weiß, was man sich antut.

Sich mit den Folgen des Rauchens zu beschäftigen, löst zwar zuerst einmal Stress und Ängste aus. Vielleicht rauchen Sie auch ganz kurzfristig einige Zigaretten mehr, um diesen Stress mit etwas Nikotin wegzudrücken. Das ist vollkommen O.k.! Aber dann formiert sich dieses Wissen zu einem großen Bild, und der Blick in die Realität motiviert zum Aufhören.

Aber ...

Vor allem Nichtraucher meinen immer, man könnte das Rauchen aufgeben, wenn man endlos bespricht, warum man das Rauchen besser sein lassen sollte. Das funktioniert so natürlich überhaupt nicht. Sie rauchen ja nicht wegen der Gründe, warum Sie es lieber sein lassen sollten, sondern wegen der Gründe, warum Sie *gerne* rauchen! Das heißt auch: Die Gründe, warum Sie »gerne« rauchen, muss man genauer anschauen. Ohne das »gerne Rauchen« durchschaut zu haben, würden Sie immer den gefühlten Vorteil des Rauchens »aufgeben«, statt für immer und ohne Reue endlich auszusteigen. Ist Rauchen wirklich ein Gewinn für das Lebensgefühl? Fühlen Sie sich besser damit? Erst wenn Sie sich am Ende des Buches darauf eine Antwort gegeben haben, gebe ich Ihnen noch einen ganz kleinen Motivationsschub mit der Gesundheit. Denn wie jeder andere möchten Sie natürlich gerne lange leben. Das Suchthirn will uns zwar einflüstern, dass wir lieber *»jetzt genießen«* und *»sowieso an irgendetwas sterben müssen«*. Aber tief im Unterbewussten ist Ihr Lebensinstinkt kraftvoller. Ihr Unterbewusstes lässt sich nicht täuschen. Sie wissen es schon immer: *Länger leben ist wichtiger als länger rauchen!* Auch wenn Sie vielleicht noch nicht wissen, wie Sie dies praktisch umsetzen können.

Aufhören ohne zuzunehmen

Einer der Hauptgründe, warum viele mit dem Aufhören zögern, ist die Angst zuzunehmen. Aber hält Rauchen wirklich schlank? Oder nehmen wir nur zu, weil wir vorher geraucht haben? Sind Raucher statistisch schlanker als Nichtraucher? Die Ergebnisse sind erstaunlich! Warum hat man Hunger, wenn man aufhört? Warum unterstützt Süßes das Suchtverhalten und lässt Sie leichter rückfällig werden? Was steht hinter Gewicht und Rückfällen? Wie schafft man es, nicht zuzunehmen? Ganz einfach. Ohne Aufwand. Seit 20 Jahren schreibe ich in diesem Bereich. Die Bücher sind in 15 Sprachen übersetzt. Ich will NICHT Ihre Ernährungsgewohnheiten umstellen. Hier geht es nur um Gewichthalten, damit Sie besser aufhören können zu rauchen. Es muss daher praktisch sein (Kapitel 18 – 22). Mir hat in allen Raucherbüchern dieser Teil, wie man nicht zunimmt, gefehlt.

Ihre Sicht auf das Rauchen

Was wäre nötig, um Ihre Ansichten über sich als Raucher und die Rauchkultur im Allgemeinen auf den Prüfstein zu stellen? Es wäre wichtig, da Sie später sonst immer ein Gefühl der »Rauchnostalgie« haben. Es geht dabei um die sozialen Aspekte des Rauchens. Für mich war Rauchen & Geselligkeit immer Eins. Ich wollte dazugehören. Es war für mich ein selbstverständlicher Teil der Kultur. Ich habe mich immer mit anderen Rauchern identifiziert. *»Raucher sind lockerer und die netteren Menschen.«* Jeder hat seine eigene Raucherpersönlichkeit und den Blick darauf, wie man sich als Raucher gerne sieht. Je älter sie werden, desto unabhängiger werden sie von Gruppenzugehörigkeiten und Werbebotschaften, die eher zum Anfang einer Raucherkarriere passen. Deshalb hören die meisten Raucher auch im Alter von 40 – 50 Jahren auf.

Schauen Sie mit Ihrer heutigen Reife noch einmal auf sich zurück in die Anfänge Ihrer Raucherkarriere. Wie wurden Sie über Jahre hinweg mit Werbung in Ihrer Sichtweise des Rauchens beeinflusst? Wie hat die Zigarettenindustrie Sie als Kind und Jugendlicher geködert? Wie wurden Raucher jahrzehntelang über das suchtauslösende Nikotin belogen? Wie manipuliert die Nikotinindustrie die Sucht durch Zusatzstoffe? Wie hat die Zigarettenindustrie Forschungsergebnisse zu den gesundheitlichen Folgen durch Auftragsforschung verfälscht? Nur damit gesagt werden kann, es gäbe »unterschiedliche, strittige Expertenmeinungen«. Wie besticht die Tabaklobby Politiker und Wissenschaftler?

Sicher wissen Sie einiges darüber, vieles vergisst man aber auch. Dokumentationen auf YouTube, die zur Homepage verlinkt sind, können dieses Wissen verdichten. Spannend wie ein Krimi. Der veränderte Blick auf die *sozialen* Aspekte des Rauchens, die Werbelügen und die Tricks der Nikotindealer wirken von innen. Sie können sich verdichten zu einem *»Jetzt langt's mir. Ich höre auf.«* oder *»Ich lasse mich nicht länger manipulieren«*. Es ist ein kleiner, aber wichtiger Baustein, um sich von der Zigarette für immer verabschieden zu können. Rauchen war ein wichtiger Teil in Ihrem Leben. Nun können Sie ein neues, spannenderes Kapitel für Ihr Leben aufschlagen.

Sie können nicht verlieren, nur gewinnen

»Ich habe fast 3 Monate gebraucht, das Buch zu lesen. Je langsamer ich lese, desto später muss ich aufhören.« Sie müssen gar nichts. Nur Sie entscheiden, ob Sie weiterrauchen oder nicht. Vielleicht wollen Sie am Ende des Buches nicht mehr rauchen. Ein Tipp: Lesen Sie das Buch zügig durch, sonst verdichtet sich das Wissen nicht. Sie sammeln jetzt einfach Informationen. Das ist positiv. Erst einmal betrachten wir alle Puzzlesteine dieses spannenden Verhaltens. Mehr nicht.

Am liebsten würden wir alles beim Alten lassen, denn Veränderungen im Leben lösen immer Ängste aus. Nur diese Angst vor dem Ungewissen setzt Ihnen Grenzen im Leben. Und: *Sie geben nichts auf, sondern Sie fangen etwas Neues an!* Das ist etwas ganz anderes. Statt etwas zurückzulassen, können Sie sich also auf etwas Neues freuen: Ein Leben, in dem Sie schon nach kurzer Zeit Stress besser verkraften können und emotional stabiler sind. Freuen Sie sich darauf, sich jeden Tag körperlich fitter und leistungsfähiger zu fühlen. Gesundheitsängste werden verschwinden und neue Energien freisetzen. Ihre Selbstachtung nimmt zu, weil Sie es geschafft haben. Weil Sie die Angst überwunden haben, der Rauchfalle entkommen und Ihre Freiheit wieder zurückerobert haben. Es könnte die wichtigste Entscheidung für Ihr Leben sein. Sie können nicht verlieren! Denn: im schlechtesten Fall würden Sie einfach weiterrauchen, so wie jetzt. Im besten Fall gewinnen Sie 14 Jahre Lebenszeit. So viel? Ja, denn 14 Jahre verliert ein Raucher im Durchschnitt an Lebenszeit, der bis an sein Lebensende täglich 20 Zigaretten weiterraucht.

Täglich tun Sie Dinge, die beweisen, dass Sie für die Zukunft planen und fest damit rechnen, noch lange da zu sein. Sie schnallen sich im Auto an, schließen Versicherungen ab, zahlen Ihr Haus ab und freuen sich auf Enkelkinder. Es ist Ihnen also ganz und gar nicht egal, was in der Zukunft passiert! Betrachten Sie mit dem Buch & der Homepage Ihr Rauchen noch einmal durch eine andere Brille. Unvoreingenommen. Dann treffen Sie Ihre Entscheidung, ob Sie »gerne« weiterrauchen oder zu etwas Neuem aufbrechen. Millionen Ex-Raucher haben es geschafft und werden es Ihnen bestätigen: Sie werden Ihr Leben mindestens genauso oder sogar mehr genießen ohne Nikotin, und Sie werden *nichts* vermissen.

»Was man zu verstehen gelernt hat,
fürchtet man nicht mehr.«
MARIE CURIE

Wie funktioniert das Buch plus Internetprogramm?

So funktioniert das Buch

Rauchen ist ein komplexes Verhalten wie ein Puzzle. Sonst würden nicht Millionen Menschen in die Nikotinfalle tappen und erst Jahrzehnte später mit 50 000 bis 60 000 € weniger Geld in der Tasche und mit ruinierter Gesundheit wieder herausfinden. Ich werde für Sie dieses Rauch-Puzzle Stück für Stück entnebeln und auseinandernehmen. Viele kleine Details spielen eine Rolle, warum Sie immer weiterrauchen. Und diese Puzzlesteine lohnen genauer betrachtet zu werden. Dann fügt alles sich auf einmal zu einem ganz neuen Gesamtbild zusammen. Sie wollten eigentlich nur ein paar Tipps und ein schnelles Rezept zum Aufhören? Dann hören Sie vielleicht schnell auf, aber schon sehr bald wird Sie eines der gewohnten Denkmuster wieder einholen. Schneller als Sie es wahrhaben wollen, ist dann wieder eine brennende Zigarette in Ihrer Hand. Ich weiß, wovon ich rede! Vertrauen Sie mir: Erst verstehen, dann handeln.

»Wenn du dich und den Feind kennst, brauchst du den Ausgang von hundert Schlachten nicht zu fürchten.«
SUNZI, DIE KUNST DES KRIEGES

⚡ Der Ordner »Links zu YouTube« auf der Homepage

Es ist ganz neu für ein Buch, frei verfügbare Internet-Inhalte zu sichten und zusammenzustellen! Bilder sagen mehr als tausend Worte! Im Ordner »Links zu YouTube« auf der Homepage finden Sie diese Links zu anderen Webseiten, die Multimedia Inhalte zur Verfügung stellen. Diese ergänzen das Buch.

☞ Login und Passwort!!

Melden Sie sich an bei: www.Nichtraucherin30Tagen.de
Klicken Sie auf Login und melden Sie sich zuerst dort an.
Loginname: smokefree
Passwort: Freiheit

VIEL ERFOLG!

Rauchen Sie »gerne«?

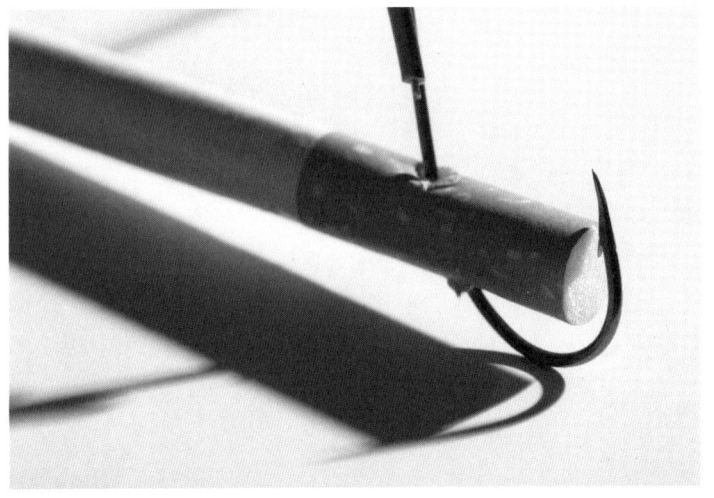

1. Vom »gerne« zum »gerne müssen«

Wie sehr genießen Sie das Rauchen?

Ein langer, stressiger Tag ist vorüber, und Sie wollen es sich gutgehen lassen. Eine Zigarette ... klick ... Was gibt es Schöneres? Sie ziehen den Rauch wohlig ein. Eine kleine Rauchwolke zieht friedlich gen Himmel. Und die Welt tickt einen Moment langsamer und angenehmer. Wir rauchen zur Entspannung. Wenn es Stress gibt. Für eine Auszeit. Nach dem Essen. Zum Genuss ... Es gibt viele angenehme Anlässe. Dann sollten Sie doch nichts dagegen haben, wenn auch Ihre Kinder etwas Genuss im Leben haben. Also nach einem anstrengenden Schultag erst mal den Stress wegrauchen und sich besser fühlen. Oder wenn die erste Freundin vom Kumpel ausgespannt wurde. Da muss man doch erst mal eine rauchen, um das miese Gefühl besser zu verkraften. Die Kindheit ist schon hart genug. Aber ohne Zigaretten lassen sich der ganze Stress und die Achterbahnfahrt der Gefühle doch wirklich nur schwer ertragen. Allein schon dieses ewige Warten auf den Bus, um zur Schule zu kommen, oder die nervige Mutter, die einen pünktlich abholen sollte. Mit Rauchen wäre das viel besser zu ertragen. Und wozu bekommt man schon sein Taschengeld? Doch wohl, damit man sich etwas gönnt.

Hier bekommt der Film vom »Ich rauche gerne« meist einen Riss. Nachdem viele Raucher mir alle möglichen Vorteile des Rauchens aufgezählt haben, zucken sie zusammen bei der Frage, ob sie die Kinder der Nachbarin auch schon zum Rauchen animiert haben ... Warum erzählt man als Raucher überhaupt ständig, weshalb man so gerne raucht? Ich gehöre zu den Menschen, die so gut wie nie das Gefühl haben, sich für die eigene Lebensweise rechtfertigen zu müssen. Und hab's, was das Rauchen angeht, trotzdem ständig getan. Mit der Zeit wurde mir aber immer klarer, dass ich wahrscheinlich die Vorteile des Rauchens eher für mich selbst aufzählte, wie um mir selbst immer wieder zu beweisen, dass es o.k. ist.

Das Rauchen ist wirklich eine verzwickte »Gewohnheit«. Wenn wir nicht rauchen, wollen wir es unbedingt. Und wenn wir dann rauchen, würden wir es lieber nicht tun müssen, glauben aber, es zu genießen. Und obwohl wir es genießen, wollen wir es trotzdem niemandem weiterempfehlen und lieber selbst irgendwann aufhören.

Ihre erste Zigarette

Können Sie sich noch an Ihre erste Zigarette erinnern? Haben Sie sie mit einem Freund zusammen geraucht oder gehörten Sie zu denen, die sich ihre erste Zigarette besorgt haben, um alleine damit zu experimentieren, damit Sie danach gleich als cooler, routinierter Raucher auftreten konnten? Haben Sie sich auch zu Beginn die Lunge aus dem Leib gehustet? Dieser trockene, beißende Qualm: eklig! Es wird einem mulmig, übel und schwindelig, man japst nach Luft, die Bronchien ziehen sich zusammen und man will den Rauch so schnell wie möglich wieder raushusten. Eine natürliche Reaktion. Rauch bedeutet immer Gefahr. Unser Instinkt ist seit Millionen Jahren darauf vorprogrammiert.

Heute husten unsere Kinder etwas weniger als wir vor 20 Jahren. Wieso? Die Zigarettenindustrie hat eine Vielzahl von Stoffen in den Tabak gemischt, welche die Bronchien erweitern und beruhigen, die Luftröhre leicht betäuben und den Rauch frischer schmecken lassen. Kinder und Jugendliche sind schließlich die wichtigste Zielgruppe der Zigarettenindustrie. Nur 5 % fangen nach dem Alter von 21 Jahren überhaupt noch an zu rauchen. Und wenn, werden diese häufig leichte und soziale Raucher. Das heißt für die Industrie: Man muss die Zielgruppe möglichst früh gewinnen. Junge Menschen lassen sich nicht nur am besten beeinflussen, sondern junge Gehirne sind leichter zu prägen und werden wesentlich schneller abhängig vom Nikotin. Schon nach wenigen Zigaretten lassen sich die ersten Veränderungen im Gehirn durch das Nikotin feststellen. Und für mehr Umsatz und Gewinne braucht die Industrie viel, sehr viel Rauchernachwuchs, denn versetzen Sie sich mal in die Lage der Zigarettenindustrie: Die besten Kunden sterben zu früh weg, und die anderen hören wegen anderer dummer Gründe auf zu rauchen.

Endlich gehören wir dazu

Zurück zu Ihrer ersten Zigarette. Jeder Jugendliche möchte zu der Welt der Erwachsenen dazugehören, zu der Clique, zu den Coolen, die viel besser drauf sind als die pickligen, Zahnspange tragenden Mitschüler. Und dann diese peinlichen Momente in der Disco … mit der Zigarette hatten wir endlich etwas Cooles in der Hand, an dem wir uns festhalten konnten. Wenn das zweite teure Getränk leer war. Wenn die Theke brechend voll besetzt war und man den Ellenbogen nicht lässig anlehnen konnte. Wenn man sich beobachtet fühlte. Auch wenn uns ein süßes Mädchen die Sprache verschlug. Bevor man Unsinn stammelte, konnte man eine Zigarette anbieten und die Situation war gerettet. Cool war das.

Erinnern Sie sich auch an die ersten Züge? Erst mussten wir fleißig üben, um den stechenden Rauch tief inhalieren zu können und ohne Husten wieder aus der Lunge strömen zu lassen. Das elegante Hantieren mit Zigarette und Feuerzeug musste geprobt werden. Auch das geniale Rauchausblasen aus dem Mundwinkel oder in eine andere Richtung, ohne das Gegenüber aus den Augen zu verlieren. Endlich gehörten wir dazu und waren also Raucher! In Filmen und Soap Operas hatten wir es ja auch schon lange gesehen. In 70 % aller US-Filme wird geraucht. Unsere Filmidole rauchten beim Kennenlernen, bei schwierigen Aufgaben zur Konzentration, nach dem Sex zur Entspannung, in der Bar und bei allen möglichen anderen Anlässen. Was also sollte wohl so Schlechtes daran sein, wenn diese Identifikationsfiguren uns immer wieder vorführten, wie normal es ist zu rauchen.

Der Fluch des Normalen

Das Geheimnis der Zigarette als Droge ist, dass sie am Anfang absolut nicht schmeckt. Niemand kann sich vorstellen, von dem ekligen Rauch abhängig zu werden. Auch das ganze Handling der Zigarette nervt. Als Anfänger hält man sie noch weit genug von sich weg, damit einem der Rauch nicht in die Nase zieht. Man verrichtet seine »Pflichtzüge«, vielleicht 5–6-mal nötigt man sich den eklig schmeckenden Rauch auf. Genuss ist etwas anderes. Aber man will ja dazugehören, am Anfang. Man lässt die Zigarette zur Not unauffällig vor sich hinkokeln und sieht voll cool aus. Von der Lust zu rauchen, davon ist keine Rede bei den allerersten Zigaretten im Raucherleben.

Kaum einer fühlt sich bei seinen ersten Zigaretten irgendwie besser. Angeregter, high, beschwingter. Null. Vielleicht ein kleiner Kick im Kopf. Vergleicht man dagegen die Wirkung anderer Drogen: Von Alkohol wird man enthemmt, lustig, kontaktfreudiger. Die billige Partydroge Ecstasy führt zur Ausschüttung des Glücksbotenstoffs Serotonin und macht glücklich, heiter, zufrieden, bringt die Leute einander näher, verwischt die Grenzen zwischen einem selbst und den Tanzenden nebendran. Das ungehemmte Partygefühl von Raves ist speziell. Marihuana entspannt, man wird high, stoned, alles ist easy und ist gut drauf. Kokain wirkt dagegen anregend auf das Nervensystem, die Gedanken und Ideen sprühen nur so, jedes Gefühl wird intensiviert. Das soll jetzt keine Werbung für diese Drogen sein. Auch diese nutzen sich schnell ab. Die ersten paar Mal geben sie aber zumindest einen gewissen Kick. Aber was tun die *ersten* Zigaretten für uns im Vergleich zu diesen Drogen? Nichts. Nikotin ist als Droge für den Rauchanfänger in jeder Hinsicht ein absoluter Versager! Erst fühlt man sich beschissen und übel. Dann muss man es auch noch üben. Keiner von uns käme auf die Idee, von so einem Durchschnittsgefühl abhängig zu werden. Nikotin beamt einen so überhaupt nicht über die Normalität hinaus. Und das bei miesem Geschmack. Unmöglich, davon jemals abhängig zu werden! Sagten wir uns.

Die Zigarette macht im Gegensatz zu allen anderen Drogen am Anfang weder Spaß noch enthemmt oder berauscht sie. Zigaretten sind ein rein soziales Instrument: Dazugehören, erwachsen sein und cool wirken. Mehr nicht. Und genau das ist die große List des Nikotins.

Der rasend schnelle Umbau des Nervensystems

»Aber irgendwann fingen Zigaretten an, mir zu schmecken. Ich rauche heute gerne und finde es befriedigend. Keine Ahnung, warum ich mich nach einer Zigarette entspannter, ruhiger und wacher fühle.«

Jedes Gefühl entsteht zuerst durch chemische Botenstoffe im Gehirn. Durch Nikotin werden anregendes Dopamin und andere Botenstoffe ausgeschüttet. Das klingt erst einmal vorteilhaft. Diese Ausschüttung ist aber ganz minimal. Das gesunde Nervensystem des Rauchanfängers nimmt dies nicht als großartiges Plus, als Vorteil oder als glücklich machend wahr. Der kleine Kick im Kopf mit dem anschließenden, minimal kurzfristig benebelten Gefühl ist wirklich kaum der Rede wert. Trotzdem baut sich das Nervensystem unter dem Einfluss von Nikotin schon nach den ersten Zigaretten nachweislich um! Dort, wo das Nikotin andockt und es dann zu dieser kleinen Ausschüttung von Neurotransmittern (Glücksbotenstoffen) führt, werden die Andockstellen etwas weniger sensibel. So wird es für die körpereigenen Stoffe schwieriger, genügend Glücksbotenstoffe selber zur Ausschüttung zu stimulieren, um den gleichen Effekt zu erzielen.

Nun rauchen Sie ab und zu mal einfach eine Zigarette mehr, um der Zufriedenheit ein ganz klein wenig nachzuhelfen. Sie fangen an, »gerne« zu rauchen, um sich wieder normal zu fühlen, auch wenn Sie das kaum merken, weil Sie viel zu beschäftigt sind, »dazu«-zugehören und cool zu sein.

Rauchen wird erst befriedigend durch den Umbau des Gehirns

Das junge Gehirn im Wachstum passt sich schon nach wenigen Zigaretten an diese Nikotinwirkung an.[2] Schon bald kann man die ersten Abhängigkeitssymptome feststellen. Nach und nach baut sich das Nervensystem immer mehr um, und damit einhergehend werden Zigaretten immer befriedigender. Das geht rasant schnell (wie rasant zeige ich Ihnen in Kapitel 9). In der schleichenden Veränderung des Nervensystems liegt das Geheimnis der Zigarette: Nikotin wirkt erst dann positiv und befriedigend, wenn das Nervensystem so weit umgebaut ist, dass wir einen leichten Mangel an Nervenbotenstoffen spüren – eine kleine Unzufriedenheit –, die wir dann mit Nikotin ausgleichen!

Während Nikotin für das nicht daran gewöhnte Nervensystem des Anfängers noch wenig Vorteile oder Genuss bietet, wirkt es ab dem Umbau wie eine Unterstützung für das veränderte Nervensystem. Nach und nach fangen wir an, »gerne« zu rauchen, um diesen winzigen kleinen Auftrieb in das normale Gefühl zu bekommen, das wir von Natur aus vorher ohne Nikotin schon gratis hatten.

Nikotin: Eine harte Droge?

Der größte Hinterhalt der Zigarette ist, dass wir Nikotin wegen der anfangs fehlenden Wirkung nicht als abhängig machend wahrnehmen. Wir sind uns im jugendlichen Überschwang auch zu 100 % sicher, dass wir von dieser minimalen Wirkung nicht abhängig werden könnten, wie unsere dummen Eltern oder andere ältere Raucher, die rauchen müssen.

Der Umbau des Gehirns macht das Rauchen erst befriedigend. Dieser Hinterhalt macht Nikotin zur harten Droge. Zu der abhängig machendsten Droge von allen Drogen. 38 % aller Rauchanfänger (Jugendliche und Erwachsene zusammengerechnet) werden nikotinabhängig und rauchen für die nächsten 10 – 20 Jahre »gerne«. Im Gegensatz dazu werden 23 % von Heroin, 17 % von Kokain, 15 % von Alkohol und 9 % von Cannabis abhängig. Kinder und Jugendliche werden noch häufiger nikotinabhängig. 75 % der jugendlichen Rauchanfänger rauchen auch als Erwachsene weiter.[3] »Harte« und »weiche« Drogen sind nur Kategorien der öffentlichen Wahrnehmung. Wenn man dagegen das Abhängigkeitspotential von Drogen bestimmt und wie lange es dauert, heroin- oder nikotinsüchtig zu werden, dann liegen Zigaretten vor allen anderen harten Drogen. Und an keiner anderen Droge sterben so viele Menschen. 5 Millionen sterben jährlich an den Folgen des Zigarettenkonsums. 140 000 alleine in Deutschland. Jährlich.

Jede andere Droge setzt zumindest einen Warnschuss. Man weiß, dass man auf Droge »nicht normal drauf« ist und so auf Dauer nicht funktionieren kann. Dagegen kann man aber keine rauschhafte Wirkung der Zigarette beschreiben. Nur ein Gefühl nach einigen Packungen, dass man sich irgendwie besser fühlt und es genießt. Da sich dieser Genuss so unschuldig und normal anfühlt, dauert es lange, bis der Raucher sich darüber klarwird, dass er längst abhängig geworden ist und nicht mehr davon loskommt.

Würden Sie wieder anfangen zu rauchen?

Natürlich wussten wir nicht, dass wir, nachdem wir mit den ersten Zigaretten das Rauchen geübt haben, ein ganzes Leben lang weiterrauchen müssen. Wenn Sie heute nach 10 – 20-jähriger Raucherkarriere zurückschauen und Sie könnten sich frei entscheiden, ob Sie die ersten Zigaretten noch einmal rauchen, wie würden Sie entscheiden?

- *»Ich würde wieder anfangen. Und nichts tut mir leid.«* Ok. Sie haben eine gute Zeit mit der Zigarette gehabt. Dazu kann man ruhig stehen. Aber vielleicht möchten Sie ein neues Kapitel im Leben anfangen. Sie sind noch unentschlossen. Ich will Sie zu nichts überreden. Das geht immer schief. Aber nichts muss Sie davon abhalten, in dieses Buch mal hineinzuschnuppern.

- *»Es wäre besser gewesen, wenn ich nicht angefangen hätte. Aber ich war zu doof damals, nein zu sagen.«* Mit ziemlicher Sicherheit waren Sie nicht zu doof. Die Werbung der Zigarettenindustrie war so raffiniert, die Hollywoodfilme prägten und prägen bis heute subtil, und der soziale Druck dazuzugehören ist hoch!

- *»Ja, Mist. Wenn ich noch mal entscheiden könnte, würde ich mich nie wieder drauf einlassen.«* Sie scheinen das Rauchen ziemlich satt zu haben. Wir müssen nur noch den Weg finden, wie Sie den Absprung schaffen.

Ab wann wollten Sie rauchen?

So gut wie Sie sich an Ihre erste Zigarette oder auch an die Marke erinnern, die Sie zum ersten Mal gekauft haben, so wenig erinnern sich Raucher daran, wann sie das erste Mal das Gefühl hatten, »gerne« zu rauchen. Wann und wie oft haben Sie sich eine Zigarette geschnorrt, weil Sie auf einmal Gefallen daran gefunden haben und »Lust« darauf hatten. Es gibt diesen Punkt, wo man nicht mehr einfach mitraucht, sondern »gerne« raucht. Dies ist so subtil, dass man es gar nicht merkt.

Der nächste Schritt: Erinnern Sie sich, wann Sie das erste Mal eine Packung unbedingt kaufen »wollten«? Wahrscheinlich nicht. Denn dieses »Wollen« interpretiert jeder erst einmal so: »*Ach, eine Zigarette tut mir gut. Überall wird geraucht. Da muss ich mir also nix dabei denken, dass ich auch so gerne rauche.*« Mit der Zeit werden dann immer mehr Situationen »trainiert«, in denen Sie zusätzliche Zigaretten »gerne« rauchen.

Es dauert dann oft Jahre, bis man als junger Erwachsener darüber nachdenkt, dass man es vielleicht »zu gerne« tut. Sex & Partys & Drugs halten einen Jugendlichen erst einmal schwer auf Trab. Da ist kaum Platz, über sein Leben länger nachzudenken.

Einige 100 000 Züge später – Die erste Panik

Können Sie sich auch noch daran erinnern, wann Ihnen das erste Mal die Zigaretten ausgingen und Sie unbedingt JETZT eine rauchen wollten oder Sie in Panik gerieten, weil der Automat klemmte oder die Tankstelle bereits geschlossen war. Wahrscheinlich erinnern Sie sich nicht daran. Längst ist das Nervensystem so stark umgebaut, längst sitzt man so tief in der Nikotinfalle fest, dass einem das Rauchen-Wollen wie ein natürlicher Antrieb erscheint. Man hat die Kontrolle darüber verloren und muss rauchen.

Bei 20 Zigaretten pro Tag und 10 Zügen pro Zigarette fluten Sie Ihr Gehirn mit 73 000 Zügen Nikotin pro Jahr. Nach 7 Sekunden ist das Nikotin auch an den Andockstellen im Gehirn. Diese Andockstellen haben sich schon an die Flut des Nikotins gewöhnt, sind abgestumpft und brauchen immer mehr Nikotin, um eine Grundzufriedenheit herzustellen.

Nur allmählich – nach weiteren 50 000–100 000 Zügen pro Jahr – dämmert es Rauchern, dass man wie ferngesteuert ist. Da sind auf einmal so viele Situationen ohne Zigarette gar nicht mehr schön. Gute Dinge, wie ein schönes Essen, werden ohne Zigarette miserabel. Sie haben Ihr Gehirn perfekt mit jedem Zug programmiert. Mit Tausenden von Zügen konditioniert. Zum Kaffee, beim Warten, nach dem Essen, vor dem Einsteigen in den Zug, nach dem Aussteigen, in der Pause, nach der Arbeit, mit Freunden, zum Bier, beim Telefonieren, nach dem Sex, an bestimmten Orten, oder wenn Sie den Rauch von anderen schnüffeln. Wie automatisiert, ohne weiter darüber nachzudenken, greifen Sie zur Zigarette und nennen es »Gewohnheit«.

Weitere 100 000 Züge später rauchen Sie gegen den Stress an
Und dann? Vor allem Langeweile und Stress werden immer mehr zum Rauchauslöser. Sie brauchen jetzt Nikotin, um Ihr Nervenkostüm herunterzufahren. Sie merken kaum, dass es jetzt das Nikotin selbst ist, das Ihren ganzen Körper – z. B. durch Ausschütten von Adrenalin – stresst oder Ihren Herzschlag hochfährt. Im Vordergrund steht die kurzfristige Erleichterung durch die Zigarette.

Wie haben Sie das bloß in der Schule verkraftet, als der Lehrer Ihnen eine 5 gegeben hat? Unglaublich, wie strapazierfähig Sie als Kind ohne Zigarette waren. Aber man wird halt älter und ist auch nicht mehr so in Form. Kein Raucher käme je auf die Idee, dass Rauchen schlapp macht. Denn vordergründig regen Zigaretten doch an. Oft beruhigen sie auch. Zwei gegensätzliche Wirkungen mit ein und derselben Droge.

Blicken Sie der Realität ins Auge: Kein Kind und kein Nichtraucher braucht je eine Zigarette, um sich besser zu fühlen. Der soziale Druck und der Wunsch »dazuzugehören«, ist der einzige Grund, mit dem Rauchen anzufangen. Auch Sie haben Zigaretten nie gebraucht, bis Sie die ersten Packungen geraucht hatten, die Andockstellen im Gehirn sich umgebildet haben und Sie dann auf einmal »gerne« rauchen, um einen Mangel zu beheben.

Wie »gerne« rauchen Sie?
Erst raucht man »gerne«. Einige 100 000 Züge später raucht man »getrieben gerne«. Einige von Ihnen sind vielleicht jetzt schon, nach einer langen Raucherkarriere von 10 – 20 Jahren oder 730 000 bis

2 Millionen Zügen an den Punkt gekommen, wo sie mit schlechtem Gewissen und schon spürbaren gesundheitlichen Folgen »gezwungen gerne« rauchen müssen. Viele Kettenraucher haben längst das »Gerne« hinter sich gelassen und machen sich keine Illusionen mehr über die Sucht. Sie ergeben sich dem Schicksal, weil man es einfach tun muss. »Ich komme nicht davon los. Ich rauche. Und Punkt.«

Je länger man raucht, desto mehr nimmt das »Gerne« ab und das »Müssen« zu. Dann ist meist der Zeitpunkt gekommen, an dem der Raucher aufhören möchte. Sie wissen selbst am besten, in welchem Stadium von »Gerne« Sie gerade stehen. 30 % der Raucher rauchen auf alle Fälle »so gerne«, dass sie einmal im Jahr versuchen mit dem Rauchen aufzuhören, es dann aber doch »zu gerne tun«, um tatsächlich davon loszukommen.

»Hurra, ich rauche«

Wenn Sie überzeugter Genussraucher sind, gibt es eigentlich keinen Grund, damit aufzuhören. Auf der anderen Seite haben Sie beim Kauf einer Packung Zigaretten je gedacht: »Super. Es ist doch phantastisch, dass ich angefangen habe zu rauchen, denn was hätte ich sonst alles verpasst …« Ehrlich gesagt, ich habe diesen Satz noch nie von einem Raucher gehört. Denn fast alle Raucher wären eigentlich lieber Nichtraucher. Und wer schon einmal aufgehört und wieder angefangen hat, fängt seine Geschichte fast immer so an: »… leider habe ich dann wieder eine geraucht.«

Alle Raucher beneiden Gelegenheits-Raucher, die es schaffen, nur ein paar Zigaretten pro Tag zu rauchen und nicht weiter darüber nachzudenken. Nur 10 % der Raucher gehören tatsächlich zu dieser Gruppe. 5 Zigaretten pro Tag. Das wäre doch ideal, denken Sie? Keineswegs. Wenn Sie als normaler Raucher, mit viel Willen Ihre Zigarettenzahl herunterdrücken und niedrig halten, wenden Sie dazu enorme Energie auf. Denn wer süchtig ist, möchte immer mehr rauchen und nicht etwa weniger. Sie verzichten also den ganzen Tag, meist aus gesundheitlichen Gründen, bis Sie sich dann endlich »die Eine« gönnen. Diese Willens-Gelegenheits-Raucher erzählen mir nie »Hurra, ich rauche wenig. Ist das ein tolles Gefühl.«

Ist Rauchen eine Gewohnheit?

Die meisten Raucher erzählen von einer »Gewohnheit« oder einer »dummen Angewohnheit«. Rauchen ist aber keine Gewohnheit, so als ob Sie gerne etwas essen. Gewohnheiten lassen sich jederzeit abstellen. Wenn ich in England auf der linken Straßenseite fahren muss, statt wie hier auf der rechten, schalte ich die Gewohnheit innerhalb von wenigen Sekunden um, schon wenn ich mit dem Mietwagen aus dem Flughafen fahre. Etwas länger dauert es dann, Blinker und Scheibenwischer nicht ständig zu verwechseln, die sich auch umgekehrt am Steuerrad befinden. Aber nach ein paar anfänglichen Fehlgriffen gelingt auch das. Ich stelle meine Gewohnheit ohne Probleme einfach um. Mir ist es auch noch nie vorgekommen, dass ich nicht rechts fahren darf und deswegen unruhig und nervös werde oder eine Panikattacke bekomme. Ich stehe auch nicht nachts auf, um bei leeren Straßen mal eine Runde rechts zu fahren. Warum müssen wir als Raucher dann immer von »Gewohnheit« oder »dummer Angewohnheit« sprechen? Sucht und Gewohnheit sind zwei vollkommen verschiedene Dinge.

Sind Sie ein Gewohnheitsmensch?

Gewohnheitsmensch! Das hört sich an, als würden Sie jeden Tag das Bürgerliche Gesetzbuch lesen oder kleinkariert Ihre Gewohnheiten mit der Uhr verrichten. Wollen Sie sich wirklich so beschreiben? Was ist übrig geblieben von Ihrem jugendlichen Übermut, nichts tun zu müssen? Raucher waren doch eher die Jugendlichen, die sich gegen die Erwachsenen aufgelehnt haben. Kein Mensch beschreibt sich gerne als Gewohnheitstier. Und was wäre Rauchen für eine Gewohnheit? Sich 4000 hochgiftige Substanzen in die Lunge hineinzupumpen, um 10−15 Jahre früher zu sterben? Ich glaube nicht, dass Sie so eine »Gewohnheit« aufrechterhalten würden, wenn es denn eine Gewohnheit wäre.

Essen Sie gerne Brokkoli?

Ich esse zum Beispiel für mein Leben gerne Brokkoli. Trotzdem muss ich ihn nicht 20-mal am Tag essen. Ich habe auch nicht ständig unterwegs etwas Brokkoli dabei, um ihn zu knabbern und so meinen Brokkoliblutspiegel wieder anzuheben. Ich habe auch noch nie das Gefühl gehabt, dass ich anderen Menschen erzählen müsste, warum ich so *gerne* Brokkoli esse. Auch: Brokkoli essen kann ich einfach sein lassen, wenn ich es will. So ist das mit Gewohnheiten. Auch die schönsten Gewohnheiten wird man leid. Ständig Brokkoli wäre ein Albtraum. Bei Zigaretten kann man selten genug bekommen. Selbst nach Hunderttausenden von Nikotin-Zügen will man immer noch mehr.

Rauchen ist also keine Gewohnheit. Jede Gewohnheit ließe sich im Handumdrehen abstellen, wenn Sie diese leid sind oder sie Ihnen schadet. Rauchen ist eine Sucht, die erhebliche Probleme macht, sie abzulegen. Es bringt daher auch nichts, sich selbst (und anderen) vorzulügen, man rauche »aus Gewohnheit« oder es wäre eine »dumme Angewohnheit«. Benennen Sie es als das, was es ist: Eine Sucht mit Suchtverhalten. Zumindest sich selbst gegenüber. Das wäre schon ein erster riesiger Schritt.

Ihre Kinder mögen keinen Brokkoli? Kein Problem. Margie in diesem TV-Spot wird Ihnen zeigen, wie Sie Ihre Kinder an das Brokkoli-Essen bekommen.

⚲ Den Spot können Sie auf der Homepage unter »Links zu YouTube« Kapitel 1 sehen.

Haben Sie sich das Rauchen freiwillig angewöhnt?

»Natürlich. Es war ja meine Entscheidung.« Ja, Sie haben sich sicher entschieden, einige Zigaretten mitzurauchen. Aber haben Sie sich auch entschieden, ein Leben lang weiterzurauchen? Das kam ganz allmählich, weil Sie auf einmal »gerne« rauchten und später »gerne rauchen mussten«. Sie haben sich das Rauchen nicht »angewöhnt« oder sich dafür entschieden. Sie haben mit den allerersten Zigaretten gelernt, wie man diese handhabt und geraucht, ohne darüber nachzudenken, ob Nikotin süchtig macht. Immerhin behaupteten die Top-Manager der Tabakindustrie noch 1992 vor dem US-Untersuchungsausschuss unter Eid, dass Nikotin nicht süchtig macht. Es ist

ziemlich sicher, dass auch Sie als Jugendlicher nie wirklich darüber nachgedacht oder sich zu irgendetwas bewusst entschieden haben.

Wie könnte man auch abhängig werden vom Inhalieren von stechendem Rauch? Das ist der große Trick der Zigarette: Wir meinen, jederzeit aufhören zu können, weil der Rauch nicht besonders angenehm ist und wir es am Anfang aus sozialen Gründen tun. Aber dann ging alles auf einmal wie ganz von selbst, nachdem Sie anfingen »gerne« zu rauchen.

Warum ist die Zigarette allgemein so akzeptiert?

Zigaretten gehören zu den harten Drogen: Sie werden extrem schnell abhängig, und an keiner Droge sterben so viele Menschen Jahr für Jahr. Warum ist die Zigarette dann so akzeptiert? Die Frage ist relativ einfach zu beantworten. Ein Heroinsüchtiger oder Alkoholiker kann nicht mehr oder nur eingeschränkt arbeiten. Zusätzlich wirken diese Drogen halluzinogen, das heißt berauschend. Kontrollverluste, sich daneben benehmen, weil die Hemmschwelle sinkt, oder ins existentielle Nichts abgleiten wie bei Heroin. Der Raucher bleibt dagegen vollkommen normal, arbeitsfähig und verstirbt erst 20 – 30 Jahre später.

Der Raucher unterscheidet sich nicht – solange er genügend Nikotin im Blut hat – vom Verhalten, der Stimmung, der Arbeitsfähigkeit eines Nichtrauchers. Erst wenn der Nikotinspiegel fällt, dann stellen sich Unruhe, Nervosität, Gereiztheit und Konzentrationsschwäche ein. Aber jeder Raucher vermeidet das, indem er einfach die Nächste raucht. So gesehen sind Zigaretten die kleinbürgerlichste aller Drogen und werden als normal akzeptiert. Der zweifelhafte »Verdienst« der Zigarettenindustrie ist es, das Rauchen als sogenannte »Gewohnheit« gesellschaftsfähig gemacht zu haben und dadurch über die Gefahr des Rauchens und der Sucht hinwegzutäuschen.

»Ich bin aber trotzdem ein Gewohnheitsraucher«

Sie rauchen also nach dem Essen, in Gesellschaft oder zur Entspannung. Ok. Wenn Sie ein Gewohnheitsraucher sind, dann dürfte es Ihnen nicht schwerfallen, diese Gewohnheit einfach abzustellen.

Machen wir einen Test: Schmeißen Sie Ihre Zigaretten weg! JETZT! Nichts zwingt Sie, zu rauchen. Ist wie beim Brokkoli. Wenn Sie in der nächsten Woche nicht ein einziges Mal unruhig oder nervös werden und das unbedingte Gefühl haben, rauchen zu müssen, dann brauchen Sie das Buch nicht weiter zu lesen.

Die meisten Leser werden aber wie ich schon nach kurzer Zeit dieses unruhige leere Gefühl haben, dass etwas fehlt. Das kann sich bis zu Angst und Panik steigern. Die Einflüsterung »ich brauche eine Zigarette« kommt dann zwanghaft. Das hat mit Gewohnheit überhaupt nichts zu tun.

Entlarven Sie, warum Sie »gerne« rauchen

Wie wenig »gerne« manche Raucher tatsächlich rauchen, haben wir schon gesehen. Die meisten Raucher wissen eigentlich überhaupt nicht, warum sie rauchen. Sie tun es einfach. Es kommt wie ein Hungergefühl und geht dann, wenn man geraucht hat, wieder weg. Wichtig ist dabei Folgendes: Ohne zu verstehen, warum Sie »gerne« rauchen, werden Sie nie wirklich aufhören können, zu rauchen. Sie würden dann ständig das Gefühl haben, auf etwas »zu verzichten«.

Viele Methoden zum Rauchstopp konzentrieren sich nur darauf, dass Rauchen die Gesundheit ruiniert, dass Sie 5 – 8 Jahre kürzer leben und dass das Privileg zu rauchen ein Vermögen kostet. Sie werden es schwer haben, aufzuhören, wenn Sie sich beim Rauchstopp auf diese Gründe konzentrieren. Denn Sie rauchen ja nicht aus den Gründen, warum Sie nicht rauchen sollten! Jeder Nichtraucher oder Arzt wird versuchen, Sie mit diesen Begründungen »warum man nicht rauchen sollte« zum Aufhören zu bewegen. Nur funktioniert das nicht. Sonst hätten die meisten Raucher schon längst damit aufgehört. Tatsächlich gäbe es wahrscheinlich keine Raucher mehr.

Wir rauchen aus ganz anderen Gründen »gerne«: Aus Genuss, aus Lust, um Stress zu reduzieren, um sich ruhiger oder konzentrierter zu fühlen. Um aufzuhören, müssen Sie diese Gründe bearbeiten. Erst wenn Sie das »Gerne« entlarvt haben, werden Sie von Zigaretten ganz leicht loskommen.

Klopfen Sie sich auf die Schulter. Sie haben das erste Kapitel geschafft. Auch wenn die Sucht Sie vielleicht davon abhalten wollte, haben Sie sich durchgesetzt!

Fazit

- Rauchen ist ein soziales Instrument: Man fängt an, um dazuzugehören, um cool und erwachsen zu sein.
- Nikotin ist eine harte Droge und macht schneller abhängig als jede andere Droge.
- Das Nervenbotensystem im Gehirn verändert sich bei Jugendlichen schon nach wenigen Zigaretten.
- Erst durch die Veränderung des Nervenbotensystems werden Zigaretten befriedigend, erst dadurch fangen Rauchanfänger an, gerne zu rauchen, und verlieren sehr schnell die Kontrolle darüber.
- Mit Nikotin erreichen Raucher den kleinen Auftrieb auf das Normal-Niveau eines Nichtrauchers.
- Rauchen ist keine Gewohnheit, sondern eine Sucht.
- Sie haben sich zwar als Jugendlicher entschieden, mal Eine zu rauchen, aber nicht ein Leben lang weiterrauchen zu müssen.
- Es ist schwierig aufzuhören mit den Drohgründen *»warum Sie nicht rauchen sollten«*. Erst wenn Sie verstehen, warum Sie *gerne* rauchen, können Sie ganz leicht aufhören, weil Sie dann auf nichts mehr verzichten.

2. Werbung & Hollywood als Vorbilder

Haben Sie es sehr eilig, mit dem Rauchen aufzuhören? Dann können Sie dieses Kapitel, überspringen. (Aber welcher Raucher hat es eilig aufzuhören? Am liebsten wird der beängstigende Zeitpunkt »der letzten Zigarette« doch immer noch etwas weiter hinausgeschoben. Unter diesem Aspekt könnten Sie also auch weiterlesen.) In diesem Kapitel geht es darum, wie unser Selbstverständnis als Raucher durch Werbung und Hollywood geprägt wurde. 390 Millionen € gibt die Nikotinindustrie in Deutschland jährlich für die Werbe-Gehirnwäsche von Jugendlichen aus. Und viele Milliarden Dollar wurden in Hollywood schon über den Tisch geschoben. In den Zeiten, wo Sie das Rauchen angefangen haben, durfte wahrscheinlich noch Zeitungs- und TV-Werbung gemacht werden. Heute ist diese Werbung verboten, aber das Werbebudget ist über die letzten 10 Jahre gleich hoch geblieben. Heutzutage wird das Geld in Sportsponsoring, Musik-Events, Plakate und Kinowerbung gepumpt, oder es werden in Clubs Probepackungen ausgegeben, um Jugendliche zu ködern. Denn nur für junge Leute interessiert sich die Nikotinindustrie. Zum einen lassen sich Kinder und Jugendliche bestens beeinflussen, zum anderen werden junge Gehirne sehr schnell süchtig. Neun von zehn Rauchern fangen unter 21 Jahren an. Das durchschnittliche Anfangsalter liegt bei 11 – 14 Jahren. Jede Million des Werbebudgets ist gewinnbringend eingesetzt, um Jugendliche langfristig nikotinabhängig zu machen.

Haben Sie sich entschieden zu rauchen?

»Natürlich habe ich mich selbst dazu entschieden zu rauchen. Was denn sonst?« Solange wir rauchen, sagen wir das alle. Aber treten wir doch mal einen Schritt beiseite und schauen uns das genauer an.

Sie kennen sicher die Markenversessenheit von Kindern, zum Beispiel für ganz bestimmte Turnschuhe. Da dürfen es nur die von der einen teuren Marke sein, auf keinen Fall andere. Simple T-Shirts müssen unbedingt das Logo dieses einen In-Mode-Labels tragen, sonst brechen Krisen aus. Die Werbeindustrie nutzt die enorme Aufnahmefähigkeit und Beeinflussbarkeit von Kindern und Jugendlichen. Marken werden früh mit Hilfe der Werbung fest eingeprägt. »Branding« nennt man das in der Werbesprache, übersetzt heißt dies »brandmarken«, wie man das bei Rindern macht. Ein Beispiel: 30 % der 3-Jährigen und 91 % der 6-Jährigen, die man in den USA befragt hat, konnten nach der Trickfilm-Kampagne mit dem Kamel das Logo der Marke zuordnen. Zu Beginn dieser Camel-Kampagne rauchten 0,5 % der Jugendlichen Camel. Drei Jahre später waren es 32,8 % der rauchenden Jugendlichen.

Jugendliche auf der Suche nach Vorbildern werden mit Milliardenbeträgen für eine Zigaretten-Markenwelt begeistert und gebunden. Der quer denkende Lucky Strikes-Raucher, der unabhängige, genießende Gauloise-Typ, der Freiheit und Abenteuer liebende Marlboro-Typ oder die elegante, zur besseren Gesellschaft gehörende JohnPlayerSpecial-Raucherin. Die Zigarettenmarke wird zum Ausdruck des eigenen Persönlichkeitsentwurfs und entsprechenden Wunschvorstellungen. Marken sind Identifikationshilfen und für ein bestimmtes Lebensgefühl, das damit demonstriert werden kann. Diese Werbevorstellungen bleiben auch noch beim Erwachsenen aktiv. Die Treue zur eigenen Zigarettenmarke ist extrem hoch.

Denken Sie bei Rollenvorbildern nur mal an die Formel 1 und an Michael Schumacher in seinem roten Marlboro-Ferrari-Anzug. Für junge Raucher wirkt dies magisch anziehend. Michael Schumacher würde natürlich nie rauchen, denn das würde die Sauerstoffversorgung des Gehirns und die Konzentration dauerhaft herabsetzen. Die Werbung verbindet also Dinge in Ihrem Kopf, die absolut nichts miteinander zu tun haben.

Man muss Kinder und Jugendliche nur dazu bringen, Zigaretten auszuprobieren, und sie hängen schon bald in der Nikotinfalle fest. Da die Sucht und die physiologischen Veränderungen im jungen Gehirn schon nach wenigen Zigaretten einsetzen, ist die Aufgabe damit erfüllt. Circa 140 000 Kinder und Jugendliche als »Ersatzraucher« müssen pro Jahr in Deutschland gewonnen werden. Das gesamte Werbebudget der Zigarettenindustrie zielt nur auf diese jungen Raucher. In den Dokumenten von R. J. Reynold heißt es: »Junge Raucher sind die einzige Quelle von Ersatzrauchern … nur 5 % fangen nach dem Alter von 24 Jahren noch an.«[4] In einem anderem internen Dokument heißt es, »CAMEL FILTER, die Marke muss den Anteil der 14−24-Jährigen erhöhen«.[5] Erwachsene Raucher brauchen keine Werbung. Sie sind aus Sicht der Industrie sowieso süchtig und kaufen auch ohne Werbung mit hoher Markentreue weiter.

Wurden Sie durch Werbung in die Nikotinfalle gelockt?
Als Raucher meint man immer, man habe sich dazu entschieden zu rauchen. Aber wie stark waren die Werbebilder, Hollywood und der soziale Druck, um einen zum Ausprobieren zu bringen und dann in der Nikotinfalle hängen zu bleiben? Da ist weniger eigene Entscheidung drin als man glaubt.

Ein Beispiel, wie effizient Sucht vermarktet werden kann, sind Probepackungen. Party-Events mit besonderen DJs und Musik-Events, bei denen nette Mädchen und Jungs Feuerzeuge verteilen oder halb leere Zigarettenpackungen gegen volle Packungen austauschen. Natürlich richten sich diese Aktionen nur an Erwachsene, wird beteuert. Da nimmt man dann auch an tollen Preisausschreiben teil, wo im Kleingedruckten steht, dass man über 18 Jahre ist. Studien zeigen, dass das Verteilen von Probepackungen die Häufigkeit, Raucher zu werden, bis zum 22-fachen anheben kann, da die Sucht extrem schnell eintritt.[6] Beliebt ist auch die gezielte Platzierung von Plakatwerbung und Leuchtreklamen an Haltestellen in der Nähe von Schulen. Deutschland ist das einzige Land in der EU, das Plakat- und Kinowerbung noch nicht verboten hat. Aber es gibt ja starke Selbstbeschränkungen der Tabakindustrie. Im Kino zum Beispiel darf Zigarettenwerbung ja erst nach 18 Uhr gezeigt werden. Da sind Jugendliche natürlich längst im Bett …

Haben Sie sich wirklich ganz unbeeinflusst dazu entschieden zu rauchen, weil es von Anfang an ein solcher Genuss war? Oder wollten Sie es nur mal ausprobieren, weil Sie erwachsen und cool sein wollten und die Werbung Ihnen dieses Gefühl vermittelte? Und wollten Sie dann ein ganzes Leben lang weiterrauchen müssen? Waren Sie wirklich unbeeinflusst von den Werbebildern? Wenn Sie jetzt alle Fragen verneinen, wäre ich – wenn ich ein Zigarettenkonzern wäre – bitter enttäuscht. Aber die Nikotindealer haben uns ja trotzdem an den Haken bekommen. Das ist alles was zählt für den Umsatz.

Werbebilder, die man nicht loswird

Wie viele dieser Werbebilder und Persönlichkeitsentwürfe haben Sie heute noch im Kopf? Warum rauchen Sie zum Beispiel eine bestimmte Marke, wenn Sie die Werbung nicht geprägt haben soll? Raucher haben eine unerklärlich hohe Markentreue. Kaum ein Raucher, der seine Zigarettenmarke wechselt, obwohl bei Blindvertestungen nur 5 % der Raucher die eigene Marke identifizieren können. Auch wenn die Werbebilder über ein bestimmtes Lebensgefühl, Genuss und Freiheit schnell hinter die Sucht zurücktreten, bleiben diese aktiv im Kopf als Rechtfertigung für das Rauchen.

Hollywood prägt am meisten

Filme und Serien haben einen noch größeren Einfluss auf Raucher als andere Vermarktungsstrategien. Eine smarte, rauchende Sharon Stone, ein Leonardo di Caprio oder die magere und emanzipierte Sex- und Stil-Ikone Sarah Jessica Parker aus der Serie *Sex in the City*, die jede Woche in einer neuen Folge vor sich hinqualmt, haben großen Leitbildcharakter, besonders für die jungen Rauchanfänger. Selbst in den typischen US-Krankenhaus-Serien sieht man rauchende Ärzte. Was könnte Teenagern deutlicher vermitteln, dass Rauchen ja so ungesund doch nicht sein kann. Selbst bei Tom & Jerry und anderen Trickfilmen wurde geraucht.

Schauen Sie mal: Hier ist nur ein Auszug aus der Top-Liste weiblicher, rauchender Schauspielerinnen.[7] Tatsächlich rauchen die meisten davon nur in den Filmen, aber nicht als Privatperson, denn man altert schneller, wenn man raucht. Das wäre schlecht für die Karriere.

In wie vielen Filmen haben also die Stars geraucht? In 45 Filmen Sarah Jessica Parker, in 41 Catherine Deneuve, in 37 Bette Davis, in 35 Holly Hunter, in 28 Melanie Griffith, in 27 Joan Crawford, in 26 Joan Collins, in 26 Romy Schneider, in 25 Isabelle Huppert, in 23 Susan Sarandon, in 23 Marlene Dietrich, in 21 Jeanne Moreau, in 21 Kirstie Alley, in 19 Lana Turner, in 19 Kim Cattrall, in 18 Ava Gardner, in 18 Shirley MacLaine, in 18 Ginger Rogers, in 18 Rita Hayworth, in 17 Jane Fonda, in 17 Jacqueline Bisset, in 17 Jessica Lange, in 16 Anita Ekberg, in 16 Sharon Stone, in 16 Anne Bancroft, in 15 Juliette Binoche, in 15 Faye Dunaway, in 14 Diane Keaton, in 14 Elizabeth Taylor, in 14 Simone Signoret, in 13 Penélope Cruz, in 13 Winona Ryder, in 13 Lauren Bacall, in 13 Sophia Loren, in 13 Demi Moore, in 13 Franka Potente, in 13 Meryl Streep, in 13 Goldie Hawn, in 13 Brigitte Bardot, in 13 Sigourney Weaver, in 13 Nicole Kidman, in 13 Heike Makatsch, in 12 Kate Blanchet, in 12 Gwyneth Paltrow, in 12 Gena Rowlands, in 12 Senta Berger, in 12 Julie Christie, in 11 Drew Barrymore, in 11 Sandra Bullock, in 11 Vanessa Redgrave, in 11 Michelle Pfeiffer, in 11 Kate Winslet, in 11 Whoopi Goldberg, in 11 Meg Ryan, in 11 Bette Midler, in 11 Angelina Jolie, in 11 Madonna, in 11 Sophie Marceau, in 10 Greta Garbo, in 10 Elke Sommer, in 10 Uma Thurman, in 10 Cameron Diaz … …

Wenn man die 250 Filme mit den höchsten Einspielergebnissen der letzten 10 Jahre analysiert, zeigt sich Folgendes: 85 % der Filme enthalten Rauchszenen und in 28 % wurde eine Tabakmarke gezeigt.[8] In einem Drittel aller Filme, die sich gezielt an Teenager richteten, sind Zigarettenmarken deutlich zu erkennen. Der Vorteil der US-Filme liegt zusätzlich darin, dass sie weltweit gesehen werden. Obwohl die Tabakfirmen offiziell zugesagt haben, kein Produktplacement zu machen, waren 80 % der gezeigten Packungen von 4 großen Tabakmarken: 40 % gingen allein auf das Konto einer einzigen Marke: Marlboro. Innerhalb von 10 Jahren hat sich der Anteil von Schauspielern, die Zigarettenmarken vor der Kamera zeigen, verzehnfacht. Alles natürlich ganz zufällig … Sicher lagen bestimmte Zigarettenschachteln gerade einfach so auf dem Set und die Kamera zoomte ganz zufällig darauf. Die Nikotinmafia behauptet jedoch, Hollywood nicht zu unterstützen. Die Auswertung interner Dokumente der Tabakindustrie zeigt aber genau, wie für rauchende Schauspieler und jedes Produktplacement in Serien und Filmen gezahlt wurde.[9]

So stark beeinflussen Filme das Ausprobieren-Wollen

Wir lernen und übernehmen Verhalten ganz subtil. Dem kann sich niemand entziehen. Vor allem die Stars, mit denen wir uns identifizieren, üben auf unser Unterbewusstsein einen großen Einfluss aus. Und 60 % der Hauptdarsteller in US-Filmen rauchen. Heute mehr als in den 50er Jahren. Und wie stark wirken Filme mit Rauchern auf Jugendliche? 3500 Jugendliche wurden in einer Studie befragt, und die Ergebnisse sind interessant: Es zeigte sich, dass bis dahin nicht-rauchende Jugendliche, die die meisten Rauchszenen aus 50 populären Filmen kannten, in denen stark geraucht wird, 3-mal so häufig selber angefangen haben zu rauchen.[10] In anderen Befragungen zeigte sich: Wenn der Lieblings-Star in der TV-Serie rauchte, dass dann die Jugendlichen häufiger anfangen selber zu rauchen als wenn der Lieblings-Star ein Nichtraucher ist. In einer deutschen Studie wurden 5585 Kinder und Jugendliche nach ihrem Rauchverhalten und ihrer Kenntnis über 400 Hollywoodfilme befragt. In drei Viertel dieser Filme wurde geraucht. Die Kinder, die die meisten der Filme gesehen hatten, hatten doppelt so häufig das Rauchen probiert oder rauchten bereits doppelt so häufig wie die Kinder, die die wenigsten der Filme gesehen hatten.[11]

Studien hin oder her. Wenn man drei Takte darüber nachdenkt, ist es doch klar: Woran orientieren wir uns als Teenager und wen bewundern wir? TV-Serien-Figuren fühlen sich doch fast an wie Familie. Filmstars sind großartige Rollenvorbilder. Wo lernen wir am besten, dass man raucht, wenn man cool sein will, wenn man nachdenkt, einen schwierigen Kriminalfall löst, wenn es Beziehungsprobleme oder Stress gibt, wenn man jemand anmacht oder im Bett danach? Selbst einem zum Tode Verurteilten wird im Film noch eine letzte Zigarette gegönnt. Das geht nicht ohne Wirkung an uns vorüber. Eine Vielzahl von Rauchsituationen werden erst durch das Fernsehen gelernt oder sind über Filme überhaupt erst für einen Jugendlichen als Situation zugänglich. Auch als Erwachsene bestätigen uns diese rauchenden Stars immer wieder. Niemand kann sich dem Einfluss von Hollywood entziehen. Es ist eine ständige Gehirnwäsche, die uns Rauchsituationen mit unseren Stars vorführt.

Machen Sie sich den »Spaß«, und achten Sie die nächsten Tage einmal gezielt darauf, in wie vielen Filmen geraucht wird und in welchen Situationen. Das erhöht zwar vorübergehend Ihre Rauchlust, aber es ist interessant, darauf einmal zu achten.

Haben Sie sich bewusst für das Rauchen entschieden?
Wahrscheinlich kaum. Sozialer Gruppendruck, Milliarden, die in Zigarettenwerbung / Sponsoring gesteckt wurden und vor allem eine überwältigende verrauchte Filmwelt hat Ihnen das Rauchverhalten tausende Male vorgeführt. Die jungen Raucher – wir – sind nicht dumm gewesen, sondern waren wache, neugierige Jugendliche. Deshalb haben wir es ausprobiert. Und es ist keine Gewohnheit geblieben. Schon sehr schnell haben wir »gerne« geraucht. Und dann ging alles ganz von selbst. Es gehört zum Selbstverständnis jedes überzeugten Rauchers, dass er schon immer rauchen wollte. Es ist aber eine ganz zentrale Einsicht, dass die meisten sich nicht wirklich für das Rauchen entschieden haben, sondern mit gezielter Gehirnwäsche aus Hollywood und Werbung in eine Falle gelockt wurden. Die Nikotinfalle, die dann schnell zugeschnappt ist.

Fazit
- Zigarettenwerbung zielt ausschließlich darauf ab, Kinder und Jugendliche zum Ausprobieren zu bringen.
- Rauchende Hollywood-Stars geben zusätzlich starke Impulse und liefern auch für jeden abhängigen Raucher immer wieder starke Identifikationsfiguren.
- Die schnell einsetzende Sucht lässt uns schon kurz nach dem Ausprobieren weiterrauchen, weil wir in der Nikotinfalle festsitzen.

⟋⟍ Links zu YouTube

3. Die Nikotin-Dealer –
So werden Sie süchtig gemacht

Ohne Nikotin würde sich niemand Rauch in die Lunge ziehen. Zigaretten sind die effizienteste Nikotin-Darreichungsform. Strategisches Ziel der Nikotin-Industrie war es daher, Aufnahme und Schnelligkeit, wie Nikotin ins Gehirn kommt, zu verbessern. Je schneller und massiver Nikotin dort anflutet, desto schneller wird – vor allem das junge Gehirn – abhängig. Nikotin ist ein einzigartiges Kundenbindungsprogramm für maximale Gewinne.

Bis 1995 hatte man keinen Zugang zu den internen Forschungsarbeiten der Nikotin-Industrie. Erst nach dem Urteil im Prozess des Staates Minnesota gegen die Tabakindustrie mussten Millionen interner Dokumente ins Internet gestellt werden. Diese zeigen:

- wie die Nikotin-Industrie gezielt die suchtfördernden Eigenschaften des Tabaks weiterentwickelte;
- wie gegen besseres Wissen in der Öffentlichkeit abgestritten wurde, dass Nikotin süchtig macht;
- wie Angaben zum Schadstoff- und Nikotingehalt bewusst manipuliert wurden;
- wie durch gesponserte Auftragsforschung versucht wurde, die Ergebnisse aus unabhängiger Forschung zu untergraben;
- wie gezielt Kindern als Langfrist-Zielgruppe mit Aromaverbesserungen und Bronchien beruhigenden Zusatzstoffen der Einstieg in die Sucht erleichtert wurde;
- wie Politiker, Journalisten und Wissenschaftler mit Beraterverträgen routinemäßig geschmiert wurden.

Die Nikotin-Industrie wurde zur Zahlung von 207 Milliarden (nicht Millionen!) US-Dollar verurteilt, da sie wissentlich und planmäßig die Gesundheit von Millionen von Amerikanern schädigte. Das ist ein winziger Betrag, gemessen an den Umsätzen der Nikotin-Dealer.

Sucht als Geschäftsziel

R. J. Reynolds Tobacco Company hielt intern fest: »Wir sind im Nikotin-Geschäft tätig … und es ist im Langzeitinteresse von RJR, dass wir fähig sind, jedes Pfund Nikotin, das wir einkaufen, optimal kontrollieren und effektiv einsetzen können. Die effektive Kontrolle des Nikotins in unseren Produkten wird sich in einem erheblichen Produkterfolg umsetzen.«[12]

Hier geht es nicht um Tabakgenuss, sondern um das Vermarkten von Sucht durch optimal verfügbares Nikotin.

Sucht lässt die Kassen klingeln: Warum ist in den 70er Jahren die Marke Marlboro umsatzmäßig an der Marke Winston vorbeigezogen und zur erfolgreichsten Zigarettenmarke in den USA aufgestiegen? Der Grund war die Ammoniumtechnologie, wodurch Raucher schneller und stärker süchtig gemacht wurden. Durch Zugabe von Ammonium wird Nikotin besser aufgenommen und flutet schneller im Gehirn an. Auch dies geht aus den internen Dokumenten der Nikotin-Industrie hervor.[13]

Wie man Menschen schneller nikotinsüchtig macht

In den 60er bis 80er Jahren wurde das Suchtpotential von Zigaretten erhöht. Das Ziel:

1. Nikotin sollte vermehrt und schneller aufgenommen werden.

2. Tieferes Inhalieren für eine größere Nikotinaufnahme sollte mit weniger Reizung möglich sein. So kann man mehr junge Kunden gewinnen.

Ammonium – Hiermit kann man den pH-Wert des Tabaks ändern. Je basischer, desto besser wird das Nikotin freigesetzt. Nikotin kommt schneller an die Andockstellen im Gehirn und vermittelt so einen besseren Kick. Der schnelle Kick ist der Kern der meisten Drogen und stark suchtfördernd. Interne Forschungsdokumente bestätigen, dass dies der Nikotin-Industrie seit 1962 bekannt war. Der Nikotin-Kick ist der Grund, warum eine Marke besser als eine andere »schmeckt«. Alle Nikotin-Dealer setzen heute die Ammoniumtechnologie ein.

Übrigens: Von Nikotinpflastern wird man nicht abhängig, da das Nikotin viel langsamer im Gehirn ankommt. So fehlt der abhängig machende Drogenkick.

Da Behörden und Öffentlichkeit nikotinärmere Zigaretten forderten, erfand die Industrie sogenannte Light-Zigaretten mit »angeblich« niedrigerem Nikotingehalt. Durch das Ammonium wurde aber tatsächlich wesentlich mehr Nikotin freigesetzt. Ein Trick, der erst Jahrzehnte später erkannt wurde. Die Nikotin-Dealer deklarierten Ammonium zur Genehmigung bei den Behörden als »geschmacksverbessernden« Zusatz.

Spezielle Filtersysteme – Diese ermöglichten die Entfernung von Säuren und die Zugabe von chemischen Basen. Je basischer der Tabak ist, desto besser wird das süchtig machende Nikotin aufgenommen.

Zucker – Das hört sich als Zusatzstoff unschuldig an. Durch das Abbrennen von Zucker entsteht Acetaldehyd. Das wiederum verschnellert und vervielfacht die abhängig machende Wirkung des Nikotins.

Kakao – verbrennt zu Theobromin und erweitert so die Bronchien, damit mehr Nikotin tiefer inhaliert werden kann. Lakritz hat denselben Effekt.

Lävolinsäure – nimmt dem Tabakgeschmack die Schärfe und verstärkt die Nikotinbindung an die Andockstellen im Gehirn um etwa 30 %.

Menthol – vermindert das Reiz- und Schmerzempfinden des Atemtrakts. Beruhigt die Bronchien und erweitert sie. So kann tiefer und beschwerdefreier inhaliert werden. Menthol maskiert den scharfen Rauchgeschmack. Der Rauch wirkt kühler und schmeckt frischer. Keine »Zigaretten«-Marke verzichtet heute mehr auf Mentholbeimischungen auch in ganz normalen Zigaretten. Man braucht die jungen »Ersatzraucher«. Denen muss die Inhalation erleichtert werden. Außerdem will man Rauchern mit Bronchitis das Rauchen erleichtern. Menthol vermindert zusätzlich den Abbau von Nikotin.

Kleine unbemerkte Nikotinerhöhungen – In den letzten 8 Jahren haben die Tabakkonzerne den Nikotingehalt nach US-Untersuchungen unbemerkt um 11 % erhöht. Nichts geht über echte Kundenbindung ...[14]

Verschiedene Chemikalien als Abbrennverzögerer – Durch ein verlangsamtes Abbrennen des Tabaks werden mehr Züge pro Zigarette und damit eine höhere Nikotinaufnahme möglich.

Light-Zigaretten – Das größte aller Täuschungsmanöver: Der auf der Packung deklarierte Nikotingehalt wird mit Rauchmaschinen ermittelt. Raucher ziehen aber dieselbe Menge Nikotin und Schadstoffe aus den Light-Zigaretten wie aus normalen Zigaretten.

Filmtipp: »Inside« ist ein spannender Film mit Al Pacino und Russel Crowe und zeigt, wie der ehemalige Forschungsleiter eines Zigarettenherstellers skandalöse Praktiken der Tabakkonzerne enthüllen will und verfolgt wird. Spannend.

Der Light-Zigaretten-Betrug

Sie rauchen Light-Zigaretten oder deren Nachfolger in den hellblauen oder pastellfarbenen Packungen? Sie dachten, diese wären gesünder und hätten weniger Teer und Nikotin? Mit Light-Zigaretten hat die Nikotinindustrie die Raucher bewusst betrogen. Fast 30 Jahre lang hielten Light-Zigaretten viele Raucher davon ab, aufzuhören, da man glaubte, einen persönlichen Kompromiss mit einer angeblich »gesünderen«, »weniger schädlichen« Zigarette gefunden zu haben. Wie profitabel dies für die Nikotin-Industrie gewesen sein muss, zeigt eine Befragung bei 12 000 Ex-Rauchern. Light-Raucher hören nur halb so oft mit dem Rauchen auf, wegen der für gesünder gehaltenen Light-Version, als Raucher normaler Zigaretten.[15] Die USA und die EU haben wegen Verbrauchertäuschung die Verwendung von Begriffen wie mild, leicht, light, ultra light, ultra verboten.

In den 70er Jahren verlor die »Zigaretten«-Industrie zunehmend Raucher durch das Bekanntwerden der gesundheitlichen Folgen. Den suchtauslösenden Nikotingehalt zu vermindern war aber keine Option, geschweige denn eine Möglichkeit. British American Tobacco (Lucky Strike, Gauloise, HB) schreibt intern: »… einfach den Nikotingehalt zu vermindern, könnte den Raucher von seiner Nikotin-Gewöhnung wegbringen … und wäre langfristig gleichbedeutend mit einer Vernichtung der Zigarettenindustrie.«[16] Da man den Nikotingehalt also nicht vermindern »konnte«, ersann man die Light-Zigarette.

Der Rauchmaschinenbetrug

Das funktioniert so: Man bringt kleine Löcher an den Filtern an, durch die zusätzliche Luft mit angezogen wird. Dadurch wirkt der Tabak etwas milder für den Raucher und kann tiefer inhaliert werden.

Für die Schadstoffanalyse auf der Packung werden Zigaretten in standardisierten Rauchmaschinen getestet. Sie dürfen raten, wer diese Maschinen erfunden hat ... Die schmalen Metallgreifer verdecken nicht die Filterlöcher, durch die zusätzliche Luft angesaugt wird. So ergeben die Analyseergebnisse extrem niedrige Nikotin- und Teerwerte. Teilweise können so sogar nikotinhaltigere Tabake verwendet werden. Man konnte so die »offiziell« niedrigen Werte auf die Packung der »gesünderen« Light-Zigarette drucken. Millionenschwere Light-Werbe-Kampagnen wurden dann geschaltet, um die frohe Botschaft zu verkünden.

Der Trick: Natürlich raucht niemand mit einer Pinzette an der vorderen Lippe. Der Raucher hält den Filter zwischen den Lippen und deckt teilweise die Löcher mit den Fingern ab. So kommt zwischen 40–50 % mehr Nikotin und Teer aus der Light-Zigarette in die Atemwege als die Maschinen es messen.[17] Dies war Phillip Morris seit 1969 mit der sogenannten »Lippenstudie« bekannt. Ein typischer Taschenspielertrick der Drogenmafia, der aber 30 Jahre lang bis zum Verbot der Light-Zigarette Milliardenumsätze einbrachte.

Light-Raucher rauchen Schadstoffe tiefer ein

Die Nikotinhersteller wussten aus frühen Studien schon seit Anfang der 70er Jahre Folgendes: Durch etwas Rauchverdünnung macht der süchtige Raucher stärkere und tiefere Züge. Der Raucher hat instinktiv ein genaues Gespür dafür, wie viel Nikotin er braucht, um die Nikotin-Entzugserscheinungen, gegen die er anraucht, auszuschalten. Light-Raucher ziehen daher *intensiver* und *öfter* an der Zigarette oder rauchen auch mehr Zigaretten. Der Light-Raucher bekommt so genau den gleichen Nikotinspiegel, den er sich vorher mit normalen Zigaretten verschafft hat.

150 Millionen Dollar Schadensersatz für die Light-Lüge

Viele Prozesse sind wegen dieser Täuschungen noch im Gange. Wegen irreführender Werbung zur »sicheren« Zigarette hat zum Beispiel ein Gericht in den USA Phillip Morris zur Zahlung von

150 Millionen Dollar Schadensersatz wegen Täuschung, Fahrlässigkeit zugunsten der Erben nur eines verstorbenen Rauchers verurteilt.

Durch die geniale Erfindung der »gesünderen« »sicheren« Light-Zigarette konnten Millionen gesundheitsbewusster und teilweise aufhörwilliger Raucher getäuscht werden. Mit genauso viel Nikotin und am Ende süchtig, waren sie fest im Griff der Drogen-Industrie. Nur mit einem entscheidenden Unterschied, und auch das wusste man schon seit Anfang der 70er Jahre: Durch die tiefere Inhalation kommen auch mehr Schadstoffe tiefer in der Lunge an.[18] Light-Raucher bekommen daher andere und tödlichere Formen des Lungenkrebs. Es wäre tatsächlich besser gewesen, normale Zigaretten zu rauchen, um an das Nikotin zu kommen. British American Tobacco nimmt dazu heutzutage so Stellung: »Light betreffe nur das Aroma und sonst nichts.«

Von der Tabakindustrie zum Nikotin-Dealer

Die »Zigaretten«-Industrie betrachtet sich selbst schon lange nicht mehr als Träger einer »Tabak-Rauchkultur«. »Rauchen ist Kultur und Geselligkeit«: Davon habe ich immer gerne gefaselt als ich noch Raucher war. Natürlich war ich geselliger und umgänglicher, wenn ich mir die nervösen Nikotin-Entzugssymptome erst mal weggeraucht hatte. Immerhin braucht man erst mal etwas Botenstoffe für das veränderte Gehirn, um sich halbwegs normal zu fühlen.

Die Tabakindustrie fördert diesen Kultur-Geselligkeits-Blödsinn mit Aktionen wie dem sogenannten »Raucherclub: Mensch, Kultur, Kneipe.« Oder früher mit Werbefilmen, in denen Tabak irgendwo in malerischer Landschaft in Virginia romantisch per Hand in der Scheune zum Trocknen aufgehängt wird, um Tabak als Kulturgut zu platzieren.

Heutige Nikotinproduzenten verfolgen Optimierungs-Ziele: Wie kann man mit Zusatzstoffen die besten Nikotinprodukte herstellen, um damit möglichst viele Menschen möglichst früh in ihrem Leben abhängig zu machen? Wollen Sie sich wirklich so weiter manipulieren lassen? Und hatten Sie sich als Jugendlicher vorgestellt, ein Leben lang weiterrauchen zu müssen, weil eine Drogen-Industrie Sie so manipuliert hat?

»Nikotin macht nicht süchtig«

»Unser Geschäft basiert auf dem Design, der Herstellung und dem Verkauf von attraktiven Dosierungsformen des Nikotins.« So geht es aus internen Dokumenten aus dem Jahr 1972 hervor.[19] Die verschiedenen Patente, die Zusatzstoffe in Zigaretten und die internen Dokumente lassen keinen Zweifel aufkommen. Sehen Sie sich dagegen an, wie die sieben Vorstandsvorsitzenden der größten Nikotinkonzerne, einer nach dem anderen, unter Eid noch 1994 die Falschaussage machen: »Nikotin macht nicht süchtig« – »Nicotine is not addictive«. Das Nikotinkartell hält zusammen!!

Fazit

- Sie wurden über Jahrzehnte getäuscht, dass Nikotin nicht stark süchtig macht.
- Sie wurden mit verschiedenen Zusätzen manipuliert und als Jugendlicher schnell abhängig gemacht.
- Viele Raucher wurden mit angeblich gesünderen Light-Zigaretten davon abgehalten aufzuhören.

\↖ Links zu YouTube

4. Die Biochemie des Glücks

Genuss messen, geht das?

»Also mein Genuss und die Lust zu rauchen, sind doch nicht irgendwie messbar. Ich rauche einfach gerne!« Das glaube ich Ihnen und habe es selbst 20 Jahre »gerne« getan und diesen »Genuss« wie Sie ganz real erlebt. Aber hat es Sie nie erstaunt, dass manche Zigaretten gut »schmecken«, man diese besonders genießt und andere belanglos sind? Und was genießen Sie da genau? Rauchen Sie »freiwillig gerne« oder wird dieses »Gerne« vom Suchthirn gesteuert? Das »Gerne« und die Befriedigung / der Genuss lassen sich tatsächlich genau messen. In folgendem Experiment nahmen Raucher an 4 Tagen an 6-stündigen Rauchtests teil, bei denen sie bewerten sollten, wie gerne sie rauchen und wie befriedigend die letzte Zigarette nach 6 Stunden war.[20]

So »gerne« wird geraucht. Das Nikotindefizit steht in direktem Zusammenhang zum »Genuss«.

Zigaretten innerhalb von 6 Stunden	»Gerne« Rauchen und Befriedigung	Zahl der Züge an der Zigarette
0 Zigaretten. Nur eine nach 6 Stunden.	**85 %** rauchten »gerne« und fanden es »befriedigend«. Es zeigt sich deutlich, wie gut es tut, den Nikotinspiegel anzuheben.	**15 Züge** wurden durchschnittlich genommen. Das letzte bisschen Nikotin wollten die Raucher aus der lang ersehnten Zigarette nach 6 Stunden heraussaugen.

Zigaretten innerhalb von 6 Stunden	»Gerne« Rauchen und Befriedigung	Zahl der Züge an der Zigarette
2 Zigaretten: Eine nach 3 Stunden und eine am Ende nach 6 Stunden.	**71 %** rauchten »gerne« und waren »befriedigt«. Auch nach 3 Stunden spürten die Raucher im Experiment deutlich die Erleichterung, wieder zu rauchen.	**14 Züge** wurden im Durchschnitt der Raucher an der Zigarette »gerne« gezogen.
5 Zigaretten: Jede Stunde eine Zigarette.	**68 %** rauchten »gerne«. Eine Stunde ist die klassische Rauchpause, ab der die meisten Raucher wieder »gerne« rauchen würden. So kommen viele auf 12 – 20 Zigaretten pro Tag.	**13 Züge:** Das wäre wohl bei den meisten Rauchern die Normalzahl an Zügen. Take it easy! Man holt nicht den letzten Rest aus einer Zigarette heraus.
11 Zigaretten: Alle 30 Minuten eine.	**48 %** Nur noch die Hälfte bewertete das Raucherlebnis als besonders »befriedigend« oder hatten besonders »gerne« geraucht. Der Nikotinspiegel hatte sich mit 11 Zigaretten alle 30 Minuten auf ein hohes Niveau aufgeschaukelt. Zigaretten »schmecken« jetzt nicht außergewöhnlich gut.	**10 Züge:** Na ja, man raucht halt. Richtig notwendig ist es nicht. Man hat das Rauchen sonst schon mal mehr »genossen«.

So mechanisch rauchen wir »gerne«

Je niedriger der Nikotinspiegel ist, desto höher bewerten Raucher, wie »gerne« sie rauchen, also wie groß der Genuss und die erreichte Befriedigung war. Nach einer längeren Pause versuchten die Testraucher, mit mehr und tieferen Zügen noch mehr Nikotin aus einer Zigarette herauszuholen. Das ist auch der Grund, warum es wenig bringt, den Zigarettenkonsum zum Beispiel um 2 – 3 Stück pro Tag zu vermindern. Sie werden versuchen, mehr aus den übrig gebliebenen Zigaretten herauszuholen und inhalieren die Schadstoffe, wie bei Light-Zigaretten, dann noch tiefer in die Lunge.

Die Testraucher zeigen es ganz deutlich: Zigaretten werden am meisten »genossen«, je größer das Nikotindefizit wird. Der empfundene Genuss ist eine direkte Folge des abfallenden Nikotinspiegels. Sie werden zur Marionette des Nikotins. Das hat wenig zu tun mit dem selbst gewählten Genuss und Lebensstil, der uns in der Zigarettenwerbung vorgeführt wird.

Wenn Sie gerne Austern essen, ist es ein Genuss, es zu tun. Sie würden auch nie Austern nach 60 Minuten besser bewerten, weil Ihr Austernblutspiegel gerade sinkt. Im Gegenteil! Jede Stunde Austern essen, das würde zur Qual. Wir reden bei Nikotin-Rauchen also weder über Gewohnheit noch über selbst bestimmten Genuss, sondern ganz banal und ganz mechanisch über Nikotinspiegel, Abbauzeiten, Entzugsgefühle, Anzahl / Tiefe der Nikotinzüge und Befriedigung durch den Wegfall von Entzugsunruhe. Natürlich empfindet man es als angenehm und befriedigend, sich aus einem zu tiefen Nikotinspiegel wieder herauszurauchen. Da sich der Nikotinspiegel nach 30 Minuten halbiert hat, kommen viele Raucher auf 12 – 20 Zigaretten pro Tag.

Rauchen nach Zahlen – das Rauchmuster

In der genannten Studie hatten 71 % der Rauchtester nach 6 Stunden den starken Wunsch, eine zu rauchen, 49 % nach 3 Stunden und nur 28 % nach 30 Minuten.[21] Das ist nichts Überraschendes für einen Raucher: Je länger man wartet, je mehr will man rauchen. Warum dann die Prozentangaben? Um es kompliziert zu machen? Nein. *»Ich habe Lust zu rauchen«* hört sich an wie ein herrliches, freies Gefühl. Tatsächlich zeigt aber die offenbar kleinkarierte »Lust nach %-Zahlen«, dass darin kaum Abenteuer & Freiheit stecken, sondern vielmehr automatisierter Zwang.

Drei Stunden! Das ist für viele die Grenze, sich ohne Zigarette noch wohl zu fühlen. Das kennen Sie bestimmt auch: Da sitzt man im Restaurant mit Freunden und gönnt sich ein mehrgängiges Menü. Doch schon vor dem Dessert steht man vor der Tür und qualmt. Ganz »freiwillig« und »gerne« natürlich. Auch das leckerste Schokoladentörtchen wird zur Qual, wenn man nicht vor Ende des Menüs vor die Tür kann und endlich »genießen« darf. So wird ein wunderbares Essen nur dadurch miserabel, dass wir nicht rauchen dürfen, unzufrieden werden und unter Druck geraten. Es entsteht eine der vielen Mini-Stress-Situationen, wie sie Raucher immer wieder über den Tag verteilt erleben. Wenn man dann endlich kann, qualmt man »gerne« die »Genuss-Zigarette«.

So funktioniert die Sucht

Bei 20 Zigaretten am Tag fluten Sie Ihr Nervensystem mit 200 kleinen Nikotindosierungen. Nach wenigen Sekunden dockt das Nikotin an vielen Andockstellen im Körper an. Stresshormon wird ausgeschüttet. Ihr Herzschlag und Blutdruck steigen an. Nach 7 Sekunden ist das Nikotin an den Andockstellen im Gehirn. Diese Andockstellen befinden sich im Belohnungszentrum des Gehirns und sind für körpereigene Stoffe vorgesehen, welche die Ausschüttung von Glücksbotenstoffen stimulieren. Nikotin missbraucht diese Andockstellen. Wegen der häufigen Überflutung mit Nikotin-Molekülen stumpfen die Andockstellen schnell ab und werden immer weniger sensibel für die körpereigenen Stoffe. Gleichzeitig steigt durch das Nikotin die Anzahl der Andockstellen. Abhängige Raucher haben doppelt so viele wie Nichtraucher. Beides bedeutet leider, dass Sie nun immer mehr Nikotin für denselben Effekt brauchen, um die Ausschüttung von Glücksbotenstoffen zu stimulieren. Das nennt man Gewöhnung. Ein Effekt, den Sie bei allen Drogen finden. Deswegen steigt auch die Zigarettenzahl mit den Raucherjahren an, um eine ähnlich befriedigende Wirkung zu erreichen und sich halbwegs normal zu fühlen. Die internen Marketing-Papiere der Zigarettenindustrie kalkulieren in freudiger Erwartung diesen zusätzlichen Absatz durch Drogengewöhnung pro Raucher gleich mit ein.[22] Die täglich gerauchten Zigaretten steigen während 10–15 Raucherjahren um durchschnittlich 30 % an. Stellen Sie sich darauf ein: Über die Jahre werden Sie immer mehr

Geld ausgeben, um diesen Gewöhnungseffekt der Andockstellen aus-zugleichen.

Rauchen ... um sich besser zu fühlen

Wie bei allen Drogen, bei denen sich der Botenstoffwechsel im Gehirn nachhaltig verändert, nehmen durch die vermehrten Andockstellen leider auch Stimmungsschwankungen und Stressanfälligkeit mehr und mehr zu. Rauchen Sie mal nicht und bleiben deshalb die Andockstellen im Belohnungszentrum des Gehirns unbesetzt, dann verschlechtert sich Ihre Stimmung, Sie werden nervöser, gereizter und unkonzentrierter. Raucher haben viel zu viele Andockstellen, um selbst ausreichende Mengen des körpereigenen Stoffs (Acetylcholin) zu produzieren, um damit dann alle Andockstellen zu besetzen und so an die Glücksbotenstoffe zu kommen. So müssen Sie immer weiter Nikotin rauchen, um sich normal zu fühlen. Rauchen ist also kein Vorteil, wie es viele Raucher darstellen. Im Gegenteil: Nikotin verursacht erst die strukturellen Veränderungen im Belohnungszentrum des Gehirns. Nikotin löst eine konstante Mangelsituation aus, die Sie dann mit Nikotin ausgleichen. Sie rauchen »gerne«, damit ein ungutes Gefühl, eine Leere, ein leichtes unbefriedigtes Gefühl verschwindet. Der Raucher empfindet diese Entlastung als Belohnung und Genuss. Man fühlt sich besser. Die Lust auf die Zigarette ist umso größer, je mehr Ihr Nikotinspiegel fällt und je weniger die Andockstellen besetzt sind.

Veränderungen am Belohnungssystem

Zurück zu Ihnen: Die einzige Möglichkeit, Veränderung in Ihrem Belohnungszentrum wieder rückgängig zu machen, ist es, dem Gehirn für einige Wochen das Nikotin zu entziehen. Dann bildet sich die Anzahl der Andockstellen zurück, und diese werden auch wieder sensibel. Schon bald reichen dann Ihre eigenen Nervenbotenstoffe wieder aus, damit Sie die Zufriedenheit aus Ihren Botenstoffen wieder stärker spüren, stabilere Stimmung haben und weniger stressanfällig sind.

Nikotin: Was ist das nur für eine langweilige Droge? Sie bekommen keinen wirklichen Rausch, sondern gleichen nur ein vom Nikotin verursachtes ungutes Gefühl aus, um sich anschließend normal zu fühlen. Und bezahlen auch noch dafür. Ein normales Gefühl, das jeder Nichtraucher schon hat. Mit der Videoanimation am Ende des Kapitels verstehen Sie sofort, wie Nikotin die Veränderungen am Belohnungszentrum verursacht und Sie vom Nikotin abhängig werden. Versäumen Sie dieses Video bitte nicht.

Raucher glauben weiter an Genuss & Vorteil

»Hm, na gut, also ich rauche, um diese Andockstellen zu besetzen und mich wieder normal zu fühlen. Aber für einen kurzen Moment fühle ich mich bestimmt besser als ein Nichtraucher.« Genau. Das ist der zentrale Punkt! Viele Raucher verstehen instinktiv sofort, wie Nikotin das Belohnungszentrum verändert und wie man mit Nikotin die Entzugserscheinungen systematisch wegraucht. Trotzdem glauben sie felsenfest, ohne Nikotin auf etwas zu verzichten. Deswegen können sie nicht aufhören. Raucher glauben fest an die Vorteile, dass Rauchen in bestimmten Situationen beruhigt, den Stress lindert, konzentrierter macht und daran, dass man für kurze Zeit nicht nur das Normalniveau des Nichtrauchers erreicht, sondern darüber liegt. Dieser wichtigsten aller Fragen gehen wir später noch genau nach: Ob Rauchen ein Genussgewinn ist oder ein Nachteil für Ihr Lebensgefühl.

Kurzinfo für Schwangere: Nikotin in der Schwangerschaft

Die vermehrten Andockstellen findet man auch bei Kindern von Müttern, die in der Schwangerschaft geraucht haben. Das Ungeborene raucht immer mit. Es ist also kein Zufall, dass Säuglinge von rauchenden Müttern nach der Geburt häufiger unruhig und verhaltensauffällig sind als die Kinder nichtrauchender Mütter und nach der Geburt erst einmal Entzugserscheinungen haben.

Stellen Sie sich vor, wie sich die Gehirnzellen ihres Ungeborenen Tag für Tag aufbauen, entwickeln, teilen und vermehren. Das unglaubliche Wunder des entstehenden Lebens, der sich aufbauenden Zellen, kann durch Nikotin gestört werden. Nikotin kann zu den falschen Zeitpunkten der Entwicklung des Gehirns Nervenboten-stoffe stimulieren, welche die Zellvermehrung und das Wachstum hemmen. So kann man im Tierexperiment, wenn Nikotin zuge-führt wird, nachweisen, wie bestimmte Hirnregionen weniger Ner-venzellen haben.[23] Außerdem kommt es zu nachhaltigen Verände-rungen an den Andockstellen im Belohnungszentrum des Gehirns, die Sie ja schon von Ihrer eigenen Nikotinsucht kennen, nur dass diese Veränderungen viel nachhaltiger sind, wenn sie während des Aufbaus des Gehirns passieren. Kinder von Müttern, die in der Schwangerschaft geraucht haben, sind später häufiger verhaltensauf-fällig, haben häufiger ADHS (Aufmerksamkeits- und Hyperaktivi-tätsstörung) und vermehrt Stimmungsschwankungen und Depres-sionen.[24] [25] [26] Viel zu wenige Schwangere wissen, wie stark das Rauchen in der Schwangerschaft die spätere Psyche und das Beloh-nungszentrum des Kindes prägt.

Fazit

- Nikotin dockt an die Andockstellen im Belohnungsteil des Ge-hirns an. Durch das viele Nikotin stumpfen diese aber ab und die Anzahl der Andockstellen verdoppelt sich.
- So können körpereigene Stoffe nicht mehr alle Andockstellen besetzen, um genügend Glücksbotenstoffe zu stimulieren.
- Dadurch müssen Sie immer weiterrauchen, um sich normal und zufrieden zu fühlen.
- Sie rauchen einen durch Nikotin verursachten Botenstoffmangel weg, der Unruhe und Unzufriedenheit schafft, empfinden dies aber als Genuss und Gewinn.
- Je niedriger der Nikotinspiegel ist, desto mehr wird das Rauchen als subjektive »Verbesserung« genossen.

Links zu YouTube

5. Mein Hund, meine Kinder ...

Der unangenehme Druck der Passivraucher

Mein Hund ...

Ob irgendjemand passiv mitraucht, das hat mich nie wirklich gestört. Ich dachte: »*Wenn es jemanden stört, dann muss er ja nicht neben mir stehen oder geht halt woanders hin. Alles nur Hysterie mit dem Passivrauchen.*« Dann las ich einen Artikel, dass passiv rauchende Hunde besonders krebsgefährdet sind. Deren Risiko für Lungen- und Nasenkrebs steigt um 60 %. Das gab mir zu denken. Immerhin konnte mein Foxterrier Robby nicht einfach so aus der Wohnung, wenn ich vor dem TV qualmte. Dass ich mir selbst schadete, war mir noch irgendwie egal. Na ja, nicht ganz egal, aber dass ich meinem Hund schadete, gefiel mir gar nicht. Ich versuchte nun, möglichst beim Gassi-Gang um den Block oder auf dem Balkon zu rauchen.

Nach einer Umfrage in über 3000 Haushalten wäre für ein Drittel der Raucher das Krebsrisiko für ihr Haustier ein Beweggrund, um aufzuhören.[27] Jede/r vierte Nichtraucher/in würde die/den rauchende/n Lebensgefährten/in für Hundi's Gesundheit zum Rauchen sogar vor die Tür schicken. Für andere Nichtraucher inklusive der eigenen Kinder hat man dagegen schon weniger Mitgefühl. Tatsächlich lassen sich bei mehr als der Hälfte der Kinder aus Raucherhaushalten Abbauprodukte des Nikotins im Urin finden. Bei einem Viertel sogar so viel wie bei Barkeepern aus der Gastronomie.[28]

Natürlich rauchte ich wenigstens in der Kneipe weiter. Dann kamen die Rauchverbote mit dem »Geschwätz« vom Passivrauchen. Ab dann stand ich irgendwo in der Kälte da draußen vor der Tür oder auf dem Bürgersteig, qualmte vor mich hin und war sauer. Richtig genossen habe ich das nicht. Ab und zu standen wenigstens andere Raucher mit vor der Tür. »*Raucher sind sowieso sympathischer*«, redete ich mir ein. Oder: »*Die Spaßverderber sind dann eben unter sich. Etwas mehr Toleranz könnten die schon an den Tag legen.*« Tatsächlich sind aber viele Raucher irgendwann so genervt, vor der Tür oder auf dem Balkon zu stehen, dass es eine große Motivation wird aufzuhören.

Für mehr Toleranz – Die Lobbyarbeit der Tabakindustrie

Ist Passivrauchen wirklich so schädlich? Und: Werden Raucher deswegen bald fast nirgendwo mehr rauchen dürfen? Lohnt es sich, dann noch weiterzurauchen? Seit circa 15 Jahren versucht die Tabakindustrie, die Folgen des Passivrauchens möglichst zu bagatellisieren, sich darüber lustig zu machen und Nichtraucher als Spaßverderber darzustellen. Teure Kampagnen der Zigaretten-Hersteller »Für mehr Toleranz« und »Mensch, Kultur, Kneipe« versuchen immer wieder, das ganze Thema auf angeblich mangelnde Toleranz zu verengen. Das ist logisch: Die größte Gefährdung für den Zigarettenabsatz sind Rauchverbote aufgrund der Gefahr des Passivrauchens. Auftragsstudien seitens der Tabakindustrie sollten die Folgen des Passivrauchens herunterspielen. Nicht nur hochrangige deutsche Wissenschaftler wurden von der Tabakindustrie dafür bestochen, unter anderem der ehemalige Leiter des Bundesgesundheitsamtes Prof. Überla. Diese Auftragsstudien sollten unter anderem die Gefahren des Rauchens und des Passivrauchens vernebeln. Zusammen mit entsprechender Lobbyarbeit in den parlamentarischen Ausschüssen sollte die Politik daran gehindert werden, Rauchverbote zu erlassen. Diese Lobbyarbeit gelang in keinem anderen entwickeltem Land so gut wie in Deutschland.

Sie wollen mehr über die korrupten Methoden der Tabakhersteller wissen?

Das Thema ist spannend wie ein Krimi. Mit der Methode »kaufe und bezahle Auftragsstudien« betrügt die Multimilliarden-Nikotin-Industrie seit Jahrzehnten nach dem gleichen Muster. Raucher glauben nur zu gerne an diese Wissenschaftsfälschungen. Es wird Ihren Blick auf das Rauchen schärfen. Lesen Sie mehr über die Bestechung von Wissenschaftlern in einem spannenden Spiegel-Artikel.

⟍ Links zu YouTube

Passivrauchen – Sie tun es vor allem selbst

Gerade als Raucher bekommt man den toxischen Nebenstromrauch der glimmenden Zigarette zwischen den Zügen ab. Passivrauch gilt als das schädlichste und häufigste aller Wohngifte. Es ist dem Asbest vergleichbar. 90 nachgewiesene krebserzeugende Substanzen sind im Tabakrauch enthalten. Es handelt sich zum großen Teil um krebserregende Stoffe der Klasse 1, die schon in kleinsten Mengen krebserregend sind und bei denen es keine unteren Grenzwerte oder »unbedenkliche Mengen« gibt. Diese Giftstoffe liegen zum Teil gasförmig, unsichtbar und geruchlos vor. Sie werden auf diese Weise überhaupt nicht bemerkt. Nur einen Bruchteil nimmt man als störende Rauchpartikel wahr. Selbst längeres Lüften entfernt nur einen kleinen Teil dieser gasförmigen Schadstoffe. Über die Lunge werden die gasförmigen Schadstoffe und Rauchpartikel in den Körper aufgenommen.

Etwa drei Viertel der Zigarette verbrennen als hochgiftiger Nebenstrom durch das Glimmen der Zigarette. Die Schadstoffkonzentration im Nebenstrom ist um das 30- bis 100-fache höher als im Hauptstrom, den der Raucher inhaliert. Zum Beispiel die krebserregenden Nitrosamine sind im Nebenstrom 400-fach erhöht. Weshalb ist das so? Es ist wie in einer Müllverbrennungsanlage. Die Temperatur ist ausschlaggebend. Der Hauptstromrauch verbrennt bei 950 °C Schadstoffe besser als der Nebenstromrauch, der nur bei 500 °C liegt. Je länger eine Zigarette im Aschenbecher glimmt, desto mehr Schadstoffe werden freigesetzt, da der Tabak nur unvollständig verbrennt. Deshalb ist Nebenstromrauch viermal so toxisch wie der Hauptstromrauch, und damit extrem krebserregend. Es geht eben doch um mehr als nur um Toleranz, was die Tabakindustrie vorgaukelt mit teuren Werbekampagnen. In geschlossenen Räumen rauchen Sie mit jeder Zigarette den schädlichen Nebenstromrauch auch passiv mit ein. Bei 14 Zigaretten entspricht das der Summe an krebsauslösenden Stoffen, die 2,6 zusätzlichen Zigaretten entsprechen.[29] Rauchen auf dem Balkon ist so betrachtet »gesünder«.

Mein Haus, mein Auto, meine Frau, meine Kinder ...

Sie kennen es alle, wenn Sie in eine Raucherwohnung kommen – es stinkt. Wichtiger als der Geruch sind aber die Schadstoffe, die sich überall absetzen. Raucherautos sind wahre Giftmüllhalden. Im Hausstaub, im Teppich, in den Möbeln und selbst in Tapeten finden sich hohe Konzentrationen von Schadstoffen wie Kadmium, Blei oder Nitrosamine. Vor allem Kleinkinder nehmen beim Krabbeln 20 – 30-mal so viel dieser Stoffe auf wie Erwachsene und sind wegen des niedrigen Körpergewichtes viel anfälliger. Kinder diesen Schadstoffmengen auszusetzen, ist Körperverletzung, denn Kinder und Babys sind gezwungen, mitzurauchen. Alleine in Deutschland sterben nachweisbar ca. 60 Säuglinge pro Jahr am plötzlichen Kindstod durch rauchende Eltern. Kinder von Rauchern haben öfter Asthma, Lungenentzündung und Bronchitis als Nichtraucher-Kinder. Kinder ahmen ihre Eltern nach, und Kinder aus Raucherhaushalten werden später doppelt so häufig selbst Raucher. Kaum ein Raucher wünscht sich, dass die eigene Tochter später auch einmal qualmt.

Am härtesten kommt es für das zwangsweise mitrauchende, noch ungeborene Kind während der Schwangerschaft. Niemand ist motivierter, mit dem Rauchen aufzuhören, als schwangere Frauen. Hierzu später mehr.

Herunterspielen

»Ich habe keine Kinder. Und überhaupt ist das doch alles vollkommen übertrieben.« Würden Sie das auch sagen, wenn wir über die Verkehrstoten pro Jahr in Deutschland sprechen würden? Setzen wir die beiden Zahlen ins Verhältnis: 2009 gab es 4100 Verkehrstote in Deutschland. 3300 Deutsche starben an den Folgen des Passivrauchens im gleichen Jahr.[30] Diese Zahlen werden inzwischen sogar von der Tabakindustrie nach 30 Jahren Forschungssabotage als richtig anerkannt. Wer mit einem Raucher in einer Wohnung zusammenlebt, baut sich ein 25 – 30%ig höheres Risiko für tödliche Herzkrankheiten und Schlaganfälle und ein 20 – 30%ig höheres Risiko für Lungenkrebs auf.

Der unangenehme Druck der Passivraucher

»Sie gehören wohl zur militanten Nichtraucherlobby?« Nein, definitiv nicht, aber die Fakten des Passivrauchens haben Auswirkungen auf Sie und wie Sie sich als Raucher in der Zukunft fühlen werden. Sie werden immer mehr unter Druck kommen. Die Zeiten des gedankenverlorenen Rauchens an jedem Ort sind vorbei. Nichtraucher haben sich mit Druck und Militanz die Lufthoheit zurückerobert. So muss man sich ständig als Raucher entschuldigen oder fragen, ob es denn wohl gestattet ist, zu rauchen, man muss sich auf Balkone oder vor die Tür verziehen und wird unangenehm beobachtet, wenn man qualmt. Während wir als Teens noch dachten, es wäre cool, zu rauchen, sieht dies heute anders aus. Schadstoffe zu emittieren, ist sozial immer weniger akzeptiert und süchtig zu sein, wirkt uncool. Dieses feindliche soziale Umfeld war für mich ein Hauptbeweggrund, mich vom Glimmstängel zu verabschieden. Es gibt einfach zu viele Orte, an denen man nicht mehr rauchen kann, und die Unruhe, wenn der Nikotinspiegel fällt, fühlt sich nicht gut an.

Nur für Tierbesitzer

Noch mal zurück zu Fiffi und Mieze. Katzen lecken ausgiebig ihr Fell, worin sich die krebserregenden Stoffe des Tabakrauchs festsetzen. Mund- und Lymphdrüsenkrebs sind die häufige Folge. Nach 5 Jahren ist für Katzen in einem Raucherhaushalt das Risiko für Lymphdrüsenkrebs 3-fach erhöht.[31] Das Risiko vervierfacht sich sogar, wenn zwei Raucher im Haushalt sind. Bei Hunden steigt vor allem das Risiko für Lungen- und Nasenkrebs. Hunde mit langer Schnauze sind doppelt so stark gefährdet für Nasenkrebs, da in der langen Nase die krebsauslösenden Stoffe eher hängen bleiben.[32] Bei kurznasigen Hunden gelangen die Schadstoffe eher in die Lunge. Auch Vögel sind extrem sensibel. Früher setzte man Vögel in Bergwerken ein, um unbemerkt entweichende Gase frühzeitig festzustellen. Lagen sie tot im Käfig, wurde das Bergwerk gerade noch rechtzeitig geräumt.

Fazit

- Die Gefahren des Passivrauchens sind eindeutig belegt. Das wird dazu führen, dass an immer weniger Orten geraucht werden darf.
- Dadurch geraten Raucher immer häufiger unter Druck.
- Rauchen wird immer weniger gesellig, sondern wird zur Verrichtung, um sich wieder normal zu fühlen.

★ Glückwunsch! Sie haben sich den ersten Stern verdient und den ersten Teil des Buches gelesen. Vielleicht mit einigen Lesepausen. Das ist normal. Es gibt ja einiges zu verdauen. Trotz dieser Widerstände sind Sie bis hierher gekommen. Bravo. Sie sind auf dem richtigen Weg.

✎ Links zu YouTube

Teil 2

Rauchen & Psyche

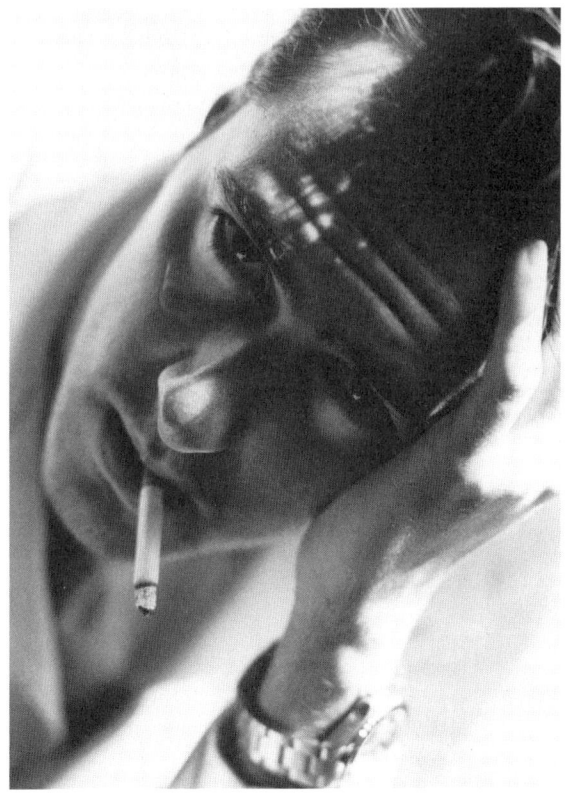

6. Das tägliche Auf und Ab durch Nikotin

Die erste Zigarette am Morgen ist für viele die beste. Man steht müde und mit leicht gedämpfter Stimmung auf, macht sich Kaffee, raucht dazu als Starthilfe eine Zigarette und schon fühlt man sich besser, wacher, die Gemütsverfassung und die Laune verbessern sich. Man kommt in die Gänge, dank Zigarette. Wann fangen Sie morgens an zu rauchen? Direkt nach dem Aufstehen als Starthilfe? Immer zum Kaffee? Oder erst später am Tag? Das sagt viel darüber aus, wie sehr sich Ihr Körper an Nikotin gewöhnt hat. Machen Sie doch einmal den kurzen Fangerström-Test.

Fangerström-Fragebogen zur Tabakabhängigkeit

Wann nach dem Aufwachen rauchen Sie die erste Zigarette?

Innerhalb von 5 Minuten ❏ 3
6 – 30 Minuten ❏ 2
31 – 60 Minuten ❏ 1
Nach 60 Minuten ❏ 0

Finden Sie es schwierig, an Orten, wo das Rauchen verboten ist (zum Beispiel Kinos, Kneipen, Zügen), das Rauchen zu unterlassen?

Ja ❏ 1
Nein ❏ 0

Auf welche Zigarette würden Sie nicht verzichten wollen?

Die erste am Morgen ❏ 1
Andere ❏ 0

Wie viele Zigaretten rauchen Sie im Allgemeinen pro Tag?

Bis 10 ❏ 0
11 – 20 ❏ 1
21 – 30 ❏ 2
31 und mehr ❏ 3

Rauchen Sie in den ersten Stunden nach dem Aufstehen mehr als am Rest des Tages?

Ja ❏ 1
Nein ❏ 0

Kommt es vor, dass Sie rauchen, wenn Sie erkältet und krank sind und tagsüber im Bett bleiben müssen?

Ja ❏ 1
Nein ❏ 0

Ihre Gesamtpunktzahl:

Auswertung Fangerström-Fragebogen zur Tabakabhängigkeit

Der Test zeigt, wie stark Ihre Abhängigkeit ist. Er sagt aber nichts darüber aus, ob Ihre Chancen besser oder schlechter sind, es zu schaffen, mit dem Rauchen aufzuhören!! Ein leichter Raucher mit geringem Leidensdruck kann es viel schwerer haben als ein starker Raucher, der die Eintönigkeit des Qualmen-Müssens hasst. Je stärker Sie abhängig sind, desto unruhiger, irritierbarer, nervöser, eventuell weniger energiereich und weniger konzentriert fühlen sich viele Raucher schon auf leichtem Nikotinentzug. Zigaretten werden dann vor allem in vier Bereichen eingesetzt:

- um Stress zu vermindern,
- um die Stimmung und das Wohlbefinden zu verbessern,
- um mit mehr Energie durch den Tag zu kommen und

- um besser konzentriert zu sein.
- Dies sind die vier meist genannten Gründe zu rauchen und daher die Themen dieses Kapitels.

Wie viele Punkte haben Sie erreicht?

0 – 2 Punkte Geringe Abhängigkeit.
Nur 15 – 20 % der Raucher gehören zur Gruppe der leichten Raucher, obwohl viele Raucher sich in dieser Gruppe sehen. Sie haben sich angewöhnt (konditioniert), in bestimmten Situationen nach dem Essen oder mit Freunden zu rauchen. Ihre körperliche Abhängigkeit ist gering: Ihr Leidensdruck für eine Zigarette fängt nicht gleich morgens an. Manchmal rauchen Sie erst nachmittags oder am Abend oder am nächsten Tag. Einige leichte Raucher rauchen schon lange auf diesem niedrigen Niveau (oder zwingen sich dazu, wenig zu rauchen). Sie haben nicht wesentlich mehr Stimmungsschwankungen ohne Zigarette als mit. Sie benutzen die Zigarette selten, um Stress zu bewältigen, und brauchen diese nicht als Starthilfe oder um sich zu konzentrieren. Trotzdem fällt es Ihnen schwer, mit dem Rauchen aufzuhören.

3 – 5 Punkte Mittlere Abhängigkeit
Sie rauchen aus »Genuss«, aber auch schon öfter mal, wenn es Stress gibt. Einige fangen an, über die Zigarette ihre Stimmung zu steuern, andere, aber nicht alle, rauchen auch zur Anregung schon morgens und später am Tag, um sich besser konzentrieren zu können.

6 – 7 Punkte Starke Abhängigkeit
Sie rauchen häufig Zigaretten, um Ihre Stimmung oder das Wohlbefinden zu verbessern, »sich etwas Gutes zu tun«, und wenn es Stress gibt. Vielen helfen die Zigaretten, durch den Tag zu kommen, wenn sie müde werden oder sich konzentrieren wollen. Nikotin verbessert morgens die Laune und für einige wirkt es wie eine Starthilfe.

8 – 10 Punkte Sehr starke Abhängigkeit.
Ohne Rauchen können Sie sich das Leben nicht vorstellen. Morgens wird als Erstes als Starthilfe geraucht, um die Müdigkeit zu vertreiben. Sie haben bald eine schlechte Stimmung, wenn Sie nicht rauchen dürfen. Stress bewältigen Sie ohne die Hilfe der Zigarette ungern. Wenn Sie wissen, dass Sie länger nicht rauchen dürfen, füllen Sie systematisch die Nikotinreserve durch Rauchen schon vorher auf. Eine leere Packung am Abend kann starke Unruhe, Angst bis zur Panik auslösen.

Glück und Pech der leichten Raucher

Gehören Sie zu den leichten Rauchern? Dann haben Sie Glück und Pech zugleich. Sie haben zwar nicht die emotionale Achterbahnfahrt, wenn Sie nicht rauchen, aber vielen fehlt auch der Druck, mit dem Rauchen aufzuhören. Am wenigsten wollen Sie wahrscheinlich auf eine Zigarette nach dem Essen oder mit Freunden verzichten. In Kapitel 11 über Konditionierung zeige ich Ihnen, wie Nikotin es geschafft hat, bestimmte Situationen mit einem so starken Rauchanreiz bei Ihnen zu verankern. Wenn Sie wirklich aufhören wollen, geht es bei Ihnen um das bewusste Abtrainieren von Rauchsituationen, denn Ihre körperliche Abhängigkeit ist gering. Die meisten Leser werden sich aber wahrscheinlich bei den mittel bis stärker abhängigen Rauchern wiederfinden. Warum tut die erste Zigarette am Morgen eigentlich so gut? Ganz einfach: Morgens haben Sie das größte Nikotindefizit. Deswegen möchten viele auf diese erste Zigarette auch auf keinen Fall verzichten. Sonst ist gleich der Start in den Tag verdorben.

Das leichte Gefühl der Leere

80 % der Raucher stimmen folgenden Sätzen zu:[33] »Rauchen entspannt mich.«, »Rauchen wirkt beruhigend«, »Ich bin nicht so zufrieden, wenn ich länger nicht geraucht habe.« Wohlbefinden, sich besser fühlen und Stimmungskontrolle sind wichtige Gründe, um zu rauchen. Ein niedriger Nikotinspiegel verursacht schon nach kurzer Zeit das leichte Gefühl von Unruhe. Etwas scheint zu fehlen. Die Gemütsverfassung trübt sich ein. Dieses Gefühl kann so unmerklich sein, dass Sie es kaum bewusst wahrnehmen und verstärkt sich immer mehr, bis Sie wieder »genießen« wollen. Je nachdem, wie abhängig Sie sind, spüren Sie sich schon nach 30 Minuten ziemlich angespannt, nervös, gereizt und eventuell unkonzentriert. Der Wunsch, JETZT eine zu rauchen, um diese Gefühle zu beseitigen, steigt immer mehr an. Sie haben über die Jahre mit Tausenden von Zigaretten gelernt, diese minimalen Unruhegefühle zu vermeiden und in regelmäßigen Abständen Nikotin automatisch nachzutanken, sich eine anzuzünden, ohne es bewusst wahrzunehmen. Die Entspannung und

der Genuss bestehen vor allem darin, dieses Gefühl der Unruhe verschwinden zu lassen. Das bedeutet nicht, dass Sie sich dann im Vergleich zu einem Nichtraucher besser fühlen. Sie fühlen sich aber besser im Vergleich zu Ihrer Anspannung vor der Zigarette.

Aber stimmt das wirklich: Wird hier nur ein Entzug beseitigt? Fühlen sich Raucher nur deswegen besser? Oder ist die Zigarette doch noch ein Gewinn, für eine bessere Stimmung und bessere Konzentration? Die meisten Raucher gehen fest davon aus, dass Zigaretten zwar ungesund, aber ein unverzichtbarer, einmaliger Genuss und ein echter Gewinn für das Lebensgefühl sind. Deswegen möchte auch kein Raucher darauf »verzichten«. Man raucht »für sein Leben gerne«, im wahrsten Sinne des Wortes.

Das tägliche Auf und Ab

Schauen wir uns einen Rauchertag genauer an. Sie wissen bereits: »Genuss« steht in direkter Anhängigkeit vom Nikotinspiegel. Anfang der 80er Jahre fing man an, den »gefühlten Rauchwunsch« systematisch zu erforschen. Mit der ersten Zigarette morgens füllt man die Nikotinlücke erst einmal auf. Mit tiefen und oft länger anhaltenden Zügen versuchen Raucher, den nächtlichen Abfall des Nikotinspiegels auszugleichen. Maximaler Genuss. Und wie sieht es mit den Zigaretten danach aus? Wie wird jede weitere Zigarette bewertet, und zwar nicht unter Laborbedingungen wie im 6-Stunden-Rauchtest auf Seite 54, sondern an einem Tag, an dem frei geraucht werden kann? Dazu haben 105 Raucher anhand einer Skala *Anspannung* und *Nervosität* auf einer Skala vor und nach jeder Zigarette bewertet.[34] Die Bewertungsskala sah so aus: Von *angespannt 2–1–0–1–2* bis *entspannt*, und von *nervös 2–1–0–1–2* bis *ruhig* konnte bewertet werden. Nach jeder einzelnen Zigarette fühlten sich die mittel bis starken Raucher weniger angespannt und weniger nervös als vor der Zigarette. Das kennen wir alle: Man empfindet es als Verbesserung, interpretiert dies als Genuss und wird als kurzfristiger Vorteil abgespeichert.

Aber was sehen wir wirklich? Man sieht, dass Raucher ständig schwanken zwischen angespannt/nervös *vor* der Zigarette, ent-

spannt / ruhig *nach* der Zigarette und mit steigender Anspannung /
Nervosität *zwischen* den Zigaretten. Ein ständiges Hin und Her. Spürbar. Bei jeder Zigarette. Den ganzen Tag. Die 105 Raucher konnten
dies genau bewerten. Professor Parrott hat die Regelmäßigkeit dieser
abfallenden Kurven bei allen Rauchern vollkommen überrascht.
Dieses ständige Auf und Ab der Anspannung. Es verursacht bei allen
Rauchern unter dem Strich einen enormen zusätzlichen Stress, den
Nichtraucher nicht haben. Es wundert also nicht, dass bei einer weiteren Befragung von einigen Tausend Rauchern fast die Hälfte, näm-
lich 47 %, angaben, zur Stressminderung zu rauchen.[35] Ein Rauchstress, der kurzfristig weggeraucht werden soll, durch mehr Rauchen.

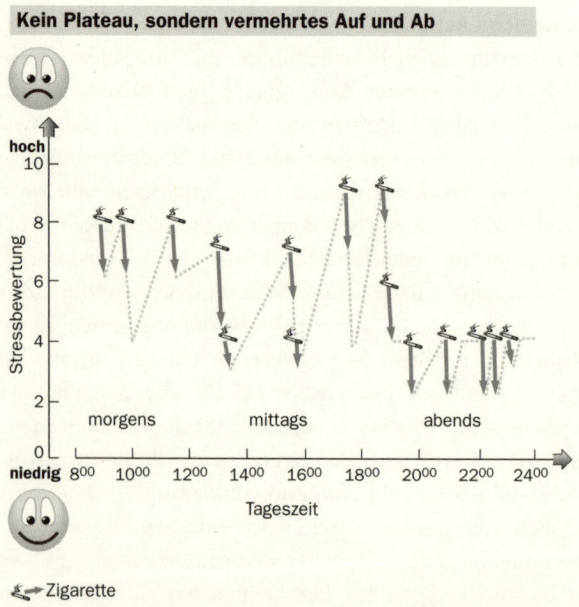

Kein Plateau, sondern vermehrtes Auf und Ab

Ein ständiges Auf und Ab. Hier sehen Sie einen typischen Stressverlauf eines Studienteilnehmers: Anspannung / Nervosität vor dem Rauchen → Entspannung / ruhiger
danach → erneuter Anstieg zwischen den Zigaretten, verteilt über den Tag eines
Studienteilnehmers.

Kein Plateau, sondern vermehrtes Auf und Ab

Es zeigt sich auch, dass man sich nicht auf ein länger anhaltendes zufriedenes Gefühlshoch raucht und von da aus sich dann ganz freiwillig entscheidet, wann man die nächste raucht. Es scheint ganz anders zu sein: Die steigende Anspannung *vor* jeder einzelnen Zigarette erzeugt erst die Lust auf die nächste Zigarette. Je länger man wartet, desto mehr wird die Lust zum Zwang, JETZT eine zu rauchen. Genuss/Entspannung ist deshalb vor allem die Erleichterung von der vorherigen Anspannung. So entsteht die enorme psychologische Abhängigkeit von Nikotin.

Mit dem größten Nikotindefizit steigt die Stimmung daher auch am steilsten mit der ersten Zigarette am Morgen an. Aber das Auf und Ab der Anspannung haben Raucher den ganzen Tag und nicht nur mit einigen Zigaretten! Den Grund dafür kennen Sie schon: Die durch Nikotin veränderten und unsensibel gewordenen Andockstellen werden ohne Nikotin nicht mehr genügend stimuliert. Die Folge: zu wenig Glückbotenstoffe. Man wird chronisch unzufrieden ohne Nikotin. Und diese Verschiebung im Belohnungszentrum des Gehirns lässt Sie immer wieder zur nächsten Zigarette greifen.

Zwischen müde und angeregt

Außer Spannung und Entspannung spüren viele Raucher, aber nicht alle, ein »anregendes« Gefühl und mehr Antrieb durch Zigaretten. *»Ich komme besser durch den Tag.«* *»Morgens komme ich sonst nicht in Gang.«* *»Ich kann mich einfach besser konzentrieren.«* *»Ich rauche immer, wenn ich müde werde.«* In der Studie mit den 105 Rauchern sieht man vor allem bei den starken Rauchern häufiger ein genaues Rauchmuster. Raucher, die *vor* dem Rauchen eher müde sind, sind *danach* wach und haben mehr Energie. Viel interessanter daran ist aber: *Zwischen* den Zigaretten fällt das Gefühl der Anregung sehr schnell wieder ab. Es entsteht so ein viel stärkeres Auf und Ab des Energie- und Konzentrationsniveaus bei Rauchern, als das bei Nichtrauchern der Fall ist. Der Wechsel zwischen Durchhängen, sich Wieder-hoch-rauchen und darauffolgenden schnellen Abfall macht einen Rauchertag zum Durchhaltewettkampf. Das stresst!

Stress und Langweile

»Ich rauche unter Stress, aber auch wenn ich alleine bin und es mir langweilig ist.« Doppelter Stress: Gerade in Stress-Situationen spürt man den zusätzlichen Stress durch einen niedrigen Nikotinspiegel am heftigsten. Den Zusatzstress will man dann möglichst schnell durch Rauchen loswerden.

Die Lust zu rauchen entsteht aber auch bei absoluter Ruhe. Vor allem wenn Sie ohne Ablenkung sind und so die Unruhe und Anspannung eines niedrigen Nikotinspiegels schneller spüren. *»Ich vertreibe die Langeweile mit einer Zigarette.«* Ja, Rauchen ist eine Tätigkeit. Aber wie interessant ist diese automatisierte Tätigkeit denn überhaupt? Langeweile ist ein geistiger Zustand, der durch das Rauchen einer Zigarette nicht viel besser wird. Sie könnten genauso gut Musik auflegen, TV schauen, unterwegs mit dem Smart-Phone rumspielen oder irgendetwas anderes tun. Diese Tätigkeiten werden auch nicht interessanter oder weniger langweilig, weil Sie gleichzeitig mit einer Zigarette hantieren.

Und wenn ich nichts tue und einfach nur nachdenken will? »Zigaretten entspannen mich, in Momenten der Muße.« Was wirklich passiert ist, dass sich ohne Ablenkung Ihre Entzugsgefühle bemerkbarer machen und Sie diese möglichst schnell loswerden wollen, um sich endlich wieder zu entspannen oder ruhiger zu denken.

Die Gewinntheorie: Genuss oder Verlust

»Ok. Raucher haben mehr Schwankungen bei Stimmung, Anspannung und Energie, aber unter dem Strich geht es doch nach jeder Zigarette immer hoch. Ich genieße das genau deshalb und würde es vermissen.« Geht es Rauchern also besser als Nichtrauchern? Haben Raucher unter dem Strich mehr Genuss und einen Stimmungsgewinn, den Nichtraucher nicht haben? Sind sie entspannter? Haben sie weniger Stress als Nichtraucher? Das hat man in verschiedenen Modellen überprüft:

- **Das Gewinn-Modell:** Einige Raucher sind davon überzeugt, dass Rauchen Vorteile bei Genuss, Wohlbefinden, Entspannung und Konzentration bringt. Mit jeder Zigarette würden Raucher also in diesen Bereichen über die schwarze Normallinie steigen.

Gewinn-Modell

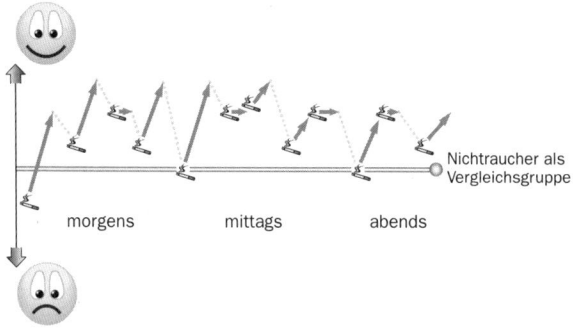

morgens   mittags   abends

Nichtraucher als Vergleichsgruppe

✍ Zigarette

······ Abstinenz zwischen zwei Zigaretten

Diese Normallinie stellt dar, wie Nichtraucher ihre Befindlichkeit einschätzen. Überzeugte Raucher glauben, dass zwischen den Zigaretten die Stimmung, Entspannung, Konzentration vielleicht etwas absinkt, aber insgesamt ein Vorteil gegenüber dem Nicht-Rauchen bleibt.

- **Das »Ich rauche gerne«-Modell:** Die zweite Grafik (Seite 78) entspricht der Überzeugung der meisten Raucher. *»Es geht mir nicht besser als einem Nichtraucher (schwarze Linie), aber wenn es mir mal schlechter geht, dann habe ich die Zigarette als Unterstützung. Damit bin ich entspannter, fühle mich besser, kann Stress schnell wegdrücken, meine Stimmung verbessern, und ich genieße den Moment mehr. In diesen Genuss-Momenten geht es mir auf jeden Fall besser als Nichtrauchern. Ich würde daher die Zigarette immer vermissen, wenn ich aufhöre.«*

- **Das Vermeidungs-/Entzugs-Modell:** Raucher empfinden schon nach kurzer Zeit ohne Zigarette mehr Nervosität, Unruhe, schlechtere Gemütsverfassung, vermehrten Stress, niedrige Energie und verminderte Konzentration. Man hat gelernt, diese leichten Entzugsgefühle zu vermeiden und wegzurauchen, um sich wieder entspannt zu fühlen. Raucher gelangen so maximal auf den Normalzustand des Nichtrauchers. Je stärker die Abhängig-

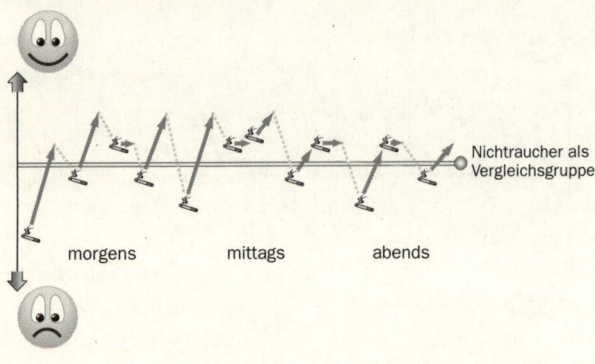

„Ich rauche gerne"-Modell

morgens   mittags   abends

Nichtraucher als Vergleichsgruppe

Zigarette
Abstinenz zwischen zwei Zigaretten

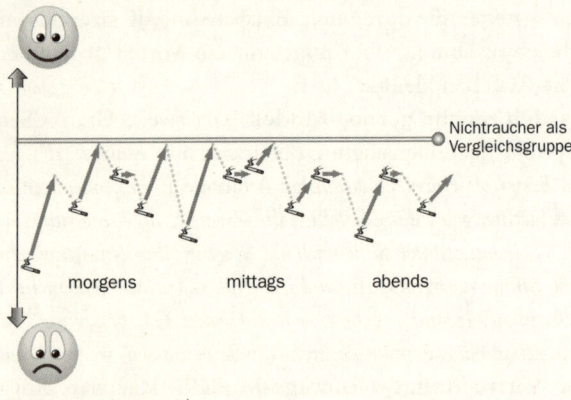

Vermeidungs-/Entzugs-Modell

morgens   mittags   abends

Nichtraucher als Vergleichsgruppe

Zigarette
Abstinenz zwischen zwei Zigaretten

keit und je länger die Raucherkarriere, desto mehr wurde mit Millionen von Zügen diese Vermeidung gelernt. Das verschmilzt zu einem automatischen Rauchverhalten.

Das Gewinn- und das »Ich rauche gern«-Modell

Wo ordnen Sie sich ein? Das »Ich rauche gern«-Modell entspricht dem empfundenen Genuss und der subjektiven Erfahrung der meisten Raucher. Denken wir weiter: Wenn die psychologischen Rauchvorteile, an die ich auch geglaubt habe, tatsächlich wahr sind, dann müssen auch einige Annahmen automatisch erfüllt sein:

1. Bei einem Rauchvorteil müssten Raucher weniger gestresst sein, eine bessere Gemütsverfassung und insgesamt eine gesteigerte Lebensfreude haben als Nichtraucher.

2. Raucher müssten, durch die bessere Konzentration nach einer Zigarette, geistig leistungsfähiger sein als Nichtraucher.

3. Wenn Rauchen ein Gewinn ist, müsste man bei Jugendlichen mehr Genuss, eine bessere oder gleich gute Stimmung und weniger Stress feststellen, nachdem sie das Rauchen angefangen haben.

4. Am wichtigsten aber: Wenn Rauchen ein Vorteil ist, dann müssten Raucher, nachdem sie aufgehört haben, weniger zufrieden sein als vorher, weniger Genuss- und Glücksempfinden haben, mehr Stress spüren und eine schlechtere Gemütsverfassung haben.

Genau diese Fragen wurden in den letzten 30 Jahren systematisch entschlüsselt. Nicht theoretisch. Nein. Realistisch. Dazu muss man Raucher und Nichtraucher genau befragen und vergleichen:

- Man vergleicht drei Gruppen: Raucher auf leichtem Entzug, Raucher, die gerade geraucht haben, und Nichtraucher.
- Man vergleicht die Stimmung und den Stress von Jugendlichen bevor sie anfangen zu rauchen mit der Zeit, nachdem sie Raucher geworden sind.
- Man verfolgt das Stressniveau, Stimmung und Zufriedenheit von Rauchern, die aufhören, und vergleicht diese »vor dem Rauchstopp« mit »wenigen Wochen nach dem Rauchstopp«.

Nicht Äpfel mit Birnen vergleichen

Es geht eben nicht um die Frage, ob sich die *psychischen* Vorteile des Rauchens gegenüber den *körperlichen* Schäden lohnen. Das wäre Äpfel mit Birnen vergleichen, und diese Betrachtung bringt kaum einen Raucher weiter. Jedes »Raucherverhör« durch einen Nichtraucher beginnt mit diesem Äpfel-Birnen-Vergleich, also den Gefahren des Rauchens für die Gesundheit. Die Gesundheit ist ein wichtiger Grund, um aufzuhören. Eine große Motivation. Mehr aber nicht. Es beantwortet aber nicht die Frage, warum wir so *gerne* rauchen. Raucher in meinen Seminaren interessiert stattdessen, ob man wirklich auf einen lieb gewonnenen psychischen Vorteil/Genuss verzichtet: *»Wenn ich mich entspannen möchte, wird mir das Rauchen fehlen ...«* *»Wenn ich mich besser fühlen will oder schlechte Stimmung habe, rauche ich gerne.«* *»Wenn ich mir mal einfach mal was Gutes tun will ..., wird mir die Zigarette fehlen.«* *»Ich habe immer gerne geraucht und war zufrieden, wenn ich rauche. Ohne rauchen werde ich immer das Gefühl haben, auf etwas zu verzichten.«* *»Stress ohne zu rauchen ..., ich weiß nicht, ob ich das schaffe ...«* *»Wie komme ich ohne Zigarette durch den Tag?«* *»Wenn ich durchhänge und unkonzentriert bin, rauche ich gerne. Was mache ich dann ohne?«*

Jeder Raucher hat ein genaues Gefühl für diese Vorteile und den Genuss des Rauchens. Aber sind es wirklich Vorteile? Ist man mit Nikotin zufriedener, ruhiger, weniger gestresst und konzentrierter/leistungsfähiger als ein Nichtraucher ohne Nikotin? Kommt man über die Normallinie oder bleibt man drunter? Das erfahren Sie im nächsten Kapitel.

Fazit

- Je stärker die Nikotinsucht wird, desto anfälliger ist der Raucher für Stress und starke Stimmungs-, Energie- und Konzentrationsschwankungen. Nikotin wird zur Lösung für diese nervösen Schwankungen eingesetzt.
- Raucher nehmen gerne die Vorteile nach dem Rauchen wahr, der Abfall zwischen den Zigaretten wird verdrängt.
- Der fallende Nikotinspiegel lässt Unruhe, Druck und Stress ansteigen, bis auf die abgestumpften Andockstellen des Gehirns weiteres Nikotin aufgeraucht werden muss.
- Raucher haben über den ganzen Tag verteilt ein ständiges Auf und Ab mit Anspannung und Unruhe.

7. Rauchen ohne Vorteile für die Psyche

Entspannung, Stressabbau und Stimmungsverbesserung

»Also, ich genieße das Rauchen. Nichtrauchen wäre ein Verzicht. Dass ich mich da 20 Jahre lang getäuscht haben soll und nur auf die Normallinie des Nichtrauchers komme, das können Sie mir jetzt nicht einreden. Das müssen Sie mir erst einmal beweisen.«

Schenken Sie mir 10 Minuten Lesezeit, Sie davon zu überzeugen.

Die psycho-biologische Nikotinwirkung

Die Kernfrage: Fühlt man sich, wenn man raucht, absolut gesehen besser als ein Nichtraucher? Prof. Parrott ist dieser Frage nachgegangen. Er ist einer der Pioniere in der Erforschung der psycho-biologischen Nikotinwirkungen bei Rauchern. In seinen Experimenten schätzen 1. Raucher, die normal weiterrauchen ohne Nikotinentzug, 2. Raucher mit 12-stündigem Nikotinentzug, und 3. Nichtraucher ihre Gemütsverfassung ein. ☑

Das geschieht *vor* einem Leistungstest und *nach* einer 10-minütigen Pause. In der Pause dürfen alle Raucher rauchen.[36] Dieser Fragebogen zu den drei wichtigsten Stimmungsbereichen für Raucher – Stress, Wohlbefinden und Anregung – hat sich seit vielen Jahren als zuverlässiges und aussagekräftiges Instrument bewährt. Bleiben Sie dran. Es ist wirklich interessant!

Stress:	angespannt	☑ *stark*	❏ *etwas*	❏ *keins von beiden*	❏ *etwas*	❏ *stark*	ent-spannt
	nervös	❏ *stark*	❏ *etwas*	❏ *keins von beiden*	❏ *etwas*	❏ *stark*	ruhig
Anre-gung:	lebhaft	❏ *stark*	❏ *etwas*	❏ *keins von beiden*	❏ *etwas*	❏ *stark*	müde
	geistig fit	❏ *stark*	❏ *etwas*	❏ *keins von beiden*	❏ *etwas*	❏ *stark*	zer-streut
Wohl-befin-den:	ausgeglichen	❏ *stark*	❏ *etwas*	❏ *keins von beiden*	❏ *etwas*	❏ *stark*	gereizt
	zufrieden	❏ *stark*	❏ *etwas*	❏ *keins von beiden*	❏ *etwas*	❏ *stark*	unzu-frieden

So bewerten Raucher ihre Stimmung wirklich

Die erste Bewertung auf der Stimmungsskala in der Studie zeigt, dass Raucher, die längere Zeit nicht geraucht haben, angespannter / nervöser, weniger angeregt und weniger ausgeglichen / zufrieden sind als Nichtraucher oder Raucher ohne Nikotinentzug. Das ist klar. Kennen Sie auch: Je länger man nicht geraucht hat, desto unleidlicher wird man. Im Gegensatz dazu schneiden Nichtraucher und Raucher, die normal geraucht haben, identisch im Stimmungstest ab. Nikotingesättigte Raucher bewerten alle drei Bereiche Stress / Anregung / Wohlbefinden aber nicht besser als Nichtraucher. Hier zeigt sich also kein Vorteil durch Nikotin gegenüber Nichtrauchern.

Nun kommt ein kurzer Leistungstest und dann eine zweite Stimmungsbewertung *nach* einer Zigarettenpause. Die zweite Zigarette bringt den Rauchern, die keinen starken Nikotinentzug haben, aber keinen Vorteil gegenüber den Nichtrauchern in den Stimmungsbereichen Stress / Anregung / Wohlbefinden. Auch die Bewertung vorher / nachher steigt bei diesen Rauchern nicht an, da der kurze Zeitraum zwischen den beiden Zigaretten nicht lang genug war, um einen stärker abfallenden Nikotinspiegel mit Entzugsgefühlen zu haben. Im Gegensatz dazu hatten die Raucher mit dem Über-Nacht-Nikotinentzug nach dieser Zigarette eine deutliche Verbesserung in allen drei Bereichen. Sie kommen nun endlich auf das NORMAL-NIVEAU, das Nichtraucher sowieso und Raucher ohne Nikotindefizit auch haben. Schauen Sie sich dies noch einmal in der Graphik an. *»Oh Mann, jetzt auch noch eine Graphik.«* Ja, es ist aber wirklich spannend, und Sie können es viel besser nachvollziehen.

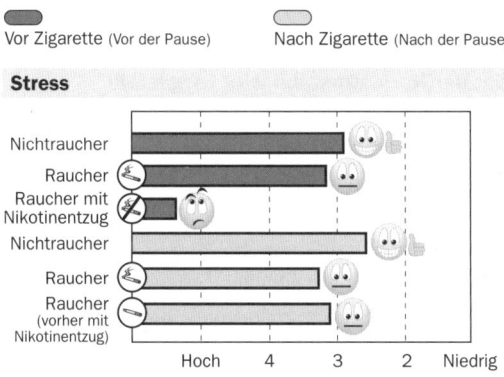

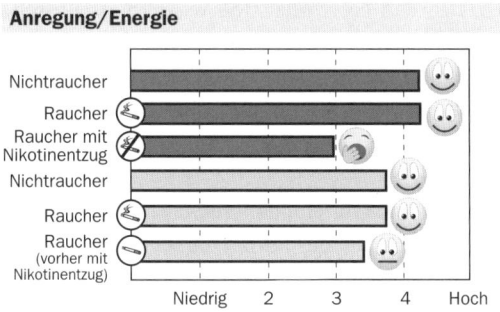

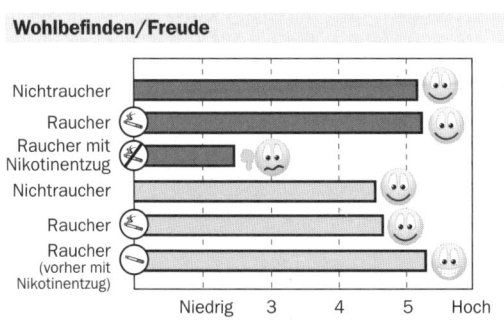

Also, hier steigt kein Wert über Normalniveau durch Nikotin. Das ist und bleibt ein rein subjektives Empfinden des Rauchers. Mit Nikotin kommen Sie lediglich aus dem schlechten Gefühl des Entzugs heraus.

Fazit: Nur der Normalzustand wird hergestellt

Wenn der Nikotinspiegel niedrig ist, rauchen sich Raucher lediglich auf ein normales Stimmungsniveau hoch und fühlen sich dann so entspannt, ruhig, angeregt, zufrieden und ausgeglichen wie ein Nichtraucher. Die Raucher, die sich aus einem starken Nikotinentzug heraus rauchen, haben kurzfristig eine leicht höhere Bewertung für »zufrieden / ausgeglichen« als die Raucher, die schon auf einen vorhandenen, hohen Nikotingrundspiegel zusätzlich rauchen. Das ist verständlich, denn die Entlastung durch die Zigarette ist größer. Ganz deutlich sieht man in der Graphik, dass die Nikotinzufuhr nichts anderes als den Normalzustand wiederherstellt und die Raucher keinerlei Vorteil bei Stress / Anregung / Wohlbefinden gegenüber Nichtrauchern haben. Der Vorteil des Rauchens ist also nur ein subjektiver, also »gefühlter Vorteil«, je stärker man sich aus den Entzugssymptomen herausraucht.

Was verbessert sich durch das Rauchen?

Die Studie hat nicht nur die Stimmung untersucht, sondern auch die Entzugssymptome, die Raucher am häufigsten nennen, wenn sie nicht rauchen können. Denn es ist ja dieser Entzug, der uns immer weiterrauchen lässt. Wieder werden 1. von Rauchern ohne Nikotinentzug, 2. Rauchern mit Nikotinentzug vor und nach der Zigarettenpause und 3. von Nichtrauchern bewertet. ☑

	stark	etwas	keins von beiden	etwas	stark
Unruhe	☑ stark	❏ etwas	❏ keins von beiden	❏ etwas	❏ stark
Schlechte Stimmung	❏ stark	❏ etwas	❏ keins von beiden	❏ etwas	❏ stark
Erregbarkeit / Gereiztheit	❏ stark	❏ etwas	❏ keins von beiden	❏ etwas	❏ stark
Schlechte Konzentration	❏ stark	❏ etwas	❏ keins von beiden	❏ etwas	❏ stark
Hunger	❏ stark	❏ etwas	❏ keins von beiden	❏ etwas	❏ stark
Lust zu rauchen	❏ stark	❏ etwas	❏ keins von beiden	❏ etwas	❏ stark

Die Auswertung, wie sich Entzugssymptome verbessern, sehen Sie auf S. 86

Wieder unterscheiden sich Raucher (ohne Nikotinentzug) und Nichtraucher nicht. Solange genügend Nikotin im Blut ist, sind die Raucher nicht unruhiger, schlechter gelaunt, gereizter oder schlechter konzentriert. Beide Gruppen schätzen diese Befindlichkeiten ähnlich ein. Das erklärt auch, warum Rauchen im Gegensatz zu allen anderen abhängig machenden Drogen in der Gesellschaft so akzeptiert ist. Raucher sind und fühlen sich vollkommen normal, solange sie auf Nikotin sind. Sie bleiben arbeitsfähig. Auf der anderen Seite … Was für eine banale Drogenwirkung, wenn man ein Vermögen dafür ausgibt und lediglich ein Normal-Wohlfühlniveau erreicht.

Im Gegensatz dazu sind die Raucher auf Nikotinentzug vor der Zigarette unruhiger, haben eine schlechtere Stimmung, sind gereizter und können sich schlechter konzentrieren. Erst nach der Zigarette nimmt diese Unruhe/schlechte Stimmung/Gereiztheit/ schlechte Konzentration ab und fällt auf den Bereich, in dem sich Nichtraucher ganz normal befinden.

Den Entzug wegrauchen

Schauen Sie noch einmal die Balkendiagramme für die Raucher mit Entzug an. Der Nikotinspiegel konnte durch diese einzige Zigarette nach einer ganzen Nacht ohne zu rauchen noch nicht vollkommen ausgeglichen werden. Die Raucher mit dem starken Nikotinentzug unterscheiden sich immer noch von der regelmäßig rauchenden Gruppe. Sie haben immer noch eine schlechtere Stimmung und sind gereizter als die anderen Raucher. Die spüren diese Raucher auch ganz deutlich. Deshalb bewerten sie das Entzugssymptom »Lust auf eine Zigarette« weiterhin wesentlich höher als die Raucher, die an diesem Tag schon geraucht hatten. Diese nicht nachlassende Lust auf eine Zigarette ist das genaue Gespür dafür, noch etwas mehr von den unguten Gefühlen, den Entzugserscheinungen, wegrauchen zu wollen. Das Nikotin nach der einen Zigarette hat noch nicht genügend das *normale* Wohlfühlniveau stabilisiert. Sicher kennen Sie das von sich selbst auch, wenn Sie nach einem langen Flug erst mal nachtanken müssen. Oder die »Vermeidungsstrategie«: Vor einem langen Flug mit mehreren Zigaretten den Nikotinspiegel so hoch jagen, damit man später weniger leiden muss. Ganz ehrlich: Mit mehr Genuss und Freude am Rauchen hat das wenig zu tun.

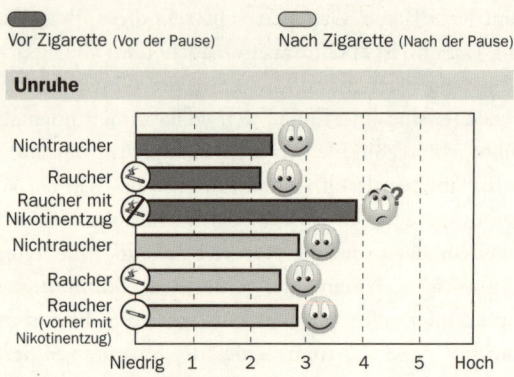

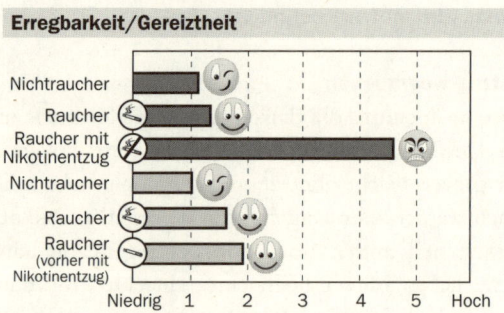

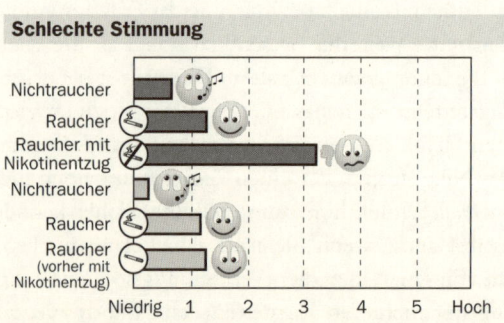

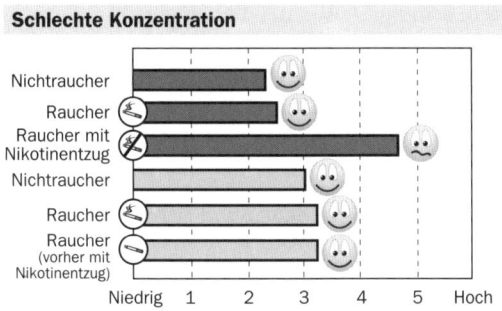

Schlechte Konzentration

Nichtraucher	
Raucher	
Raucher mit Nikotinentzug	
Nichtraucher	
Raucher	
Raucher (vorher mit Nikotinentzug)	

Niedrig 1 2 3 4 5 Hoch

Zu ausführlich?

»Hm, könnte man das nicht auch kürzer sagen?« Natürlich könnte man. Sie müssten mir den Satz »Statt Genuss zu tanken, rauchen Sie bloß Ihre Entzugserscheinungen weg« dann aber »glauben«. Das funktioniert auch bei einigen wenigen Gutgläubigen. Aber die meisten Raucher glauben fest an den Genuss und die Vorteile des Rauchens. Und dann meldet sich auch das Suchthirn ganz schnell und setzt alles daran, Sie weiter davon zu überzeugen. Ich möchte nicht, dass Sie mir irgendetwas »glauben«. Die Mechanismen der Drogensucht sind inzwischen gut erforscht. Sie sollten genau wissen, ob Sie über die Normallinie kommen und deswegen beim Rauchstopp auf etwas verzichten oder ob das ganze Rauchen nicht reine Geldverschwendung ist, weil Sie nur gerade das Normalniveau erreichen, das Sie auch umsonst haben könnten.

Fazit: Der Teufelkreis der Hochs und Tiefs

Die entspannende und stressmindernde Wirkung des Rauchens besteht nur darin, Entzugssymptome wie Unruhe und Gereiztheit zu normalisieren. Rauchen ist zusätzlich auch befriedigend, weil das Entzugssymptom »schlechte Stimmung« verbessert wird. Der Raucher raucht sich auf ein normales Wohlfühlniveau hoch, das dem eines Nichtrauchers entspricht. Die Raucher waren aber nicht ruhiger, hatten keine bessere Stimmung und waren auch nicht weniger gereizt als die Nichtraucher. Tatsächlich unterliegen Raucher einem viel stärkeren, ständigen Wechsel aus Hochs und Tiefs, aus denen sie sich herausrauchen.

Auch in den nachfolgenden Leistungstests der Studie waren Raucher nicht besser konzentriert als Nichtraucher, die dies ganz ohne Zigarette, also umsonst hatten.

Über den Tag: Stress/Anregung und Freude

»Ich komme mit der Zigarette trotzdem besser durch den Tag. Es ist eine echte Unterstützung. Diese Studie ist ja nur ein kleiner Tagesausschnitt. Vielleicht geht es ja den Rauchern im gesamten Tagesverlauf dann doch besser als Nichtrauchern.« Auch das ist eine interessante Frage und wurde deswegen mehrfach untersucht, indem man alle 2 – 3 Stunden über den ganzen Tag die Stimmungswerte von Rauchern und Nichtrauchern verglich. Das beste erreichte Ergebnis einer dieser Studien war, dass die Raucher, die rauchen durften, und die Nichtraucher, die alle drei Stunden die Bereiche Stress/Anregung/Wohlbefinden bewerteten, sich nicht unterschieden haben.[37]

In vielen anderen Studien stellt man dagegen fest, dass je nach Grad der Abhängigkeit der Raucher die regelmäßig (alle zwei Stunden) bewertete Stimmung schlechter ist. Dies liegt an den ständigen Stimmungsumschwüngen. Übrigens bewerten starke Raucher in diesen Studien ihre Gemütslage schlechter als die mittelschweren Raucher. Nichtraucher bewerten ihre Stimmungslage regelmäßig am besten.[38]

Unter dem Strich: Sie erreichen mit dem Rauchen maximal ein normales Wohlfühlniveau. Viele erreichen aber eher weniger, vor allem bei starker Abhängigkeit. Zusätzlich durchlaufen Sie den ganzen Tag stärkere Schwankungen als Nichtraucher.

Bessere Stimmung durch mehr Rauchen an stressigen Tagen?

»Das sind ja alles Laborstudien. Ich würde mal gerne sehen, wie das im wirklichen täglichen Leben aussieht.« Sie haben recht. Der tägliche »Kleinkram« übt den größten Stress auf uns aus. Druck auf der Arbeit, Ärger mit Kollegen, Familienknatsch immer wieder über die gleichen Themen, Beziehungsprobleme, die sich nicht wirklich lösen lassen,

lange Anfahrten zur Arbeit. Wir alle stecken fest im täglichen Mini-Dauerstress, der uns mürbe macht, auf die Stimmung schlägt und schlechte Laune verursacht. Raucher im Stress greifen dann häufiger als sonst zur Zigarette, um schlechte Laune oder Stress wegzurauchen und um sich zu entspannen. Rauchen erscheint dann wie ein Stressventil, ein Vorteil, und tut gut. Unter Stress werden deswegen schnellere, häufigere und tiefere Nikotinzüge genommen, um die gewünschte Wirkung zu erzielen. Das schnell anflutende Nikotin wirkt erst einmal entspannend. Kurzfristig! In Tausenden von Situationen haben Sie dies gelernt und abgespeichert: *Starker Stress* → *Stimmungsabfall und Anspannung* → *Rauchbedürfnis* → *kurzfristige Entspannung.*

Fragen Sie Raucher

Verbessert sich die Stimmung nun wirklich, wenn unter Stress mehr geraucht wird? Dazu muss man Raucher im wirklichen Leben befragen. Raucher, die an diesem Tag mit dem täglichen »Kleinscheiß« gekämpft haben und sich durch Rauchen besser fühlen wollten. Ein Stressleben, das mit Ihrem vielleicht vergleichbar ist. Dieser Frage geht eine ausgefeilte Studie mit 256 Rauchern nach, die an 8 aufeinanderfolgenden Tagen am Telefon intensiv interviewt wurden. Das sind insgesamt 2048 Interviews mit gezielten Fragen zum täglichen Stress (Häufigkeit, Dauer), wie der Stress persönlich bewertet wurde, zu Stimmungsschwankungen (fühle mich angespannt, ist mir egal, bin nervös, unruhig, traurig, angestrengt, nichts konnte mich aufheitern etc.) und nach dem Rauchverhalten (wann und wie viel). Was war nun das Ergebnis?

Wenn Stress und Rauchstress zusammenkommen

Sie wissen bereits: Raucher rauchen schon gegen minimal gefühlte, nervöse Entzugserscheinungen an. Ist das Nikotindefizit erst einmal beseitigt, gibt es auch bei zusätzlichen Zigaretten keine weiteren Stimmungsverbesserungen.[39]

Bei allzu starkem Alltagsstress sind wir sensibler für mögliche Stimmungsschwankungen und Nervosität durch Entzugserscheinungen. Die einfachste Lösung? Wir rauchen diese jetzt noch systematischer weg. Ein Problem weniger. Beides – Stress und Unruhe durch einen schwankenden Nikotinspiegel – das wäre einfach zu viel. Jetzt müssten wir uns also optimal fühlen. *Hoher Nikotinspiegel + entspannende Wirkung = bessere Stimmung.* Genau das ist aber nicht der Fall.

Mit den 2048 Telefoninterviews konnte man die Tage mit ähnlich hohem Stress miteinander vergleichen. Die Teilnehmer konnten aber an diesen Hoch-Stress-Tagen nicht immer gleich viel rauchen. Vielleicht haben sie es nicht vor die Tür geschafft oder konnten keine Pause machen etc. Und genau dieser Unterschied ist interessant für die Frage, ob mehr Rauchen mehr Stressverminderung bringt. Das erstaunliche Ergebnis: Je mehr zusätzlich über den eigenen Zigarettendurchschnitt hinaus geraucht wurde, desto schlechter wurde die Stimmung insgesamt bewertet.

Woran liegt das? Rauchen verursacht selber Stress. Es erhöht Herzschlag und Blutdruck. Adrenalin-Auschüttungen und das Stresshormon Cortisol steigen an. An Stresstagen schlägt dieser zusätzliche Rauchstress dann merklich auf die Stimmung durch. Kurzfristig nehmen wir zwar eine Stimmungsverbesserung für 10 – 15 Minuten wahr, aber unter dem Strich wird die Stimmung für den gesamten Tag durch den Rauchstress immer schlechter.

Fazit: Rauchen vermehrt den Stress

Es ist eine Illusion zu glauben, dass uns Nikotin unter starkem Stress eine Stütze ist.

Das Gegenteil ist der Fall: Starker Stress + Entzugsstress → Stimmungsabfall + Anspannung → Rauchbedürfnis → vermehrtes Rauchen, um den Entzugsstress komplett auszuschalten → kurzfristige Entspannung → aber erhöhter körperlicher Rauchstress → Stressbelastung und Stimmung verschlechtern sich insgesamt.

Rauchen stresst immer – auch wenn Sie es nicht direkt wahrnehmen

»Na dann müsste sich ja auch an Tagen, wo ich keinen Stress habe und viel rauche, mein gefühlter Stress und die Stimmung sich verschlechtern.« Wie man zusätzlichen Stress wahrnimmt, hängt insgesamt von der Tages-

kondition und dem Gesamtstress ab. An manchen Tagen nervt der laute Verkehr vor dem Büro, an anderen Tagen nehmen Sie ihn gar nicht wahr. Genauso mit dem Rauchstress von vielen Zigaretten, den Sie an guten Tagen leichter wegstecken als an anderen. Und ich meine wegstecken! Denn die immer geringere Menge Sauerstoff, der nun durch Kohlenmonoxid verdrängt wird, fordert natürlich irgendwann seinen Tribut. Außerdem: Der immer mehr ansteigende Adrenalin- und Cortisolspiegel und der ständig erhöhte Herzschlag werden zumindest unterbewusst als Stress wahrgenommen.

Das HB-Männchen – der Raucher auf Entzug

Kennen Sie noch die alte HB-Reklame aus den 80er Jahren, wo das berühmte HB-Männchen unter Stress immer total hochgeht und dann eine raucht, um wieder runterzukommen? Das HB-Männchen ist der Prototyp für nervöse, gereizte Entzugserscheinungen. Durch Stress plus Entzugs-Stress ist er doppelt genervt, bis er wieder explodiert. Da ist er, der ständige Teufelskreislauf fallender Nikotinspiegel. Es gibt keine psychischen Vorteile für Nikotin. Je stärker Sie abhängig werden, desto mehr schwankt Ihre Gemütslage und desto öfter werden Sie gereizt, nervös und schlecht gelaunt. Verpassen Sie bitte nicht diese Spots.

⤳ Links zu YouTube

Durch Rauchen werden Sie immer kleiner

»*Wenn wir immer gereizter werden, warum greifen dann so viele Menschen trotzdem zur Zigarette?*« Bei einer Packung pro Tag lernt Ihr Gehirn mit 70 000 – 80 000 Zügen jedes Jahr, wie man Anspannung, Gereiztheit und Unzufriedenheit innerhalb weniger Sekunden vermindert, während auf der anderen Seite Zufriedenheit und Wohlgefühl steigen. Unbewusst greifen Sie immer wieder zur Zigarette.

- Wie viele Zigaretten haben Sie heute wirklich bewusst geraucht? _____
- Und wie viele fehlen tatsächlich in der Schachtel und wurden automatisch gequalmt? _____

Je größer der Entzug, desto größer empfindet man die Entlastung und den »Genuss«. Entzugsgefühle werden über Jahre als eine Gemütslage fest gelernt (konditioniert), die es zu vermeiden gilt. Nach und nach neigt man dazu, diese Gemütsschwankungen als eigene Veranlagung anzusehen und Nervosität und Stressanfälligkeit der eigenen Persönlichkeit zuzuschreiben. Dabei löst die Zigarette diese Schwankungen erst aus. Nach Millionen von Zügen, wenn das Rauchen zur zweiten Natur geworden ist, meint man dann, die Zigarette würde helfen, diese Stressanfälligkeit, die Stimmungsschwankungen und Anspannungen zu beheben und überhaupt erst erträglich zu machen. Und nach 20 – 30 Jahren Raucherkarriere kann man sich kaum noch daran erinnern, wie sehr man früher ohne Zigarette in sich geruht hat. Die Zigarette wird zum Helfer, man selbst hält sich für schwach oder nicht willensstark genug, um ohne das Rauchen auszukommen, geschweige denn, es ganz zu lassen. Und hierin liegt die demütigendste Niederlage für die Psyche des Rauchers. Man verliert das Selbstvertrauen und das gute Selbstwertgefühl, denn man schreibt sich die Schwächen selbst zu. Vielen Rauchern sind die körperlichen Schäden des Rauchens bekannt. Aber nur wenige Raucher sind sich der psychischen Schäden bewusst. Rauchen ist kein Vorteil, sondern es wirkt sich zerstörerisch aus auf Ihre Psyche, auf Ihr tägliches Wohlbefinden, Ihr Selbstvertrauen und Ihre Selbstachtung!

Es ist daher nicht erstaunlich, dass Raucher nach wenigen Wochen Rauchstopp deutlich merken, wie Anspannung, Stress und Gereiztheit nachlassen und sie sich ausgeglichener und zufriedener fühlen. Dazu kommen der Stolz und das Selbstvertrauen, sich aus der Sklaverei des Nikotins befreit zu haben. Jeden Tag können Sie diese neue Freiheit genießen.

Im übernächsten Kapitel werde ich Ihnen zeigen, wie Raucher in Studien genau diese Verbesserung bemerken, wenn sie aufhören. Denn Sie sollen mir *nicht glauben*, sondern sollen es *wissen*.

»Was man zu verstehen gelernt hat,
fürchtet man nicht mehr.«
MARIE CURIE

Die E-Zigarette

Mit viel Aufwand wird versucht, über Hollywood ein neues Suchtprodukt salonfähig zu machen: Die E-Zigarette. Die elektronische Zigarette vernebelt eine Nikotinpatrone mit Tabakaroma, produziert aber keinen störenden Rauch. Die teuersten Hollywood-Stars sind dafür gerade gut genug. So erklärt Jonny Depp ausführlich Angelina Jolie mitten im Film »The Tourist«, wie die E-Zigarette funktioniert, und nuckelt seine Sucht weg. Ich denke, nach diesem Kapitel ist klar, dass Nikotin keinerlei Vorteile für Ihre Psyche hat und die E-Zigarette deshalb nur die täglichen Entzugsprobleme und das starke Auf und Ab verlängert. Nikotinkonsum hat keine Vorteile für die Psyche. Deshalb brauchen Sie auch keine E-Zigarette.

Rauchen – die Merkmale der Sucht

Was ist eines der Hauptkennzeichen aller abhängig machenden Drogen? Nach einer Weile nimmt man Drogen hauptsächlich, um die schlechten Gefühle des Entzugs zu vermeiden. Der Fixer spritzt Heroin bald nicht mehr wegen des Rauschs, sondern um die Schmerzen des Entzugs zu vermindern. Bei Heroinabhängigen ist das für jeden Außenstehenden offensichtlich.

Im Gegensatz zu Heroin hat Nikotinrauchen zu Beginn noch nicht einmal ein außergewöhnliches Hochgefühl oder gar einen Rausch ausgelöst. Rauchen ist ein soziales Instrument. Man fängt an zu rauchen, um erwachsen & cool zu sein, um zu rebellieren, um dazuzugehören und man musste es auch noch üben. Wie soll ein Raucher die Wirkung von Zigaretten beschreiben, wenn es keinen Rausch gibt? Wie soll man das überwältigende Verlangen nach einer Zigarette beschreiben, wenn man sich danach nur normal fühlt? So lässt sich die Wirkung des Nikotins dann nur als »Genuss« und als »befriedigend« umschreiben, auch wenn dies nur eine Rückkehr zur Normalität ist. Deswegen kann auch kein Nichtraucher, ohne ein durch Sucht umprogrammiertes Gehirn, nachvollziehen, was denn nun so gut an der Qualmerei ist. Bei dem stündlichen »Genießen« steht also, wie bei allen anderen Drogen, die Vermeidung von Entzugsgefühlen im Mittelpunkt.

Rauchen und Beschaffungszwang

Auch der Zwang zur Beschaffung ist genauso wie bei anderen Drogen. Der Werbeslogan »Ich laufe meilenweit für Camel Filter« beschreibt nichts anderes als den Beschaffungszwang, um Entzugsgefühle zu vermeiden. Oder sind Sie noch nie im strömenden Regen zum nächsten Kiosk gelaufen, nachts zur Tankstelle gefahren oder waren vollkommen genervt, weil der Zigarettenautomat klemmte? Ich habe sogar in solchen Situationen abgebrannte Kippen aus dem Aschenbecher noch einmal angezündet oder bei wildfremden Leuten geschnorrt. So tief möchte man nicht oft sinken. Unter allen Umständen versucht man, diese Entzugsgefühle zu vermeiden, indem man immer Zigaretten bei sich führt, in der Tasche hortet und zu Hause lagert. Auch die Zigarettenindustrie hat ein Herz für Raucher in Not: Deutschland hat mit 800 000 Zigarettenautomaten das dichteste Automatennetz in ganz Europa. Und jeder Raucher hat »Verständnis« dafür, jemand Fremdem mit einer Zigarette »auszuhelfen«. Nur für den »Genuss« natürlich. Die falsche Vorstellung des »Genusses« reichte soweit, dass Zigaretten bis zum Jahr 2010 sogar als Teil des Warenkorbs bei der Berechnung von Hartz IV-Sätzen enthalten waren.

Fazit

- **Mit niedrigen Nikotinspiegeln befinden sich Raucher unter der normalen Wohlfühllinie im Vergleich zu Nichtrauchern.**
- **Die gefühlte Verbesserung nach der Nikotinzufuhr bringt den Raucher dann auf das normale Wohlfühlniveau eines Nichtrauchers, aber nicht darüber hinaus.**
- **Nikotin hat keinen Vorteil für die Psyche, sondern verursacht starke Schwankungen im Zufriedenheitsniveau.**
- **Genuss, Entspannung, Stressminderung und Anregung durch die Zigarette sind nichts anderes als die Entlastung von Entzugssymptomen.**
- **Zigaretten mindern keinen Stress, sondern verschärfen diesen.**
- **Nach einigen Jahren führt man Stimmungsschwankungen und Stressanfälligkeit auf die eigene Persönlichkeit zurück, statt die Nikotinsucht als die Ursache für diese Schwankungen zu sehen.**

8. Anregung & Konzentration: Ein Mythos

Haben Sie vielleicht eine nichtrauchende Lebenspartnerin und wurden kürzlich gleich morgens in ein Gespräch verwickelt, während Sie sich erst mal in aller Ruhe mit einer Zigarette in Gang bringen wollten? Gehören Sie zu denen, die sich schon länger sagen: »*Sicher liegt es daran, dass Frauen statistisch gesehen 10 000 Worte pro Tag mehr sprechen als Männer?*« Und sind Sie auch schon mal mit nichtrauchenden Freunden im Urlaub gewesen und wurden morgens durch deren Energie genervt, während Sie erst mal in Ruhe eine rauchen? Als tolerante / r Raucher und Raucherin nimmt man diese Energiebündel hin. Mit der Zeit denkt man sich, dass man eben nicht der Morgentyp ist, der schnell Energie und geistige Aktivität entwickelt. Aber stimmt das wirklich?

Rauchen und Energie

Zigaretten wirken − wie es scheint − anregend, vertreiben die Müdigkeit, verbessern die Stimmung und regen die Verdauung an. KKK (Kaffee + Kippe + Klo) sind eine echte Starthilfe am Morgen. Was ist denn dran an der Hallo-Wach-Wirkung der Morgen-Zigarette? Ist Rauchen eine echte Unterstützung? Die anregende Wirkung von Nikotin kann gemessen werden. Botenstoffe werden ausgeschüttet und in einem EEG (Messung der Gehirnwellen) sieht man, dass die Gehirnwellen schneller werden. »*Also doch ein Vorteil! Ich wusste es.*« Stimmt: Raucher mit Nikotinmangel am Morgen haben weniger aktivierte Gehirnwellen als Raucher, die schon geraucht haben. Soweit stimmt das. ABER: Raucher, die schon geraucht haben und Nichtraucher sind in der Aktivierung des EEGs genau gleich![40] Es entsteht also kein Vorteil durch das Nikotin, sondern nur die Behebung des Entzugs, mit dem man die Müdigkeit vertreibt. Mit anderen Worten: Sie rauchen Ihre nächtlichen Entzugsgefühle weg, die Sie behindern. Den morgendlichen Raucherkater. Bekommen Raucher-Starthilfe, um auf das normale Energieniveau eines Nichtrauchers zu kommen. Es ist aber nicht nur die Energie, die im Keller hängt, sondern meist auch die Stimmung. Kein Wunder also, dass Nichtraucher morgens echt nerven können. Stellen Sie sich doch einmal vor, wie viel angenehmer es wäre, morgens gleich weniger müde zu sein und bessere Stimmung zu haben, anstatt sich erst einmal aus einem Tief herausrauchen zu müssen.

Biologischer Höhepunkt

Viele Menschen haben ungefähr 2 bis 3 Stunden nach dem Aufstehen ihren biologischen Leistungs☑punkt. Dann ist man fit, gut konzentriert, bester Stimmung und super leistungsfähig. Gibt es hier Unterschiede zwischen Rauchern und Nichtrauchern? Dazu hat man stark abhängige Raucher, leicht abhängige Raucher und Nichtraucher stündlich ihre Leistungsfähigkeit, Antrieb und Stimmung einschätzen lassen.[41] Das Ergebnis: Sehr starke Raucher mit hoher Abhängigkeit erreichten den Leistungs- und Stimmungshöhepunkt 3 Stunden langsamer und zeitverzögerter als die Nichtraucher. Die leicht abhängigen Raucher lagen dazwischen. Die Stimmung war bei den starken Rauchern morgens wesentlich schlechter und verbesserte sich dann mit der ersten Zigarette am stärksten. Die Werte blieben aber den ganzen Tag unter den Stimmungswerten der leichten Raucher und Nichtraucher.

Erinnern Sie sich an den Fangerströmtest auf Seite 70. Leichte Raucher haben noch nicht die extreme Abhängigkeit entwickelt, sich gleich morgens aus einem Loch herausrauchen zu müssen. Manche rauchen erst nachmittags oder sogar nur zu bestimmten Gelegenheiten. Je stärker Sie vom Nikotin abhängig werden, desto schneller zünden Sie sich die erste Zigarette morgens an. Und zwischen den Zigaretten hat der gesamte Tagesverlauf ständig starke Stimmungs- und Energie-Schwankungen. Es ist so wichtig, dass Sie sich dies klarmachen: Nikotin ist keine Stütze. Nikotin ist die Ursache, warum Sie diese Tagesschwankungen überhaupt haben. Und je länger und stärker Sie sich auf diesen heimtückischen Partner verlassen, desto stärker werden die Tiefs und desto mehr entwickeln Sie ein verzerrtes Selbstbild. Sie glauben immer öfter, es wäre Ihre Veranlagung, stress- und stimmungsanfällig zu sein. Vielleicht ist die Zeit reif, der Zigarette die Scheidung einzureichen und sich wieder frei, mit bester Laune und voller Energie zu fühlen.

Konzentration

»Ich kann mich auf jeden Fall nach dem Rauchen besser konzentrieren.«
»Wenn ich mich zerstreut und fahrig fühle, rauche ich und bin geistig wieder voll da.« Ja, das geht vielen so. Konzentration, Anregung und Rauchen gehen Hand in Hand. Wenn Sie bis hierhin das Buch gelesen haben und jetzt nicht mehr voll konzentriert sind, dann rauchen Sie, jetzt, wenn Ihnen danach ist! Eine Zigarette steigert bei Rauchern meist die Konzentration. Ich erkläre Ihnen gleich wieso. Es gibt also keinen Grund, sich das Rauchen jetzt zu verkneifen.

— Rauchpause —

Konzentration (Fortsetzung)

Im Büro nicht mehr rauchen zu können, das fällt vielen Rauchern schwer. Meckernde Nichtraucher haben irgendwie nie verstanden, warum man dort geraucht hat: Um den Stress besser wegstecken zu können und besser konzentriert zu sein. Jetzt steht man vor der Tür, um Konzentration nachzutanken. Das Vorurteil, dass Raucher sich ständig verdrücken, um Pause zu machen, ist so nicht richtig. Wird man aber wirklich konzentrierter durch Rauchen?

Und wie kann man das testen? Ein Beispiel für einen solchen Test: Raucher sollen Buchstabenreihen untersuchen AA, BB, GH, BBB, CF, HH, JK, HG, UI, KHL. Wenn drei Buchstaben vorhanden sind, sollen diese ausgestrichen werden: AA, BB, GH, ~~BBB~~, CF, HH, JK, HG, UI, ~~KHL~~. Klingt einfach. Wenn man aber mehrere Seiten davon unter Zeitdruck prüfen soll, muss man sich ziemlich konzentrieren.

Die Raucher machten diesen Test direkt nach dem Rauchen und

nach 2, 6 und 24 Stunden ohne Zigarette.[42] Je länger nicht geraucht wurde, desto mehr fiel auch die Konzentration ab und desto weniger Buchstaben wurden ausgestrichen. Man sieht, wie schnell die Leistung parallel zum Nikotinspiegel abfällt.

Der gleiche Test, aber nun durfte jederzeit geraucht werden. Hier zeigte sich, dass ähnlich viele Buchstabenfehler nach 2, 6 und 24 Stunden von den Rauchern gefunden und ausgestrichen wurden wie von den Nichtrauchern. *»Na also, Rauchen erhöht also doch irgendwie die Konzentration«* schließen Sie daraus. Das stimmt: Rauchen macht Raucher-auf-leichtem-Entzug konzentrierter.

Mehr Nikotin macht nicht konzentrierter

Lange dachte man, Nikotin macht insgesamt konzentrierter. Da liegt die Idee nahe, sich einen Konzentrationsvorteil zu verschaffen, indem man zusätzlich raucht. Würde man denn mit mehr Nikotin am Schreibtisch dann immer konzentrierter? Auch das wurde getestet. Zum Beispiel so: Raucher sehen auf einem Bildschirm sehr schnelle Folgen von Zahlen und müssen immer einen Knopf drücken, wenn drei gerade Zahlen, zum Beispiel 888, hintereinander kommen, oder drei ungerade Zahlen wie 777.[43] Damit kann man Aufmerksamkeit, Reaktionsschnelle und Konzentration testen. Alle Raucher hatten in den letzten 45 Minuten geraucht. Kein Raucher hatte also einen starken Nikotinentzug. Der Testdurchlauf dauerte 5 Minuten, danach war 10 Minuten Pause. In der Pause durfte die Hälfte der Teilnehmer rauchen, die andere Hälfte nicht. Der zweite Testdurchlauf für beide Gruppen konnte aber nicht zeigen, dass zusätzliches Nikotin die Aufmerksamkeit, Reaktionsschnelle und Konzentration bei der rauchenden Hälfte der Raucher weiter erhöhen konnte. Mehr Nikotin bringt also nicht mehr Konzentration. Rauchen beseitigt lediglich die nervöse Entzugsunruhe, die störend ist für die Konzentration. Ist diese einmal beseitigt, ergeben sich keine zusätzlichen Konzentrationsvorteile.

Bereits nach 30 Minuten können Raucher Stimmungsverschlechterungen bei sich wahrnehmen. Auf die Konzentration schlägt dies erst etwas später durch, und zwar dann, wenn die Unruhe größer wird als das Konzentrationsvermögen. So haben die Raucher dieser Studie in der ersten Stunde keinen messbaren Vorteil aufzeigen können, wenn sie zusätzliches Nikotin geraucht haben. Aber schon nach zwei Stunden waren die Entzugssymptome derart spürbar, dass die Konzentration anfing, abzufallen.

Mehr Rauchen blockiert

Wie gut Sauerstoff auf die geistige Leistung wirkt, kennt jeder, der je am offenen Fenster ein paarmal tief durchgeatmet hat, um Sauerstoff zu tanken. Sitzen Sie aber am Schreibtisch und qualmen eine nach der anderen, wird immer weniger Sauerstoff in Ihr Gehirn transportiert. Warum? Das Kohlenmonoxid aus den Zigaretten bindet sich 300-mal stärker als Sauerstoff an Ihre Sauerstoff-Transportschiffchen, die roten Blutkörperchen. So wird Sauerstoff über mehrere Stunden dort verdrängt und viel zu wenig Sauerstoff wird zu Ihrem Gehirn transportiert. Selbst wenn Nikotin anregend wäre, haben starke Raucher durch fehlenden Sauerstoff unter dem Strich Nachteile durch das Rauchen.

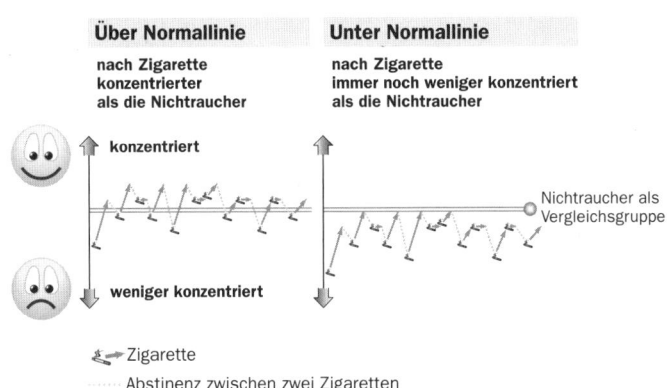

Konzentration, Lernen, Gedächtnis

Erinnern Sie sich noch an die Graphik mit der Normallinie? Schauen Sie noch einmal hin. Kommt man mit dem Rauchen nun über die Normallinie eines Nichtrauchers bei der Konzentration (Graphik 1) oder nicht? (Graphik 2). Um das wirklich zu wissen, muss man Nichtraucher, Raucher ohne Nikotinentzug und Raucher mit Nikotinentzug miteinander vergleichen.

Es zeigt sich wieder genau dasselbe Muster. Wir hatten es schon bei dem Thema Stress/Anregung/Freude. Raucher-ohne-Entzug und Nichtraucher schneiden gleich ab beim Konzentrationstest. Raucher-mit-Nikotinentzug sind dagegen unkonzentrierter. Erst nach einer Zigarettenpause können diese sich auf das gleiche Konzentrationsniveau hochrauchen. Dies trifft für die Fehlerprüfung bei Buchstabentests zu (AA, BB, GH, ~~BBB~~, CF, HH, JK, HG, UI, ~~KHL~~), also für die optische Konzentration.[44] Es trifft aber auch für das konzentrierte Zuhören zu, das im Alltag noch viel häufiger vorkommt. So zeigen Studien, dass Lernen und Erinnern gehörter Informationen bei Rauchern mit Nikotinentzug erst nach dem Rauchen wieder auf das Normalniveau der Nichtraucher und rauchenden Raucher kommt.[45] Je stärker die Konzentration wegen Nikotinentzug über den Tag verteilt schwankt, desto stärker ist auch der Leistungsabfall insgesamt.

Konzentration und innerer Stress

Versuchen Sie doch mal, sich zu konzentrieren, wenn Sie abgelenkt sind, wenn irgendetwas Sie unterschwellig stresst, wenn Ihr Magen vor Hunger knurrt oder Sie dringend auf die Toilette müssen. Es geht nicht. Wenn überhaupt, dann schlechter. Genauso geht es Rauchern bei abfallenden Nikotinspiegeln. Der Druck wird immer größer. Die Anspannung durch den Nikotinhunger steigt. Eine leichte Unzufriedenheit, als würde irgendetwas fehlen, schleicht sich ein. Je länger man verzichtet, desto unmöglicher wird es, sich 100 % auf etwas zu konzentrieren. Bis man schließlich an nichts anderes mehr denken kann als an eine Zigarettenpause.

Ein typischer Fall aus einem meiner Nichtraucher-Seminare ist

Mira. Ständig muss sie in endlosen Arbeitsmeetings sitzen, bei denen nicht mehr wie früher geraucht werden darf. Danach kommt sie kaum vor die Tür, weil viel zu organisieren ist. Eine Qual für sie, bis sie sich endlich eine anzünden kann, vollkommen entnervt. Das »Ich rauche gerne«-Konzept hat auch bei ihr deutliche Risse. Wenn man von Vorteilen und Gewinn spricht, lässt sich der nervöse Entzug logisch nicht erklären. Erst wenn die Anspannung weggeraucht ist, klappt es wieder, entspannter und konzentriert zu sein. Statt dieses ständigen Auf und Ab wäre es letztlich einfacher, Nichtraucher zu werden. Die können sich zumindest ungestört von diesem Druck lösen.

Wichtig: Lügen Sie sich nie wieder vor, *»die Zigarette hilft mir, mich zu konzentrieren«.* Das ist absolut nicht wahr. Wahr ist, die Zigarette ist Ursache dafür, dass Sie sich nicht konzentrieren können, und sie verschafft nur vorübergehende Erleichterung vom Nikotin-Entzugsstress. Mehr nicht. Keine bessere Konzentration als bei nikotingesättigten Rauchern. Nicht besser als bei Nichtrauchern. Was Sie erreichen, ist nur das Normalniveau. Und dafür zahlen Sie einen hohen gesundheitlichen Preis. Wenn Sie aus dem Nikotin-Kreislauf aussteigen, dann werden Sie das Problem schon nach wenigen Wochen nicht mehr haben. Das stehen Sie durch! Und wenn Sie tatsächlich einmal als zukünftiger Nichtraucher müde sind und sich nicht konzentrieren können, brauchen Sie vielleicht einfach mal eine Pause, wie jeder normale Mensch.

Analysieren Sie Ihr Rauchverhalten

Die meisten Zigaretten rauchen wir automatisch und unbewusst. Das eigene Rauchverhalten mal bewusst zu beobachten, ist sehr aufschlussreich.

Wann und in welchen Zeitabständen rauche ich? Wie groß ist mein Wunsch, nach bestimmten Zeitabständen zu rauchen? Wie sehr genieße ich die Zigarette nach einem kurzen oder wie sehr nach einem längeren Zeitabstand? Wie ist meine Stimmung, wenn ich Lust habe zu rauchen? Beeinflusst Stress mein Rauchverhalten?

Wenn ich rauche, um mich besser zu fühlen oder besser zu konzentrieren, beobachte ich nun Folgendes: Wie lange habe ich vorher nicht geraucht? Wenn ich 3 – 4 Stunden nicht geraucht habe, stellt eine einzige Zigarette das Wohlfühlniveau oder die Konzentration wieder her? Oder habe ich noch immer Lust auf eine zweite Nikotindosis? Experimentieren Sie ruhig: Wenn Sie bewusst noch eine Zigarette zusätzlich rauchen, ohne dass Sie große Rauchlust haben (das heißt keine Entzugssymptome mehr wegrauchen müssen), fühlen Sie sich dann konzentrierter oder besser? War die Zigarette befriedigend und hat sie die Erwartungen erfüllt? Oder war sie belanglos, weil Sie diese in zu kurzem Abstand zur vorherigen geraucht haben?

Der Fragebogen im Buch hilft Ihnen dabei, sich diese Fragen gezielt zu stellen. **Sie können den Fragebogen auch von der Homepage ausdrucken.** Er ist so formatiert, dass er gefaltet in jede Zigarettenschachtel passt, zum Mitnehmen, sozusagen für unterwegs.

✎ Kapitel 8 Link zum ausdruckbaren Formular

Tragen Sie einfach die Zahl ein, die am besten in dieser Situation auf Ihre Stimmung, Ihr Stressniveau etc. passt. ✐

Zeit	Situation/Ort	Wunsch zu rauchen	Stimmung	Stressniveau	Erwartung an die Zigarette	Zigarette hat Erwartung erfüllt?
	Auslösesituationen zum Beispiel: alleine, auf der Arbeit, mit Kollegen, beim Warten, unterwegs, zu Hause, Freizeit, mit Freunden, nach dem Essen, zum Kaffee, zum Alkohol etc.	0 = einfach so 1 = mittel 2 = stark 3 = musste sein	0 = ausgeglichen/zufrieden 1 = O.k. 2 = eher unausgeglichen/leicht unzufrieden 3 = daneben	0 = entspannt/ruhig 1 = etwas angespannt/leicht nervös 2 = angespannt/nervös/leicht gestresst 3 = »genervt«	1. entspannen 2. Wohlbefinden verbessern 3. Stimmung verbessern 4. Unruhe abbauen 5. Stress abbauen 6. »Genuss« 7. Müdigkeit vertreiben 8. konzentrieren 9. Geselligkeit	0 = gar nicht 1 = nicht wirklich 2 = etwas 3 = vollkommen

Sicher gewinnen

»Eigentlich hätte ich lieber ein So-hören-Sie-auf-Rezept.« Mit den schnellen Rezepten ist es so eine Sache. Dann hören Sie begeistert auf, aber ganz schnell denken Sie: *»Ach, eigentlich rauche ich ja doch gerne, und fangen wieder an.«* Nur ein bisschen verstehen, das holt Sie nachher schnell wieder ein. Jeder Raucher glaubt ganz fest an bestimmte Vorteile, sonst würde er ja nicht weiterrauchen oder sogar wieder anfangen. Große Feldherren wissen, wie man Siege erringt:

»Wenn Du weder den Feind noch Dich selbst kennst, wirst Du in jeder Schlacht unterliegen.

Wenn Du Dich selbst kennst, doch nicht den Feind, wirst Du für jeden Sieg, den Du erringst, eine Niederlage erleiden.

Wenn Du Dich und den Feind kennst, brauchst Du den Ausgang von hundert Schlachten nicht zu fürchten.«

Sunzi, Die Kunst des Krieges

Fazit

- **Raucher kommen durch die Morgen-Zigarette auf kein höheres Energie- und Stimmungsniveau als Nichtraucher, sondern sie rauchen sich aus einem Nikotintief heraus.**
- **Die Energie und die Konzentrationsfähigkeit von Rauchern schwanken stark. Ein niedriger Nikotinspiegel zieht Konzentrationsprobleme nach sich.**
- **Nikotin steigert die Konzentration nur dadurch, dass es kurzfristig die ablenkende Entzugsunruhe wegnimmt. Zusätzliches Nikotin steigert die Aufmerksamkeit aber nicht weiter, auch nicht die Leistung oder die Konzentration.**
- **Raucher erreichen in Leistungstests erst mit einem angehobenen Nikotinspiegel das normale Konzentrations- und Leistungsniveau von Nichtrauchern.**

9. Stress und Stimmung
vor & nach der Raucherkarriere

Aufhören: Verzicht oder Gewinn für die Psyche?

»Ich habe Angst, wenn ich das Rauchen aufgebe, dass ich eventuell weniger zufrieden bin, mich weniger wohl fühle, weniger Genuss habe und stressanfälliger werde.« Das ist eine typische Befürchtung. Sie entspricht wieder der Denkweise »Rauchen als Vorteil«, weil man eben doch glaubt, zumindest ab und zu über die Normallinie des Nichtrauchers hinauszukommen. Deshalb hat man zwei Rauchergruppen genau untersucht: Jugendliche, die *anfangen* und Raucher, die *aufhören.*

- Wenn Rauchen ein Gewinn wäre, müssten Jugendliche, nachdem sie angefangen haben zu rauchen, sich besser fühlen, zufriedener sein und weniger Stimmungsschwankungen haben.
- Raucher, die aufhören, müssten weniger glücklich, unzufriedener und gestresster sein, weil der Vorteil des Rauchens wegfällt und sie etwas vermissen.

Erinnern Sie sich, als Sie die ersten Zigaretten als Jugendliche rauchten. Haben Sie hier wirklich gedacht: *»Whow, ich fühle mich gleich besser.« »So entspannt war ich lange nicht.« »Cool, ein super Glücksgefühl.«* Oder stellte sich dieses Gefühl erst nach einiger Zeit ein, als Sie anfingen, »gerne zu rauchen«? Wie schnell wird man überhaupt nikotinsüchtig und muss dann »gerne« weiterrauchen? Was würden Sie schätzen? 10 Packungen? ... oder 20 Packungen? Ihre Antwort _____

Am Haken des Nikotins – Testen Sie sich selbst

Um diese Frage zu beantworten, wurde der HONC-Test für Jugendliche entwickelt. Auch wenn Sie kein Jugendlicher mehr sind: Könnten Sie einmal kurz folgenden Fragebogen beantworten. (Sie werden hierin ausnahmsweise geduzt.) ✐

HONC Fragebogen (Hooked On Nicotine – Am Haken des Nikotins)

1. Hast Du schon einmal versucht, mit dem Rauchen aufzuhören, aber Du hast es nicht geschafft?   Ja ❏   Nein ❏
2. Rauchst Du jetzt weiter, weil es schwer ist, aufzuhören?   Ja ❏   Nein ❏
3. Hast Du Dich je gefühlt, als wärst Du abhängig von Tabak?   Ja ❏   Nein ❏
4. Hast Du je eine starke Sehnsucht gespürt, zu rauchen?   Ja ❏   Nein ❏
5. Hast Du Dich je so gefühlt, dass Du jetzt wirklich eine Zigarette brauchst?   Ja ❏   Nein ❏
6. Fällt es Dir schwer, an Orten nicht zu rauchen, wo nicht geraucht werden darf?   Ja ❏   Nein ❏

Wenn Du versucht hast aufzuhören oder wenn Du eine Weile nicht geraucht hast?

7. Hast Du es schwer gefunden, Dich weiter zu konzentrieren, weil Du nicht rauchen konntest?   Ja ❏   Nein ❏
8. Hast Du Dich gereizt gefühlt, weil Du nicht rauchen konntest?   Ja ❏   Nein ❏
9. Hast Du einen starken Drang oder Verlangen gehabt, zu rauchen?   Ja ❏   Nein ❏
10. Hast Du Dich je nervös oder unruhig gefühlt, weil Du nicht rauchen konntest?   Ja ❏   Nein ❏

So schnell macht Nikotin abhängig

96 000 Jugendliche zwischen 14 und 15 Jahren hat man mit dem Fragebogen befragt.[46] 24 995 davon hatten bereits mit Zigaretten experimentiert. Die Ergebnisse sind erstaunlich und zeigen, wie schnell Nikotin abhängig macht. Mit jeder Zigarette nimmt die Abhängigkeit der jungen Gehirne zu. Schon nach wenigen Zigaretten beantworten immer mehr Jugendliche die Fragen mit Ja.

	Wie viele Zigaretten hast Du überhaupt schon geraucht?				
	3−5	6−15	16−25	25−99	über 100
Hast Du Dich je so gefühlt, dass Du jetzt wirklich eine Zigarette brauchst? **Ja:**	22%	35%	47%	62%	85%

»Oh, so viele Zahlen. Das sieht nervig kompliziert aus …« Gar nicht kompliziert, und es ist spannend: Lesen Sie einfach eine Frage und

dann entlang des Pfeils, sonst gehen Sie leicht im Zahlensalat verloren.

Prozent der Jugendlichen, die mit Ja auf eine Frage antworteten.

Wie viele Zigaretten hast Du überhaupt schon geraucht?

		3 – 5	6 – 15	16 – 25	25 – 99	über 100
1. Hast Du schon einmal versucht, mit dem Rauchen aufzuhören, aber Du hast es nicht geschafft?	Ja	11 %	11 %	17 %	26 %	51 %
2. Rauchst Du jetzt weiter, weil es schwer ist, aufzuhören?	Ja	3 %	5 %	9 %	15 %	44 %
3. Hast Du Dich je so gefühlt, als wärst Du abhängig von Tabak?	Ja	8 %	10 %	16 %	28 %	62 %
4. Hast Du je eine starke Sehnsucht gespürt, zu rauchen?	Ja	10 %	20 %	23 %	38 %	68 %
5. Hast Du Dich je so gefühlt, dass Du jetzt wirklich eine Zigarette brauchst?	Ja	22 %	35 %	47 %	62 %	85 %
6. Fällt es Dir schwer, an Orten nicht zu rauchen, wo nicht geraucht werden darf?	Ja	9 %	11 %	17 %	29 %	58 %

Wenn Du versucht hast, aufzuhören oder wenn Du eine Weile nicht geraucht hast?

		3 %	5 %	9 %	13 %	43 %
7. Hast Du es schwer gefunden, Dich weiter zu konzentrieren, weil Du nicht rauchen konntest?	Ja	3 %	5 %	9 %	13 %	43 %
8. Hast Du Dich gereizt gefühlt, weil Du nicht rauchen konntest?	Ja	4 %	6 %	12 %	21 %	50 %
9. Hast Du einen starken Drang oder ein Verlangen gehabt zu rauchen?	Ja	8 %	14 %	18 %	31 %	65 %
10. Hast Du Dich je nervös, unruhig oder ängstlich gefühlt, weil Du nicht rauchen konntest?	Ja	4 %	6 %	11 %	16 %	45 %

Abhängig nach den ersten Zigaretten

»Na gut, das war ok mit den Zahlen.« Ist es nicht erstaunlich, wie schnell die Sucht sich nach wenigen Packungen schon entwickelt hat?!! Das würde man ohne die Angabe der Prozentzahlen doch gar nicht für möglich halten! Von allen Drogen sind Zigaretten die Sucht auslösendsten. Und Sucht bedeutet auch immer, gegen Entzugsgefühle anzurauchen! Mehr Unruhe, Nervosität und Stimmungsschwankungen sind die Folge. Ein Plus für die Psyche? Wohl kaum!

Jede einzelne Zigarette verändert das Nervensystem der jugendlichen Gehirne in Richtung Sucht. Nach nur 4 Packungen beantworteten die Hälfte aller Mädchen und der Jungen 7–10 Fragen mit Ja. Das heißt dann, sie sind voll abhängig und finden es schwierig, aufzuhören. Noch erstaunlicher ist, dass schon nach 3–5 Zigaretten fast ein Drittel der Mädchen und ein Viertel der Jungen 3 Suchtfragen mit Ja beantworten. Es dauert also nicht Jahre, sondern geht extrem schnell mit der Suchtentwicklung. Man spürt das als *»gerne«* Rauchen oder *»Lust aufs Rauchen«* und denkt sich noch nicht viel dabei. Man versteht noch nicht, warum ohne Zigarette »etwas fehlt« und wieso man deshalb weiterrauchen will. *»Ich kann doch jederzeit aufhören«* trifft also nach wenigen Packungen schon nicht mehr zu. Ab 100 gerauchten Zigaretten hat die Hälfte der untersuchten Jugendlichen schon mindestens einen gescheiterten Aufhörversuch hinter sich. Man raucht also sehr bald schon nicht mehr aus Genuss, sondern raucht gegen eine leere innere Unruhe an, die man unbedingt wieder beseitigen möchte.

Nikotin, das starke Nervengift

»Ach was, das kann ja gar nicht sein. Wie sollte man so schnell süchtig werden?« Die Fragebögen der Kids zeigen ganz klar eines: die rapiden Veränderungen des Gehirns durch das Nikotin. Das wirkt wie ein starkes Nervengift direkt auf das junge Gehirn, mit schnellen und weitreichenden Veränderungen an den Andockstellen für Botenstoffe und am Signalsystem. Labormäßig beweisen kann man das im Tierexperiment. Bei jungen Gehirnen sieht man hier bereits nach der ersten niedrigen Nikotindosis sofortige und lang anhalten-

de Anpassungsprozesse.[47] In den Tests wurde dabei die Nikotindosis natürlich an das Körpergewicht der Mäuse angepasst und zusätzlich auf ein Zehntel einer Mäuse-Zigarette verringert. Warum so eine niedrige Dosis? Jugendliche ziehen als Raucheranfänger oft nur 3 – 4-mal an einer Zigarette. Man wollte mit den Experimenten erforschen, ob schon niedrigste Nikotinmengen zu Veränderungen im Gehirn führen. Noch einen Monat später waren diese Veränderungen an den Mäusehirnen nachzuweisen. Dämmert es Ihnen? Als Jugendliche rauchen wir mal eine, dann bekommen wir die nächste vielleicht erst einige Wochen später vom Kumpel angeboten. Aber die kleinen Veränderungen sind noch immer aktiv, und die nächste Zigarette hinterlässt wieder Spuren. Bei Kindern und Jugendlichen reichen also schon wenige Zigaretten aus, um nachhaltige Veränderungen am Belohnungszentrum zu erzeugen. Wissenschaftler sprechen von einer Art »Schläfereffekt«, der sich nach und nach zur Sucht aufbaut. Erst so wird klar, warum man schon nach den ersten Zigaretten immer mehr Ja-Antworten im HONC-Fragebogen zur Abhängigkeit sieht.

Wie stark Nikotin das junge Gehirn prägt, kann man in der Schwangerschaft sehen. Kinder fangen später doppelt so häufig an zu rauchen, wenn die Mutter in der Schwangerschaft geraucht hat. Sogar dann, wenn sie nach der Schwangerschaft das Rauchen aufgegeben haben. So stark werden die Gehirne der Ungeborenen durch die frühe Berührung mit dem Nikotin langfristig vorgeprägt.

Abhängig trotz seltenen Rauchens

»Ja aber bei mir hat es fast ein Jahr gedauert, bis ich täglich geraucht habe.« Selbst wenn zunächst nur einmal monatlich geraucht wird, verändert sich das Nervensystem. Fast 40 % der jungen Raucher erreichen die volle Abhängigkeit, bevor sie überhaupt täglich rauchen.[48] Mit zunehmendem Umbau des Belohnungszentrums im Gehirn und durch Abstumpfung der Andockstellen gegenüber dem Nikotin werden dann bloß noch die Zeitabschnitte von Mal zu Mal kürzer, nach denen man eine Zigarette braucht, um zufrieden zu sein. Abhängig ist man längst vorher.

Die Nikotindealer

In den Strategie- und Marketingabteilungen der Zigarettenindustrie wusste man das schon lange, was die Wissenschaft außerhalb der Zigarettenindustrie in den letzten 10 Jahren erst aufgeklärt hat. Kaum ein Raucher fängt nach 21 Lebensjahren noch das Rauchen an und wenn, dann bleiben sie meist soziale, leichte und daher unprofitable Raucher für die Industrie. Deren Devise ist: Man muss Kinder und Jugendliche mit ihren schnell prägbaren Gehirnen ködern. Außerdem muss man ihnen mit Zusatzstoffen das Nikotin-Inhalieren vereinfachen, um sie möglichst schnell süchtig zu bekommen. Der Zigarettenkonsum steigt dann mit den Jahren automatisch an. So erklärt sich auch, warum es für die Industrie so lukrativ ist, kostenlose Probepackungen an Jugendliche in Diskotheken, bei Großevents oder Konzerten zu verteilen. Oder kostenlose Probepackungen abzugeben und dafür an Preisausschreiben teilnehmen zu lassen, auf den Kärtchen steht natürlich im Kleingedruckten, dass hieran sich nur über 18-Jährige beteiligen dürften. Schlau. Auch kostengünstige Mini-Packungen im Handel zielen nur auf die jugendliche Zielgruppe. Der Verkauf von einzelnen Zigaretten in der Dritten Welt erfüllt denselben Zweck. Das Nikotin jeder einzelnen Zigarette, das am jungen Gehirn andockt, zahlt sich für die Nikotindealer 100 000fach aus, mit einer über Jahrzehnte treuen Kundschaft.

Von Anfang an am Haken des Nikotins

Wenn der Zwang zum Rauchen so schnell einsetzt, ist auch Folgendes klar: Freiwilliger Genuss stand nie oder nur sehr kurz im Vordergrund, ganz zu Beginn, als wir angefangen haben zu rauchen. Schon nach wenigen Zigaretten fingen wir an, hauptsächlich gegen die Veränderungen im Belohnungszentrum anzurauchen, um uns wieder »normal« zu fühlen. Natürlich haben wir diese Entlastung subjektiv über viele Jahre genossen und »gerne« geraucht. Es ist nicht leicht, diese Botschaft zu verdauen. Wenn von Anfang an nur die Vermeidung des Entzugsgefühls anstelle von freiwilligem Genuss im Vordergrund gestanden hat, entsteht jetzt das unschöne Gefühl, auf ein sinnloses Raucherleben zurückzublicken. Das wird sicher einen starken Widerstand bei Ihnen hervorrufen. Sie haben ein Recht darauf, sauer zu sein! Aber: Sie sind wie Millionen anderer Raucher als Jugendliche auf die scheinbare Normalität des Nikotinkonsums hereingefallen. Die Nikotinfalle schnappte zu. Das aber ist Vergangenheit. Was ist jetzt die Alternative? Weiter wie bisher? Oder sich aus der Versklavung des Nikotins befreien?!

Rauchende Teens – Frustriert oder durch Rauchen frustriert?

»Was soll nun das ganze Gefasel über Sucht bei Jugendlichen? Ich will ja jetzt aufhören …« Ja, wollen Sie? Super! Aber: Sie wollen das mit der Sicherheit, dass Sie sich nach dem Aufhören besser fühlen und nicht verzichten müssen. Die Ausgangsfrage war ja: Wenn Rauchen ein Vorteil ist, dann müssten Jugendliche sich besser fühlen, nachdem sie angefangen haben. Stattdessen sieht man, dass sie schnell süchtig werden und schon bald Nervosität, Unruhe, Stress und Stimmungsschwankungen wegrauchen müssen. Befragungen zeigen ganz eindeutig: Rauchende Teens haben mehr depressive Verstimmungen.

Aber – was war zuerst: Waren erst die Jugendlichen frustriert und haben deswegen angefangen zu rauchen? Oder verursacht das Rauchen zusätzliche Wechselbäder negativer Gefühle? Dazu müsste man Jugendliche über Jahre hinweg beobachten. Und genau das hat man gemacht: 6 Studien mit insgesamt über 10 000 Jugendlichen, die immer wieder genau Auskunft über ihre Stimmungslage gaben und ob sie angefangen hatten zu rauchen. Es zeigte sich: Depressive Gemütsverfassungen nehmen bei jungen Rauchern zu oder treten erst neu auf, wenn angefangen wird, zu rauchen.[49] Rauchen ist also kein Gewinn für die Psyche!

Nikotin hilft nicht gegen schlechte Stimmung

Aber es gibt auch einen Ping-Pong-Effekt: Denn Jugendliche mit Stimmungsschwankungen bleiben besonders häufig an der Zigarette hängen und können nicht aufhören. Studie um Studie belegt das.[50] *»Vielleicht nutzen die frustrierten Teens ja Nikotin, um sich kurzfristig besser zu fühlen. Die spüren sofort den Vorteil des Rauchens«*, sagt mir da der gewiefte Raucher. Ok – schon wieder das Modell »Rauchen bringt Vorteile«. Leider nein! Keine einzige Studie konnte je zeigen, dass sich Stimmungsschwankungen mit Nikotin verbessern lassen!!! Wie man es dreht und wendet: Ein Rauch*vorteil* lässt sich bei Rauchanfängern nicht finden. Dafür aber zunehmende Stimmungsschwankungen und Stressempfinden, durch die schon nach wenigen Zigaretten einsetzende Nikotinsucht.

Nikotin ist kein Antidepressivum

Kennen Sie das? Häufige Depressionen und schlechte Stimmung? Unter Rauchern, ob jugendlich oder erwachsen, findet man wesentlich mehr Menschen mit Depressionen als unter der nichtrauchenden Bevölkerung. Der Cowboy, der am Lagerfeuer oder auf dem Pferd seine Depressionen und seinen Entzug wegraucht, entspricht nicht dem Werbeimage der Zigarettenindustrie. Aber Stimmungsumschwünge zu beeinflussen, ist einer der Hauptgründe, warum man weiterraucht.[51] Mit der Zigarette gelingt es dann auch, die Stimmung zu verbessern, die durch Nikotinentzug entstanden ist. Nikotin ist aber kein funktionierendes Antidepressivum wie ein Medikament, das man zur Stimmungsaufhellung einsetzt.[52] Sonst müssten Nikotintabletten auch bei depressiven Nichtrauchern die Stimmung verbessern. Kein Pharmakonzern hat aber dafür je eine Zulassung beantragt!! Weil es Nichtrauchern nicht helfen kann: Nikotin macht nur noch gereizter und labiler. Und wer sowieso schon eine Veranlagung für schnelle Stimmungsumschwünge, negative Gefühle, Depressionen und Ängste hat, wird diese durch das Auf und Ab des Nikotinspiegels noch stärker spüren.

Die wichtigste Frage von aufhörwilligen Rauchern

»Gut, meinetwegen. Die Jungen werden schnell süchtig, und wir alle haben mehr Stimmungsschwankungen. Ich habe aber trotzdem Angst vor dem Aufhören, weil mich mehr Stress und weniger Genuss erwartet. Und ICH werde das Rauchen auf jeden Fall für immer vermissen!« Merken Sie es? Da ist es wieder. Sie denken automatisch wieder im Modell »Rauchen als Vorteil«.

Was passiert also nach dem Aufhören wirklich? Fragt man Freunde und Bekannte nach ihren Erfahrungen beim Aufhören, gibt es drei Erzählweisen:

- Das Rechtfertigungsmodell: *»Mann, der Entzug war so schlimm als ich aufgehört habe, dass ich wieder anfangen musste. Einmal Raucher – immer Raucher. Versuch es erst gar nicht.«* (Lassen Sie sich nie in diese Falle locken. Sie wissen jetzt wie Rauchen funktioniert.)
- Das Heldenepos: *»Es war ganz furchtbar, aber ich habe es trotzdem geschafft.«*
- Die Ich-war-nie-abhängig-Geschichte: *»Es war ganz einfach. Ich habe mich einfach dazu entschlossen.«*

Das Problem dabei: Solche Erzählungen sind alle *rückblickend* und dadurch verzerrt, verklärt oder verschönt. Um eine Einschätzung, die näher an der Wahrheit liegt, zu bekommen, müsste man Raucher direkt vorher, während des Aufhörens und einige Monate danach immer wieder befragen. Vor allem müsste jeder Raucher die gleichen Fragen beantworten, damit man diese vergleichen und auswerten kann. Und es müssten möglichst viele Raucher sein, nicht nur ein paar Raucherschicksale. Ganz wichtig: Die Informationen müssten neutral gesammelt werden, bevor das Ergebnis feststeht. Bei selbstgemachten Raucherumfragen deutet das Suchthirn viel zu gerne Informationen um – und besonders gerne in die Richtung, warum es »viel zu schwierig ist, aufzuhören«. Informationen aus Studien sind daher verlässlicher als Selbstumfragen. Sie rücken den Kopf klar und entlarven Vorurteile. Warum ich das so hervorhebe? Ich will Ihnen nicht – wie andere Autoren – erzählen, wie einfach das Aufhören ist. Ich erspare Ihnen auch die typischen Geschichten von Mary, Tom und John. Diese Geschichten sind zwar nett zu lesen, aber es sind Einzelfälle. Ich möchte Ihnen dagegen zeigen, was Tausende von Rauchern tatsächlich erlebt haben. *Also Fakten statt Einzelfälle.* Ich möchte Ihnen Sicherheit geben, was *wirklich* passiert, wenn Raucher mit dem Rauchen aufhören. Das vermindert die Angst, wenn Sie aufhören.

Besseres Leben als Nichtraucher

Die stärksten Entzugserscheinungen werden Sie in den ersten 3 Tagen haben. Dies ist einfach der körperliche Entzug. Dann kommen circa 3 Wochen, bis sich die Veränderungen im Belohnungszentrum im Gehirn zurückgebildet haben. Dann sind Sie aus dem Gröbsten raus. Um diese Entzugssymptome vor allem bei schweren Rauchern zu vermeiden, kann man Nikotinpflaster oder das Medikament Champix einsetzen. Nikotinpflaster verdoppeln und Champix verdreifacht die Chancen erfolgreich aufzuhören.

»Hm, Und dann?« Es gibt genauso viele Ex-Raucher wie Raucher in Deutschland. 8 von 10 Rauchern schaffen es aufzuhören. Bei so vielen Ex-Rauchern müssten Sie ein ständiges Wehklagen hören, wie viel genussärmer deren Leben ohne Zigarette geworden ist. Wie hart es Tag für Tag ist, ohne Nikotin zu leben. Aber hören Sie das? Nein? Ich auch nicht. Die meisten Ex-Raucher vermissen die Zigaretten so wenig, dass sie es nicht einmal für erwähnenswert halten, früher einmal geraucht zu haben. Und hier nun einige Fakten, wie die Psyche gewinnt, wenn Sie aufhören.

Und so profitiert die Psyche vom Rauchstopp		
178 Raucher[53]	Entzugssymptome werden nach 2, 7, 14, 30, 90, 180 Tagen bewertet	Die Entzugssymptome Angst, schlechte Stimmung, Gereiztheit, Unruhe, Konzentrationsschwäche, nächtliches Aufwachen waren nach 2 Tagen auf dem Höhepunkt, nach 7 Tagen etwas abgefallen und schon nach 14 Tagen auf dem Niveau vor dem Rauchstopp. Nach 30 Tagen waren Angst, schlechte Stimmung, Gereiztheit, Unruhe, Konzentrationsschwäche deutlich unter dem Niveau vor dem Rauchstopp!!
308 starke Raucher[54]	Stressbefragung vor und nach 1, 6, 12 Monaten	Raucher, die aufhörten, gaben an, weniger Stress und mehr Selbstvertrauen zu haben, besser Probleme anzugehen und weniger Selbstkritik an sich zu üben.

Und so profitiert die Psyche vom Rauchstopp

260 Raucher[55]	Stressbefragung vor und nach 1, 3, 6 Monaten	Raucher, die nicht aufhörten, berichteten ein ähnliches Stressniveau nach 1, 3, 6 Monaten. Raucher, die aufgehört hatten, berichteten über abfallende Anspannung und Stress. Wichtig: Vor dem Rauchstopp unterschieden sich beide Gruppen nicht in der Bewertung des Stresslevels. Es war also effektiv der Nikotinstopp, der den Stress vermindert hat.
101 Raucher[56]	Angst und Gemütslage wird mit unabhängigen Befragungen bewertet. 2 Wochen vorher, 24 Stunden vorher und 1, 2, 3, 4 Wochen danach	Angst, schlechte Stimmung und Gereiztheit sind am größten am Rauchstopptag und verbessern sich schon erheblich nach einer Woche nach dem Rauchstopp, um dann in der 3. bis 4. Woche wesentlich unter den Ausgangswert vor dem Rauchstopp zu fallen. Die Angst fällt vom ersten rauch*freien* Tag an schon ab. Der Höhepunkt der Angst ist immer bei der letzten Zigarette, vor dem Absprung.

Licht am Ende des Tunnels

Die wichtigste Botschaft aus diesen Studien ist: Nach kurzer Entzugsphase gibt es ab der zweiten Woche schon erste Verbesserungen. Viele Raucher scheitern in den ersten 2 Wochen daran, dass sie nicht einschätzen können, ob man sich von Tag zu Tag wirklich besser fühlen wird. Sie bleiben wegen Unwissen und Zweifeln im dunklen Tunnel stecken und fangen wieder an zu rauchen. Betrachten Sie es mal so: Eine Grippe stehen Sie ohne Probleme durch, weil Sie wissen, Sie werden wieder gesund. Genau so ist es, wenn Sie aufhören zu rauchen. Sie leiden eine kurze Zeit, anstatt das ganze Leben stündlich den Entzugsdruck wegqualmen zu müssen.

Sind Ex-Raucher weniger glücklich als Raucher?

Die Lebensqualität, Zufriedenheit, Freude und das psychische Wohlbefinden von Rauchern müsste höher sein als das von Nichtrauchern, wenn Rauchen ein Vorteil ist. 19 Kernfragen zur Lebensqualität wurden daher 9000 Teilnehmern (Raucher, Ex-Raucher und
Nichtraucher) gestellt.[57] Das Ergebnis: Es konnte keine höhere Lebensqualität oder Freude bei Rauchern festgestellt werden. Im Gegenteil: Raucher schnitten schlechter ab als Ex-Raucher und Nichtraucher.

Und wie sieht es mit dem Glücksempfinden aus, wenn Raucher
aufhören? Sind Ex-Raucher weniger glücklich als Raucher, weil sie
jetzt weniger genießen? 879 Ex-Raucher wurden dazu befragt.[58]
*»Hm – das sind doch jetzt bestimmt alles Raucher, die das Rauchen nicht
so sehr genossen haben wie ich. Ich rauche wirklich sehr gerne.«* Genau aus
diesem Grund wurden die Ex-Raucher auch zuerst gefragt, wie sehr
sie das Rauchen genossen haben. 28 % hatten es *sehr genossen.* 48 %
hatten es *genossen,* 20 % *nicht besonders* und nur 3 % *gar nicht.* Dann
sollten drei Aussagen zu Glück / Freude bewertet werden: »Ich fühle
mich jetzt glücklicher im Vergleich zu der Zeit, als ich noch rauchte.«, »Ich fühle mich genauso glücklich jetzt wie zu der Zeit, als ich
noch rauchte.« oder »Ich fühle mich weniger glücklich im Vergleich
zu der Zeit, als ich noch rauchte.«

Mehr als zwei Drittel (69 %) gaben an, jetzt glücklicher zu sein
als vorher. 27 % gaben an, genauso glücklich zu sein und nur 4 %
gaben an, weniger glücklich zu sein. Das finden Sie doch auch erstaunlich? Ein solches Ergebnis, obwohl so viele vorher Rauchen so
sehr genossen hatten.

Bleiben wir kritisch! Ob nun die Ex-Raucher tatsächlich glücklicher sind als vorher und warum sie glücklicher sind, bleibt offen. Es
könnte das Gefühl sein, sich nicht mehr zu schaden, eine bessere
Gesundheit zu haben, es geschafft zu haben, frei zu sein, mit weniger Auf und Ab durch den Tag zu kommen, Selbstrechtfertigung
oder einfach Einbildung. Aber eines kann man mit Sicherheit sagen:
Wer sich als glücklicher einschätzt, ist mit hoher Wahrscheinlichkeit
auf jeden Fall nicht unglücklicher als vorher!!!

Das Gewinnmodel beim Aufhören

Beim Rauchstopp denken erst mal alle Raucher negativ. Alle haben vor allem ein ganz ungutes Gefühl bei dem Gedanken daran, von nun an weniger Genuss im Leben zu haben, den Stress und schlechte Stimmung weniger kontrollieren zu können. Das entspricht schon wieder voll und ganz dem Gedanken »Rauchen als Gewinn und Vorteil«. Wenn es ein psychologischer Vorteil wäre, müsste man selbstverständlich etwas vermissen. Aber Rauchen hat keinen Vorteil für die Psyche, und ich glaube, ich habe Ihnen das Detail für Detail bewiesen. Man kann beim Aufhören also nichts verlieren, sondern nur gewinnen. Und was kann es Besseres geben als die Freiheit zurückzuerobern und sich wieder normal und glücklich ohne Zigarette zu fühlen.

Fazit

- Wenn Rauchen ein Gewinn wäre, müssten sich Jugendliche nach dem Rauchbeginn besser fühlen und zufriedener sein, Raucher nach dem Rauchstopp müssten weniger glücklich, weniger zufrieden und gestresster sein.

- Jugendliche sind nach wenigen Packungen süchtig. Sie rauchen dann schon bald gegen ein unruhiges, unzufriedenes Gefühl an. Als Folge sieht man nach dem Rauchbeginn mehr depressive Verstimmungen.

- Nikotin ist kein Antidepressivum, sonst gäbe es längst eine Zulassung dafür.

- Im Gegenteil ist es so: Depressive Verstimmungen und Stimmungsumschwünge sind Folge des Nikotins und nehmen dadurch erheblich zu.

- Raucher, die aufhören, berichten nach kurzer Zeit über weniger Stress, stabilere Stimmung und mehr Zufriedenheit.

- Insgesamt schätzen sich 96 % der Ex-Raucher als glücklicher oder genauso glücklich wie vorher ein.

10. Interview Prof. Parrott: Rauchen & Psyche

Professor Andrew Parrott ist ein Experte, der diese Bezeichnung verdient. Er hat nicht nur 300 Artikel zu allen Arten psychoaktiver Drogen veröffentlicht. Professor Parrott hat auch bahnbrechende Studien zu den psychischen und emotionalen Auswirkungen der Nikotinabhängigkeit veröffentlicht und ist eine international bedeutende Autorität auf diesem Gebiet. Es war mir wichtig, ihn für Sie zu interviewen. So bin ich nach Cardiff, Großbritannien, geflogen und war erstaunt, dass er sich einen halben Tag für unser Gespräch reserviert hatte.

Wie kamen Sie dazu, sich mit Nikotin zu befassen?

Prof. Parrott: Über viele Jahre habe ich die Wirkung bestimmter Medikamente auf die Psyche getestet, bevor ich angefangen habe, die Wirkung von Nikotin zu untersuchen. An der Universität von East London habe ich dann 17 Jahre gearbeitet, und Nikotin war die zentrale Substanz, mit der ich mich beschäftigte.

In einer Ihrer Studien untersuchten Sie die Stimmung direkt vor und nach dem Rauchen. Raucher sehen ja meist nur den direkten Nutzen des Rauchens. In Ihren Untersuchungen ist es aber viel spannender, was zwischen zwei Zigaretten passiert.

Nun, in den ersten Jahren meiner Nikotinforschung passte ich genau in das Modell »Nikotin verbessert die geistige Leistung und die Stimmung«. Ich hatte damit auch gar keine Probleme, bis ich eine Studie einreichte und kritische Anmerkungen bekam. Mir wurde geraten, vorsichtiger mit dieser Annahme zu sein und sie umzuformulieren. Und zwar so, dass Nikotin möglicherweise die Stimmung und die geistige Leistungsfähigkeit verbessere, dies aber noch

nicht gesichert ist. Natürlich sind solche Anmerkungen immer är-
gerlich. Ich musste also den Text entsprechend anpassen. Aber das
setzte auch meine Zweifel in Gang. Niemand hatte sich bisher damit
beschäftigt, ob Nikotin denn nun tatsächlich die geistige Leistungsfähigkeit und Befindlichkeit verbesserte oder nicht. Das wollte ich
vernünftig testen. Ich hatte also die Idee, Raucher die Stimmung
nach jeder Zigarette und direkt vor der nächsten Zigarette einschätzen zu lassen. Die entscheidende Frage war, wie sich die Stimmung
zwischen der letzten Zigarette und der nächsten Zigarette veränderte. Damit lässt sich eine Stimmungsgraphik erstellen, was zwischen
dem Rauchen von zwei Zigaretten tatsächlich geschieht. Das hatte
noch niemand vor mir getan. Die Ergebnisse veränderten meine
Sicht auf Nikotin komplett.[59]

Sie waren also überrascht über das Ausmaß der Stimmungsveränderungen?

Ja, ich erinnere mich noch genau an das Gefühl, als ich die Daten
eingab und Ergebnisse graphisch sichtbar wurden. Ich starrte auf die
immer wieder abfallenden Stimmungslinien. Und plötzlich passte
alles zusammen … Es war einer dieser dramatischen Momente für
einen Wissenschaftler, wenn auf einmal alles einen Sinn ergibt. Der
Knackpunkt ist genau das, was zwischen den Zigaretten passiert.
Wenn man zwei Stunden nicht geraucht hat, hat man einen großen
Abfall. Aber selbst wenn die letzte Zigarette nur 30 Minuten zurück-
liegt, fällt die Stimmung ab, um erst wieder mit der nächsten Zigarette auf ein Normalniveau zu kommen.

*Diese Stimmungsänderungen können sosehr fein sein. Ein Raucher spürt
vielleicht nur ein Gefühl der Leere und dass er gerne rauchen möchte, um
es loszuwerden. Die Erleichterung wird dann als Genuss empfunden. Ist
das die wirkliche Gefahr des Nikotins als stark abhängig machende Droge,
dass die Wirkung so schlicht ist?*

Ich glaube, das ist der Kern des Problems. Wenn man eine Zigarette anzündet und zwei, drei Züge nimmt, normalisiert sich die
Stimmung schnell. Wenn Sie aber 30 bis 40 Minuten nicht geraucht
haben, verschlechtert sich die Laune so unterschwellig, so fein, dass

Sie das nicht dem Nikotinentzug zuschreiben. Sie denken sich: »Gut, ich habe eben eine Weile keine geraucht und habe Lust darauf.« Man führt dies aber nie auf die fallenden Nikotinspiegel zurück. Und das ist eines der Probleme, wenn Sie Raucher sind, dass Sie mit der Zeit immer nervöser, launischer und anfälliger für Stimmungsschwankungen werden. Natürlich geschieht das über Monate und Jahre. Raucht man ein oder zwei Jahre, wird man etwas launischer und leichter reizbar. Dieses veränderte Grundgefühl nimmt man einfach als Teil der eigenen Persönlichkeit wahr. Man schätzt sich eben als leicht reizbar und etwas stressanfällig ein. Und wenn es eine Sache gibt, an die Raucher glauben, dann die, dass Zigaretten beruhigen. Ihre Wahrnehmung von sich selbst verändert sich langsam, so wie sich ihre Stimmung auf Nikotinentzug immer mehr verändert. Merken Sie, was Nikotin mit Ihnen macht? Diese feinen Veränderungen in Ihrer Befindlichkeit …

Wenn Raucher also schon nach kurzer Zeit Stressanfälligkeit als Teil ihrer Persönlichkeit wahrnehmen, wie sieht das dann erst nach 20 oder 30 Jahren Rauchen aus? Man kann sich nach so langer Zeit doch gar nicht mehr erinnern, wie entspannt man mal war. Logisch, dass man dann den Eindruck hat, Zigaretten würden einen beruhigen und dass man darauf nicht verzichten will.

Ja, und vor allem sieht man Nervosität immer als Teil von sich selbst, ohne dass einem klarwird, dass es eigentlich durch die Nikotinabhängigkeit verursacht wird.

Eine andere bahnbrechende Studie untersucht, ob Rauchen einen wirklichen Gewinn im Wohlbefinden bringt oder nicht.[60] Haben Raucher kurzfristig mehr Spaß und eine bessere Laune als Nichtraucher?

Nun, man hat auf jeden Fall mehr Wechsel in der Stimmungslage, und viele Raucher werden sagen, dass Rauchen ihnen eine verbesserte Stimmung gibt, was ja auch geschieht. Das eigentliche Problem sind die Entzugserscheinungen, die sie launischer machen und zu häufigeren Gemütswechseln führen. So haben Raucher über den Tag einfach mehr Stimmungswechsel. Die Stimmungshochs eines

Rauchers lassen sich mit der normalen Stimmungslage eines Nichtrauchers vergleichen, wobei die Tiefs deutlich unter dem Normalbereich liegen. Das Problem liegt also in der Zeit zwischen den Zigaretten, wenn die Stimmung von Rauchern schlechter wird. Im Laufe eines Tages hat ein Raucher so mehr Stimmungstiefs und darauffolgende Verbesserungen, die als »Gewinn« wahrgenommen werden. Hier wird deutlich, warum Nikotin als eine attraktive Droge wahrgenommen wird und dem Rauchen so viele positive Eigenschaften zugeschrieben werden.

Trotz dieser Schwankungen nach unten könnte man immer sagen, »Ja, aber die Laune verbessert sich doch immer wieder und vielleicht war das letzte Stimmungshoch ein wenig über dem Normalgefühl eines Nichtrauchers. Vielleicht ist das ja der Kick, den ich brauche.«

Man kann feststellen, dass die durchschnittliche Stimmung im Laufe eines Tages nicht besser ist als die eines Nichtrauchers. Es gibt also keinen absoluten Stimmungsgewinn. Heutzutage gibt es doch immer mehr Einschränkungen für Raucher und man kann sich nicht mehr einfach überall eine anzünden, um sich besser zu fühlen. So wird es viele Raucher geben, die einfach mehr leiden als früher, als man noch überall rauchen konnte.

Nach dem Rauchen fühlen sich Raucher weniger nervös und angespannt. Verringert das Rauchen Stress? Oder baut es mehr Stress auf?

Na ja, über den Tag ist diese Entspannung nie sehr langlebig. Was passiert, ist Folgendes: 10 bis 20 Minuten nach dem Rauchen fängt die Nervosität schon wieder an, leicht zu steigen. Wenn Sie ein regelmäßiger Raucher sind, merken Sie nach 30 Minuten immer mehr, dass etwas fehlt. Man fängt an, sich ein wenig unzufriedener und nervöser zu fühlen. Und wenn Raucher in einer zwei- bis dreistündigen Besprechung sind, kann man die Qual und Unruhe förmlich sehen. Sie wirken angespannt und gereizt. Ich erinnere mich an eine Sitzung mit einem Vorsitzenden, der Kettenraucher war. Ständig wurden Kaffee- und Zigarettenpausen eingelegt. Man konnte sehen, wie sein Stress zunahm und er immer gereizter hin zur Pause wurde. Es gab keine anderen Raucher in der Sitzung, so dass es ein sehr unproduktives Meeting wurde.

Glauben Sie, dass Raucher aufgrund einer höheren Anfälligkeit für Stress rauchen, oder werden sie durch das Rauchen nervöser?

Ich denke, dass hier eine Wechselwirkung besteht. Wenn man ein gefühlsmäßig eher labiler Mensch ist, der von Natur aus nervös ist und dann mit dem Rauchen beginnt, wird man wahrscheinlich eher ein starker Raucher, der bei fallenden Nikotinspiegeln noch schneller unter Druck kommt und durch Nikotin den größten Stimmungsgewinn spüren wird. Sie haben also hier das größte Auf und Ab. In einer meiner Studien mit 105 Teilnehmern waren diejenigen, die Zigaretten zur Stresskontrolle verwendeten, auch die stärksten Raucher. Sie nutzen Nikotin auch am meisten, um die Aufmerksamkeit aufrechtzuerhalten. Gleichzeitig waren es auch diejenigen, die den größten nikotinverursachten Stress fühlten. Raucher, die weniger labil sind, haben vergleichsweise weniger Stimmungsschwankungen mit Nikotin und haben daher auch oft ein anderes Rauchmuster. Man wird dann eher ein leichter oder sozialer Raucher, und es dauert lange, bis eine schwere Abhängigkeit einsetzt.

Ähnlich verhält es sich bei Menschen mit Depressionen. Neigt man zu Depressionen, zeigt sich ein ähnliches Muster, wo man zwischen den Zigaretten mehr Verstimmungen hat und dann eine größere Stimmungsaufhellung beim Rauchen bekommt. Das erklärt auch, warum es unter Rauchern einen so unverhältnismäßig hohen Anteil depressiver Menschen gibt und warum diese starke Raucher werden. Insgesamt verringern sich diese Hochs und Tiefs durch den Rauchstopp.

Wir haben noch nicht über Konzentration und geistige Leistungsfähigkeit gesprochen …

Während der Stresslevel eines Rauchers schlechter als normal ist, ist die geistige Leistungsfähigkeit nicht beeinträchtigt, solange die Nervosität durch niedrige Nikotinspiegel nicht überhandnimmt.

Wir wissen, dass Nikotin die geistige Leistungsfähigkeit eines Rauchers kurzfristig minimal erhöht. Allerdings wissen wir auch, dass sich dies zwischen den Zigaretten rapide wieder verschlechtert. Die Leistung mag also für einige Minuten über dem Durchschnitt liegen, sinkt dann aber schnell und beständig unter das Durchschnitts-Niveau eines Nichtrauchers, wenn Entzugsgefühle einsetzen und ablenken. Viele Studien haben sich immer auf den kurzen Zeitraum nach dem Rauchen konzentriert. Was man aber immer mitbetrachten muss, sind der sehr schnell einsetzende Abfall und die Verschlechterung, wenn das Nikotin abgebaut wird.

Raucher haben es immer schwerer, da das Rauchen in Büros verboten ist. Die Zeit zwischen den Zigaretten wird also immer länger. Ich erinnere mich an eine Studie, in der Sie den Einfluss bei längeren Rauchpausen auf die geistige Leistungsfähigkeit ausgewertet haben. Je länger der Zeitraum zwischen den Zigaretten war, desto weniger konnten sich die Raucher in Leistungstests konzentrieren.

Ja, man wusste nur sehr wenig über das tatsächliche zeitliche Einsetzen von Entzugssymptomen. Wie schnell treten derartige Erscheinungen auf? Also haben wir Leistungstests durchgeführt, aber auch Stress, Reizbarkeit und Stimmung nach zwei und sechs Stunden ohne zu rauchen abgefragt. Im Bezug auf die geistige Leistung konnte man bereits nach zwei Stunden einen ganz deutlichen Abfall in der Aufgabenbewältigung und Konzentration feststellen. Es geht also objektiv sehr schnell, dass die Entzugsunruhe anfängt, abzulenken. Die Frage ist also wieder, was innerhalb von 24 Stunden passiert. Ich denke, dass Raucher insgesamt über den Tag unkonzentrierter sind.

In einer anderen Studie[61] untersuchten wir Ärger, geistiges Versagen und Stimmungsänderungen bei Rauchern mit Entzug, Rauchern ohne Entzug und Nichtrauchern. Nikotin erzeugte unter dem Strich keine psychobiologischen Vorteile oder Gewinne gegenüber Nichtrauchern. Stattdessen benötigen abhängige Raucher regelmäßigen Nikotinnachschub, einfach um sich normal zu fühlen.

Viele Raucher sagen: »Ich komme einfach nicht ohne eine Zigarette durch den Tag.« Sind Raucher also durch Nikotin angeregter, energiereicher und aufmerksamer?

Sie haben vielleicht eine minimale Verbesserung mit Nikotin, während sie rauchen. Aber nach zehn Minuten fallen Anregung und Aufmerksamkeit schon rapide ab. Zusätzlich schwankt das Energieniveau eines Rauchers, wie beim Stress, ständig auf und ab. Raucher schätzen ihre Energie und Aufmerksamkeit selbst daher schlechter ein als Nichtraucher. Als schwerer Raucher braucht man schon am Morgen eine Zigarette, um überhaupt in die Gänge zu kommen. Das eigentliche Problem ist, dass ihr Energieniveau über den Tag so stark schwankt und sie wieder und wieder unter Druck kommen, wenn es keinen Nikotinnachschub gibt. Dann muss man eine rauchen, nur um an diese »Verbesserung« zu kommen. Die Nikotinabhängigkeit ist also der Grund dafür, dass Ihre Antriebskraft, Ihr Energieniveau leidet und über den Tag so stark schwankt.

Welche Veränderungen stellen Sie fest, wenn Raucher aufhören?

Zuerst muss man sagen, dass die Hälfte aller Raucher das Aufhören einfacher finden als sie dachten. Die andere Hälfte findet das Aufhören sehr schwierig. Ich denke, dass diejenigen, denen es leichter fällt, auch diejenigen sind, die insgesamt weniger von Stimmungsschwankungen betroffen sind. Am schwierigsten empfinden es Raucher, die Stimmungsschwankungen und Depressionen haben. Andererseits gewinnen diese Raucher auf der psychologischen Seite am meisten, wenn sie erst einmal Nichtraucher sind und nicht länger den Schwankungen ausgesetzt sind, die man unter Nikotin hat. Also eine Botschaft an Raucher ist: Versuchen Sie, aufzuhören. Es ist wahrscheinlich leichter als Sie denken. Die zweite Botschaft ist: Starke Raucher werden die meisten Verbesserungen haben, wenn sie aufhören. Viele Raucher berichten dann: »Ach, ich hatte es mir ganz schlimm vorgestellt. Ich war etwas gereizt und kurz angebunden, aber es war bei weitem nicht so schlimm wie ich es mir vorgestellt hatte.« Der durchschnittliche Raucher wird Reizbarkeit, schlechte Stimmung, vernebeltes Erinnerungsvermögen, verminderte Konzentration und Launenhaftigkeit erleben. Aber das ist alles nur für einen sehr begrenzten Zeitraum.

Was passiert, wenn diese kurze Entzugsphase vorbei ist? Es wäre logisch, dass man nach einer Weile weniger Stress-, Stimmungs- und Energieschwankungen hat ...

Die Studie von Cohen und Liechtenstein[62] untersuchte, was bei Rauchern während des Aufhörens sich verändert und zeigte, dass deren Stimmung sich erheblich verbesserte. Das waren sehr wichtige Ergebnisse, und sie wurden von vielen anderen Studiengruppen bestätigt. Die Stimmung wurde zwei Wochen nach dem Rauchstopp besser, noch besser nach einem Monat und nochmals innerhalb eines halben Jahres. Die Botschaft an alle Raucher ist: Hören Sie auf zu rauchen, und Ihre Gemütsverfassung verbessert sich. Sie werden weniger gestresst sein und sich von Tag zu Tag ruhiger fühlen. Je weniger Sie vom Nikotin abhängig sind, desto weniger launisch und depressiv werden Sie sein. Außerdem führt es zu größerem Selbstvertrauen, da Sie viele Dinge ohne die Krücke des Nikotins in die Hand nehmen. Es gibt noch so viel mehr Vorteile ...

Warum werden dann viele nach sechs Monaten wieder rückfällig?

Rückfälle werden oft durch sozialen Druck verursacht. Ich höre dann oft solche Sätze: »Ich dachte, ich wäre nicht so abhängig. Dann habe ich eben eine geraucht, als mir eine angeboten wurde. Ich kann ja jederzeit wieder aufhören.« Dann ist man allerdings bereits wieder ein Raucher.

In extremen Stresssituationen sind Rückfälle häufiger. Am häufigsten sieht man Rückfälle in Gesellschaft anderer Raucher und wenn Alkohol im Spiel ist. Unter Alkohol ist die Hemmschwelle niedriger. Wenn dann noch andere Leute um einen herum rauchen, zündet man sich ebenfalls eine Zigarette an. Wenn das Nikotin dann im Körper abgebaut wird, möchte man schon die nächste rauchen ...

Mein Tipp: Vermeiden Sie in der Anfangszeit – vielleicht in den ersten 1 – 2 Wochen – erst einmal Orte, an denen geraucht wird, und vermeiden Sie Alkohol. Wenn man ausgeht, sollte man den anderen klipp und klar sagen, dass sie keine Zigaretten anbieten sollen und nicht direkt vor Ihrer Nase rauchen sollen, dass Sie nicht gemeinsam vor der Tür rauchen wollen und sich vollkommen sicher sind, dass Sie aufhören wollen.

Was ist der beste Tag, um aufzuhören, und was tut man bei einem Rückfall? Sie haben Studien mit Frauen durchgeführt ...
Ich denke, der schlechteste Zeitpunkt ist vor der Menstruation. Zu Beginn des Zyklus ist der beste Zeitpunkt. Angenommen, Sie haben starke Stimmungsschwankungen vor der Regel und haben dann einen kleinen Ausrutscher. Das bedeutet nicht, dass Sie gescheitert sind. Es bedeutet, dass Sie in diesen Tagen rückfällig wurden. Dies können die vier Tage sein, an denen Sie rauchen – das ist in Ordnung und Teil des Lebens. Dann stellen Sie das Rauchen wieder ein. Angenommen, Sie schaffen es die kommenden 20 Tage und haben bei der nächsten Regel ein paar Zigaretten, akzeptieren Sie es erneut und machen Sie weiter. Das dritte Mal schaffen Sie es dann ganz ohne. Wenn Sie versuchen aufzuhören, gelingt es Ihnen auch. Wenn Sie einen Ausrutscher haben, akzeptieren Sie es. Es ist passiert, bedeutet aber nicht, dass Sie eine Versagerin sind. Fangen Sie einfach neu an und hören Sie auf. Denken Sie auf keinen Fall: »Oh Gott, ich habe während meiner Tage vier Zigaretten geraucht. Ich bin so eine Versagerin. Ich schaffe es nicht, aufzuhören und kann auch direkt weiter rauchen.«
Die meisten Raucher, die aufhören, haben mal einen Ausrutscher. Die Frage ist, wie man damit umgeht. Meine Botschaft ist, dass man sich nicht als Versager fühlen darf, wenn man mal zur Zigarette greift. Akzeptieren Sie dies wie bei ihrer Fußballmannschaft. Eine Niederlage Ihrer Mannschaft bedeutet nicht, dass die Welt untergeht. Oder was halten Sie von einer Mannschaft, die gleich nach dem ersten Spiel aufgibt ...

Warum ist die Methode, das Rauchen ganz einzustellen, viel besser von der psychologischen Seite, als die Zigaretten zu vermindern?
Wenn man die Anzahl der Zigaretten runterfährt, bleibt man ge-

nauso abhängig von Nikotin, ohne aber die Stimmungsverbesserungen zu bekommen. So spürt man Entzugsgefühle viel stärker über längere Zeiträume zwischen den Zigaretten. Nehmen wir an, dass Sie statt jede Stunde jetzt nur alle drei Stunden eine rauchen. Sie vermindern von zehn auf fünf am Tag. Was Sie damit erreicht haben, ist, dass Sie jetzt längere Zeit ohne Nikotin leiden müssen. Jedes Mal, wenn Sie dann endlich rauchen, ist auch der Stimmungsgewinn deutlich spürbarer und das Nikotin in der Zigarette wird so immer anziehender. Der Entzug macht Sie launischer, die Aufmerksamkeitsspanne sinkt und über den Tag wird die Stimmung zunehmend schlechter und gleichzeitig jedes Mal, wenn Sie eine Zigarette rauchen, merken Sie sich, was für ein riesiger »Genuss« das war. Es passiert genau das Gegenteil, was Sie erreichen wollten. Daher ist mein Rat immer: Nie vermindern. Hören Sie ganz auf! Aufhören ist eine Entscheidung – Sie werden das Nikotin los. Vermindern ist keine Entscheidung vom Nikotin loszukommen, sondern ein Deal. Das ist ein ganz wichtiger Faktor. Sie müssen sich entscheiden, das ist der Schlüssel zum Erfolg. Zweifeln Sie diese Entscheidung niemals an. Wenn Sie sich nicht entscheiden, kann nicht viel daraus werden.

Lesen Sie etwas über Nikotin, und wenn Sie die Nikotinfalle durchblickt haben, ist es relativ leicht aufzuhören – Jetzt! Und Sie werden merken, dass es mit der Zeit immer einfacher wird. Innerhalb eines Monats geht es Ihnen besser, nochmals nach drei Monaten und nach einem halben Jahr immer noch besser und dieser Zustand bleibt. Aber Sie müssen die Entscheidung dazu treffen. Man wird einige dreckige Tage haben. Aber Sie werden viel mehr dabei gewinnen. Ich glaube, die wichtigste Botschaft aus meiner Forschung ist folgende: Ihr Leben wird von der Psyche her gesehen besser, weil Sie weniger gestresst, weniger depressiv und entspannter werden. Freuen Sie sich auf diese Verbesserungen und holen Sie sie sich!

11. Die Macht der Konditionierung

Ihr Rauchmuster

»Also, ich rauche nicht nur, wenn mein Nikotinspiegel sinkt oder Entzugs-unruhe entsteht. Ich rauche gern 2 – 3 Zigaretten zum Kaffee, immer wenn ich länger telefoniere, in der Werbepause beim Fernsehen, nach dem Essen, zum Bier, wenn andere rauchen und gut eine Packung zusätzlich, wenn ich mit Freunden ausgehe. Einfach so.« Rauchen als Erleichterung vom Entzug erklärt nur einen Teil Ihrer gerauchten Zigaretten. Darüber liegt ein zweites Rauchmuster: Die konditionierten Schlüsselreize. Der Hauptgrund, warum Nikotin eine der Drogen ist, die am stärksten abhängig macht, ist die hartnäckige Koppelung an bestimmte Situationen und Schlüsselreize, die zum Rauchen veranlassen. Was steht hinter diesen Schlüsselreizen? Warum greifen Raucher beim Kaffee oder beim Bier in der Kneipe wie automatisiert und unbewusst zur Zigarette? Kein Nichtraucher käme je auf die Idee, dass ein Kaffee mit einer Zigarette besser schmeckt. Setzen Sie sich in ein Café und beobachten Sie eine Weile lang Raucher. Sie können bis 10 zählen: Sobald der Kaffee auf dem Tisch steht, wird 1 – 2 – 3, spätestens bei 10 auch die Zigarette angezündet. Das hat wenig mit einer gerade im Moment getroffenen Genussentscheidung zu tun, sondern es passiert wie auf Autopilot und reflexartig.

Wie kommt es zu diesem reflexartigen Verhalten? Nikotin sorgt für die Ausschüttung des Botenstoffs Dopamin. Unter Dopamin werden bestimmte Verhaltensweisen fest verankert oder – wie man es nennt – konditioniert. Die Natur wollte damit gutes und überlebenswichtiges Verhalten wie zum Beispiel Essen und Sex belohnen, damit dieses instinktmäßig ausgeführt wird. Wenn Sie rauchen, werden viele Situationen und Anlässe unter Dopamineinfluss an ein festes Rauchverhalten gekoppelt. Situationen, in denen Sie sich häufiger einen Nikotinkick holen, werden so mit der Zeit zum direkten

Auslöser für das Rauchen. Und das unabhängig davon, ob Sie eine Zigarette in dem Moment brauchen, um den Nikotinspiegel wieder anzuheben oder nicht. »*Einfach so*« – wie der Raucher oben sagte. Ein Beispiel: Sie gehen mit Freunden aus und haben Spaß. Kein Nichtraucher braucht hierzu eine Zigarette. Aber als Raucher haben Sie immer wieder Ausgehen & Rauchen als unzertrennliches Verhalten im Kopf verlinkt. Oder Sex und die Zigarette danach. Wer käme je auf die Idee, nach dem Sex erst mal zu rauchen, wenn man genauso gut wegdösen könnte? Nur ein Raucher. Viele Raucher fragen sich ein Leben lang nach dem Grund, warum sie in verschiedenen Situationen geradezu zwanghaft rauchen. Als einzig logischer Grund erscheint: »*Es ist halt so eine Gewohnheit.*«, oder »*Ich genieße es eben.*«. Aber was ist daran so genüsslich, Rauch in die Lunge zu ziehen? Schauen wir also hinter die Kulissen, warum so viele Situationen diese Rauchlust auslösen.

Die Macht des Alltäglichen

Zigaretten sind eine gesellschaftlich akzeptierte Droge. Die Folge: Keine andere Droge wird so normal überall im Alltag eingesetzt wie das Nikotin. Erst so bekommt Nikotin die Chance, sich über Dopaminausschüttungen mit so vielen Situationen fest zu verschmelzen und den Raucher auf diese Situationen fest zu konditionieren. Diese fest konditionierten Rauchauslöser-Situationen lassen uns dann immer weiter rauchen.[63] Die große Angst eines jeden Rauchers, der viele Alltagssituationen mit dem Rauchen fest verkettet hat, ist natürlich, dass er glaubt, all diese schönen Situationen ohne Zigarette nie wieder richtig genießen zu können. Ein Abend in der Kneipe ohne Zigarette, kaum vorstellbar. Wegen der engen Verkettung. Das ist im Kopf fest abgespeichert.

Nun zu Ihnen: In welchen Situationen rauchen Sie immer?

1. _____

2. _____

3. _____

4. _____

5. _____

6. _____

Was ist eigentlich Konditionierung?

Haben Sie schon mal vom Pawlowschen Reflex gehört? Pawlow hatte Hunde gefüttert, immer nachdem eine Glocke läutete. Glocke + Futter wurden nach einiger Zeit von den Hunden fest assoziiert. Wenn nun die Glocke alleine läutete, ohne Futtergabe, fingen die Hunde trotzdem an, zu sabbern. Hungrig oder nicht! Es ist sehr hartnäckig, dieses Verhalten wieder abzutrainieren. *»Also echt, Herr Jopp, das ist doch klar: Hier geht's ums Fressen. Und ich bin weder ein Hund noch sabbere ich. Ich genieße zum Kaffee eine Zigarette.«* Gut. Ich wollte Ihnen auch erst einmal nur den Pawlowschen Reflex erklären. Nehmen wir das Experiment eine Stufe weiter. Und wir reden jetzt nicht von Ihnen. Lassen Sie uns einen Ausflug zu nikotinsüchtigen Mäusen machen und einfach schauen, wie es denen so ergeht, mit Nikotin und fest gelernten Situationen.

So lernen Nikotinmäuse

In einer berühmten Studie[64] werden jeweils einzelne Mäuse in einer kleinen Fixer-Box »trainiert«. In der »Ich-gebe-mir-jetzt-mal-den-Nikotinschuss-Box« kann die Maus zwischen zwei Hebeln wählen: Einem mit Salzlösung und einem mit Nikotin. Wird der Nikotinhebel gedrückt, dann geht ein Lichtsignal an, und es gibt eine Nikotininfusion über einen Schlauch, der bereits in der Vene liegt. Die Lampe erlischt, wenn die Nikotininfusion beendet ist. Die Maus braucht nicht lange, um nur noch am Nikotinhebel interessiert zu sein. Das Mäusehirn speichert außerdem einen fest gekoppelten Reiz ab: Lichtsignal = Nikotin-Dopamin-Dröhnung. Das führt über 2–3 Wochen zu einem ganz verlässlichen Drogenbeschaffungsverhalten.

Würden Sie jetzt eine Maus fragen, wäre es für sie das Normalste auf der Welt, wenn das gemütliche Licht leuchtet, sich dazu etwas Nikotin zu gönnen, um alles zusammen zu genießen. Lust auf Nikotin und Licht gehören eben einfach zusammen. Wenn das Verhalten über mehrere Wochen gelernt und verankert ist, wird das Nikotin des rechten Nikotin-Hebels durch eine Salzlösung ersetzt. Jedes Mal, wenn die Maus den Hebel drückt und das Licht angeht, bekommt sie nun leider nur Salzlösung. Riesen-Pech. Am Anfang ist die Maus noch voll im Beschaffungsverhalten und patscht verzweifelt oft auf den Hebel. So wie ich früher auch am klemmenden Zigarettenautomaten gerüttelt habe. Nach weiteren 12 Tagen ist der Entzug durch, und die Mäuse haben wenig Interesse, den Hebel trotz des Lichtsignals weiter zu drücken. Das Verhalten ist wieder komplett abtrainiert. Es hat zwar etwas gedauert, aber es funktioniert.

Nun wird das abtrainierte Verhalten auf die Probe gestellt und die

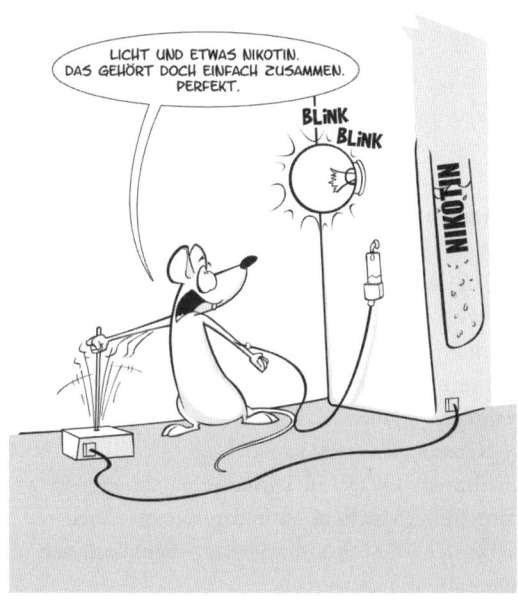

Maus bekommt vorab eine Nikotin-Infusion. Trotzdem drückt sie den Hebel nicht für Nachschub. Auch wenn das Licht erscheint. Kein Interesse. Die Nikotin-Hebel-Licht-Konditionierung ist also endgültig abtrainiert.

Konditioniert und wieder komplett abtrainiert		
2 – 3 Wochen Konditionieren auf Nikotin+Lichtsignal	**12 Tage Abtrainieren mit Lichtsignal**	**Test, ob das Verhalten abtrainiert ist**
Mäuse lernen, den Nikotinhebel und das Lichtsignal zu verbinden. Lichtsignal = Dopamin-Dröhnung ist nach wenigen Wochen fest gelernt.	Mäuse drücken Hebel mit Lichtsignal, bekommen aber nur noch Salzlösung. Nach 10 – 12 Tagen ist der Entzug durch und die Nager haben kein Interesse, den Hebel selbst bei Lichtsignal zu drücken.	Mäuse bekommen eine Nikotinspritze, haben aber trotz Droge kein Interesse, den Hebel zu drücken. **Lichtsignal** Auch Nikotinspritze + Lichtsignal motivieren nicht, den Nikotinhebel für zusätzlichen Nachschub zu drücken. Das Verhalten ist komplett abtrainiert. Der Entzug erfolgreich.

Unvollständiges Abtrainieren und das Suchtgedächtnis

»*Ok. Man kann also etwas abtrainieren. Ich sehe den Punkt noch nicht. Was soll das nun mit dem Lichtsignal?*« Genau. Dazu gehört das zweite Experiment. Dann verstehen Sie auch, warum man, selbst wenn man körperlich längst vom Nikotin weg ist, noch nach Wochen auf bestimmte Schlüsselreize mit reflexartiger Rauchlust und sogar Entzugsgefühlen reagieren kann. Das genau ist Konditionierung. Sie macht das Nikotin als Droge so mächtig. Die Konditionierung veranlasst uns immer wieder, in bestimmten Situationen zu rauchen, und lässt uns weiter rauchen, ohne dass wir verstehen warum. Beim Aufhören müssen diese konditionierten Schlüsselreize einer nach dem anderen abtrainiert werden.

Im zweiten Experiment bekommen die Nikotinmäuse mit dem festen Drogenbeschaffungsverhalten das Hebeldrücken wieder mit Salzlösung abtrainiert, aber ohne dass das Licht bei der Salzinfusion angeht. (Sie erinnern sich: Das Licht ging immer an, wenn die Nikotinlösung gegeben wurde.) Das Lichtsignal wird also nicht mit abtrainiert. Es bleibt psychologisch gekoppelt an die Nikotininfusion. Nach 12 Tagen ist das Hebeldrücken komplett abtrainiert, die Mäuse sind clean. Der körperliche Entzug ist durch. Selbst eine Nikotinspritze bringt die Mäuse nicht wieder dazu, das alte Beschaffungsverhalten mit dem Hebeldrücken wieder anzufangen. Der Entzug wäre eigentlich durch, aber …!

Jetzt kommt das Kaffee-Signal … *wie jetzt?* … ach so, ich meinte natürlich das Lichtsignal, auf das die Nager durch Dopamin-Lernen konditioniert wurden. Und was passiert? Platsch: Maus drückt sofort wieder den rechten Nikotinhebel, und zwar nicht nur einmal, son-

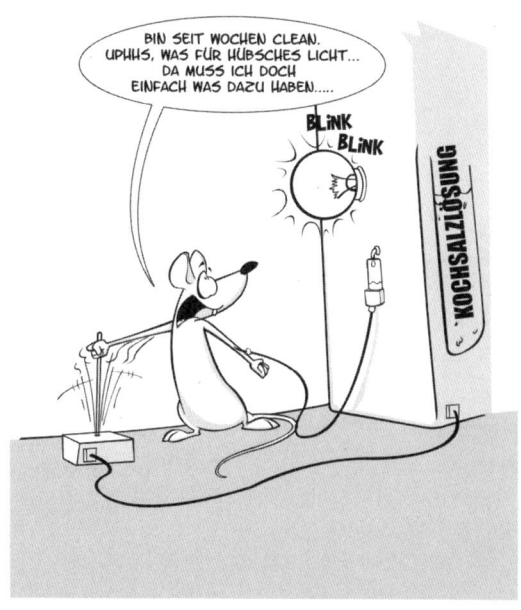

133

dern platsch platsch platsch, immer wieder, mit der gleichen hefti-
gen Ausdauer wie vorher. Und das, obwohl die Mäuse körperlich
nicht mehr nikotinsüchtig sind. Das machen die Mäuse noch tage-
lang weiter, bis sie endlich abgespeichert haben: Lichtsignal nur
Salzlösung. Erst dann ist das hartnäckige Nikotin-Licht-Beschaf-
fungssignal abtrainiert. Eine »Gewohnheit« ließe sich viel schneller
abstellen. Zwei-, dreimal Hebeldrücken mit Salzlösung und die Sache wäre durch. Es sind genau diese hartnäckigen Rauchauslöser,
die nicht nur Mäusen, sondern jedem Raucher in vielen Situationen
eine so starke Lust auf das Rauchen machen und die wir separat
abtrainieren müssen.

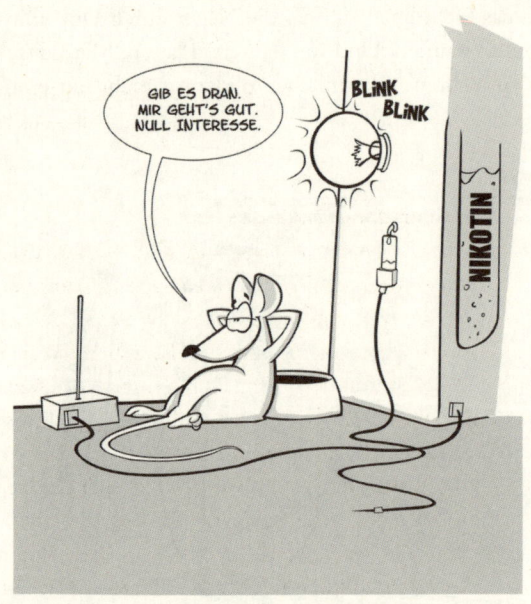

Konditioniert, aber nicht komplett abtrainiert		
2 – 3 Wochen Konditionieren auf Nikotin + Lichtsignal	**12 Tage Abtrainieren ohne Lichtsignal**	**Test, ob das Verhalten abtrainiert ist**
	Mäuse drücken den Nikotinhebel, bekommen aber nur Salzlösung. Nach 10 – 12 Tagen besteht wenig Interesse, den Hebel weiter zu drücken.	**Gruppe 1** Mäuse bekommen eine Nikotinspritze vorab. Trotzdem drücken die Mäuse den Nikotinhebel nicht. **Gruppe 2** Die Mäuse sind nikotinfrei und bekommen nur ein Lichtsignal. Der Nikotinhebel wird sofort gedrückt. Auch wenn jetzt nur Salzlösung kommt, dauert es Tage, bis das Lichtsignal keine Beschaffungsverhalten mehr auslöst und auch abtrainiert ist.

Genuss oder Konditionierung?

Die Wirkung der Zigarette als Droge ist kein großes Erlebnis im Vergleich zu anderen Drogen. Von der Drogenwirkung her ist Nikotin ein totaler Versager, zumindest lässt sich anhand der schlichten Wirkung kaum erklären, warum es vielen Rauchern so schwerfällt, mit dem Rauchen aufzuhören. Warum Zigaretten so süchtig machen, ist die Konditionierung so vieler an Nikotin gekoppelter Alltagssituationen, die den Rauchwunsch auslösen. Ich dachte immer, Rauchen gehört zu meinem Lebensstil und dass ich mich freiwillig dazu entscheide, in dieser oder jener Situation zu rauchen. Aber – Hand aufs Herz – die wenigsten Zigaretten rauchen wir bewusst. Die meisten Zigaretten werden reflexartig geraucht, mit fest konditionierten Rauchauslösern. Nach dem Essen, in der Kneipe, mit Freunden, wenn andere rauchen oder wenn Alkohol ins Spiel kommt …, fangen wir an, zu sabbern wie die Pawlowschen Hunde für den Nikotinkick. Die Mäuseexperimente zeigen, wie machtvoll Nikotin konditionieren kann. Denn die Mäuse haben nie auch nur eine Zigarettenreklame gesehen. Bei Lichtsignal auch Nikotin zu wollen – »weil es eben dazugehört« – das ist eine direkte Konditionierung eines Schlüsselreizes unter Nikotin. So werden Dinge miteinander verkettet, die absolut nichts miteinander zu tun haben. Wichtig: Der Entzug des konditionierten Lichtsignals dauert für die Mäuse noch einmal genauso lange wie der eigentliche körperliche Entzug!

»Echt … jetzt haben Sie mich auf Mausniveau gebracht, und ich bin sauer.« Das ist nicht meine Absicht. Ich will Ihnen zeigen, wie zuverlässig die Droge Nikotin bestimmte Verhaltensweisen an bestimmte Alltagssituationen koppeln (konditionieren) kann. Es ist wie es ist, ob Maus, ob Mensch: Je mehr Alltagssituationen Sie mit der Zigarette konditioniert haben, desto mehr automatische Rauchauslöser haben Sie. Der Raucher merkt dies nach einiger Zeit bewusst gar nicht mehr. Was er wahrnimmt, ist: *»Ah der Kaffee«* und schon hat er den Glimmstängel in der Hand. Erst dann, wenn man einen Raucher gezielt darauf anspricht, versucht er, sich diese automatisierte Handlung bewusst zu machen. Und dann ist der Einzige greifbare Grund für den Raucher: *»Ich hatte Lust auf eine Zigarette.«* Tatsächlich weiß aber kein Raucher genau, warum er so programmiert Lust zu rauchen hat. Raucher versuchen oft ein ganzes Leben lang herauszufinden, warum sie rauchen. Man kommt nicht drauf. Das Experiment mit dem Lichtsignal zeigt, wie diese Rauchlust durch Nikotin konditioniert wird. Die Rauchauslöser lösen nicht nur die Lust aufs Rauchen aus. Sie können auch typische Entzugsgefühle und das Schmachten nach Zigaretten auslösen, wenn wir dem Drang nicht nachkommen oder wenn wir dabei sind, uns das Rauchen abzugewöhnen. Die gute Nachricht ist: Sie können jeden dieser erlernten Reize wieder komplett loswerden. Erfassen Sie als Erstes bewusst Ihre persönlichen Rauchauslöser. Am besten geht dies mit der Liste auf Seite 106.

Sabbern auf Rauchauslöser

Auslösesituationen hat man natürlich nicht nur bei Mäusen getestet, sondern auch bei Rauchern.[65] Zum Beispiel: Wenn Fotos gezeigt werden, auf denen irgendwo im Bild geraucht wird oder wo sich jemand auf das Rauchen mit einer Zigarette vorbereitet, dann reagieren Raucher mit einem stark gesteigerten Rauchwunsch. In den Tests war es dabei vollkommen egal, ob die Raucher schon eine Weile nicht geraucht hatten (niedriger Nikotinspiegel) oder ob die Raucher kurz vorher noch geraucht hatten (hoher Nikotinspiegel). Beide Gruppen reagierten mit demselben Rauchwunsch. Sie fingen sofort an, zu »sabbern«. Alle Raucher haben viele solcher Rauchauslöser abgespeichert, die sie *»einfach so«* zum Rauchen bringen. Bei Ex-Rauchern und Nichtrauchern löst der Schlüsselreiz dieses »Sabber«-Gefühl nicht aus.

Abtrainiert ist Abtrainiert

Wichtig: Beim Aufhören gibt es zwei Zeitabschnitte: Das Ende der körperlichen Abhängigkeit erreicht man in 2 – 3 Wochen. Und dann geht's an das Abtrainieren der Rauchauslöser, denn diese Situationen können die klassischen Rückfälle verursachen. Von den Mäusen können wir aber noch etwas lernen: Es kratzt Maus überhaupt nicht, wenn die Konditionierung einmal abtrainiert ist, auch wenn das Licht noch so flackert. So wie kein Nichtraucher je auf die Idee käme, zu diesem oder jenem Anlass zu rauchen.

Von Nichtrauchern werden diese Rauchauslöser gar nicht wahrgenommen, da sie nicht darauf konditioniert sind. Vom frischen Ex-Raucher werden sie manchmal noch wahrgenommen. Sie lösen aber kein Schmachten nach einer Zigarette mehr aus. Und nach einiger Zeit werden sie noch nicht einmal mehr wahrgenommen!! Einmal abtrainiert, werden Sie Fußball, Bier und Freunde genießen, ohne einen Gedanken an die Zigarette zu verschwenden. So wie jeder nichtrauchende Fußballfan. Sie werden nach und nach die Gehirnwäsche des Nikotins wieder los. Willkommen im Leben außerhalb der Zigarettenschachtel.

Stoffe gegen das Suchtgedächtnis

Die Wissenschaftler des Mäuse-Experiments sind übrigens nicht die einzigen Mäuse-Dompteure.[66] [67] [68] Inzwischen gibt es eine Vielzahl von Experimenten, die ebenso die verblüffende Macht der Konditionierung zeigen und wie hartnäckig es ist, diese wieder loszuwerden. Aber es gelingt immer! Die Pharma-Industrie hoffte, Stoffe zu finden, die die Rauchlust bei Schlüsselreizen vermindern. Nervenbotenstoff-Blocker können tatsächlich dieses reflexhafte Handeln auf Schlüsselreize vermindern.[69][70] Aber müssen wir uns wirklich alles mit Hilfe von Medikamenten abgewöhnen? Eines hat die Forschung klargemacht: Nikotin konditioniert unser Verhalten auf Schlüsselreize über Botenstoffe. Diese Koppelung an Schlüsselreize ist der Hauptgrund, warum wir bei so vielen Gelegenheiten *»einfach so«* rauchen, warum uns etwas fehlt, wenn wir es uns verkneifen, warum wir immer weiter rauchen, ohne dies logisch erklären zu können, und warum wir eine so starke Abhängigkeit vom Nikotin entwickeln. Es sind die Rauchfallen im Alltag, die jeder Raucher wieder loswerden kann.

Konditionierung ist nicht Gewohnheit

»Ich wusste es schon immer: Ich bin ein Gewohnheitsraucher.« Die *»immer wenn«* und *»einfach so«* Zigaretten nimmt der Raucher als Gewohnheitszigaretten wahr. Konditionierung ist aber keine Gewohnheit. Eine Gewohnheit können Sie von jetzt auf gleich abstellen. Zum Beispiel sind Sie es gewohnt, auf der rechten Straßenseite Auto zu fahren. Im Urlaub in England gewöhnen Sie sich innerhalb von 2 Stunden daran, auf der linken Seite zu fahren. Und was Sie bei Gewohnheiten auch überhaupt nicht haben, ist dieser starke Drang, während des Linksfahrens nun unbedingt und unter allen Umständen wieder rechts fahren zu wollen. Ein Wunsch, der Sie an nichts anderes mehr denken lässt, als »rechts rechts rechts« bis hin zur Panik, dass Sie das Autofahren nie wieder genießen können, wenn Sie nicht JETZT ENDLICH RECHTS fahren dürfen. Der Grund: Diese Konditionierung spielt sich im gleichen Teil des Gehirns ab, in dem auch überlebenswichtiges Verhalten wie Essen und Sex über Belohnungsmechanismen verankert werden. Nur: Rauchen ist nicht überlebenswichtig! Auch wenn es sich während einer akuten »Ich-muss-JETZT-rauchen-Panik« so anfühlt. So lässt sich auch erklären,

warum für viele Raucher die Aussicht auf ein Leben ohne Zigarette Angst auslöst und kaum vorstellbar ist. Aber jede diffuse Vorstellung lässt sich durch Auseinandersetzung mit der Realität verändern. Rauchen ist nicht überlebenswichtig. Sie müssen nur die Gehirnwäsche, die Konditionierung loswerden. Ganz bewusst. Mit Geduld. Mit Weitblick. Sie durchschauen jetzt diese Drogenzaubertricks und fallen nicht länger darauf herein.

Der soziale Raucher – Die psychologische Abhängigkeit

Oliver kam zu mir, weil er es nicht schaffte, sein Rauchen ganz einzustellen. Er rauchte nur drei Zigaretten am Tag, und das schon seit Jahren, ohne je das Gefühl zu haben, dass er mehr rauchen müsste. Aber bei sozialen Anlässen drehte er immer voll auf und rauchte 1 – 2 Packungen an einem Abend. Er konnte sich das nicht erklären und fing an, solche Anlässe zu meiden. Er hatte bereits 5 Aufhörversuche hinter sich. Die meisten Raucher wären am liebsten soziale Raucher wie Oliver oder halten sich dafür. Aber nur 10 % der Raucher fallen tatsächlich in diese außergewöhnliche Gruppe von Rauchern. Einige Raucher können sich zwar dazu zwingen, sehr wenig zu rauchen, aber sie leiden darunter, weil ihr Gehirn an mehr Nikotin gewöhnt ist. Der soziale Raucher hat dagegen keine Entzugsgefühle außerhalb der fest gelernten Rauchsituationen. Diese geringe körperliche Abhängigkeit könnte genetisch bedingt sein. Oliver konnte das Rauchen nicht einstellen und es sich vor allem nicht erklären. An Olivers Geschichte sehen wir die Macht der Konditionierung, bei geringer körperlicher Abhängigkeit. Soziale Raucher haben das Verhalten immer wieder mit Nikotin-Dopamin auf diese Rauchsituation konditioniert, und die Rauchlust meldet sich sofort bei diesen Anlässen. Oliver hatte sich als Jugendlicher immer leicht verunsichert und unter Stress mit anderen gefühlt und sich deshalb mit Nikotin zugedröhnt. Außerdem wollte er dazugehören. Dieses Verhalten war sehr stark konditioniert. Obwohl er heute viel sicherer ist, blieb die alte Konditionierung als festes soziales Verhalten erhalten. Kurz nach unserer Sitzung schaffte er es, die letzte Zigarette zu rauchen.

Ihre Entkonditionierung – Ihr Sieg über den Pawlow

Die konditionierten Schlüsselreize können Situationen wie Telefonieren, Warten, sich konzentrieren, alleine sein, nach dem Essen, nach dem Sex, beim TV, zum Kaffee oder Alkohol sein. Es kann auch ein sozialer Anlass sein; zum Beispiel einen Freund zu treffen, mit dem Sie immer zusammen geraucht haben. Oder ein bestimmter Ort wie eine Terrasse, Ihr Balkon oder Ihr Rauchsofa, der zum Auslöser wird. Auch emotionale Anlässe sind Schlüsselreize: Stress, schlechte Stimmung, die Sie früher wegrauchen wollten. Einer der stärksten Schlüsselreize sind andere Raucher. Sie sitzen auf einer Terrasse. Keiner raucht. Dann zündet einer eine Zigarette an und in Null Komma Nichts haben 3–4 andere Raucher Zigaretten in der Hand. Einfach so. Situationen, Orte, Menschen, emotionale Situationen und andere Raucher – über Jahre haben Sie diese mit Nikotin zu Rauchauslösern konditioniert. Jede dieser Schlüsselsituationen müssen Sie mehrmals ohne Zigarette erleben. Mit der Zeit haben Sie dann alle abtrainiert. Innerhalb eines Jahres stehen dann noch ein paar konditionierte Ereignisse an wie Silvester und Treffen mit Raucherfreunden, die man selten sieht. Und dann sind alle Anlässe endgültig durch. Seien Sie geduldig mit dem etwas schwerfälligen Gehirn. Es lässt sich trainieren. Sicher.

»Wieso dauert das eigentlich so lange?« Konditioniertes Verhalten ist keine Gewohnheit. Das Belohnungszentrum, wo diese Auslöser leider so fest abgespeichert sind, ist hartnäckig. Situationen ohne Zigarette muss das Belohnungszentrum mehrmals als genauso befriedigend erlebt haben, bis dies endlich in neuen Nervenbahnen abgespeichert ist. Bedenken Sie: Vielleicht haben Sie, seitdem Sie 12 Jahre alt waren, tausende Male ein ganz anderes Verhalten konditioniert. Drei Kaffee pro Tag mit der Droge Nikotin als Verhaltensverstärker macht über 10 950 Kaffee-Konditionierungseinheiten in 10 Jahren aus. So löst »Kaffee« irgendwann den direkten Rauchimpuls aus. Oder Stress mit einer Zigarette begegnen. 10 000 Stress-Nikotin-Konditionierungseinheiten, und es wird Ihre zweite Natur, in diesen Situationen zu rauchen, statt andere Stressventile zu suchen, wie sie Nichtraucher haben. Das heißt auch neue bessere Ver-

haltensweisen, die aber genauso gut funktionieren, müssen jetzt erst mal gefunden und ausprobiert werden. Geben Sie sich also Zeit.

»Das halt ich bestimmt nicht aus. Da werde ich sicher immer schwächer nach jeder Versuchssituation.« Im Gegenteil: Jede Situation, in der Sie nicht geraucht haben, macht Sie stärker und ist ein Sieg!! Sie kennen meine Vorgehensweise inzwischen zu gut, als dass ich hier ungetestet Ratgeber-Sprüche klopfe. 309 Raucher zeichneten 11 176 Versuchssituationen nach dem Rauchstopp mit einem mobilen Endgerät auf.[71] Das erstaunliche Ergebnis: Die Anzahl der kürzlich widerstandenen Versuchungssituationen verringerte das Risiko für zukünftige Rückfälle. Eigentlich ist es logisch: Jede überstandene Versuchung ist eine Trainingseinheit, um Ihr Oberstübchen zu entkonditionieren und wieder selbst zu entscheiden. Daher noch einmal: Jede Situation, in der Sie nicht geraucht haben, macht Sie stärker und ist ein Sieg!! Schon nach wenigen Wochen werden Sie immer weniger dieser Trainingseinheiten brauchen. Betrachten Sie es mit einem gewissen weitsichtigen Humor. Sie werden wohl einige Entkonditionierungs-Dialoge mit Ihrem Suchtgedächtnis führen müssen:

Suchthirn: *»Bier ... dazu passt doch jetzt noch eine Zigarette.«*
Nichtraucherhirn an Suchthirn: *»Ach ... wieder der Pawlow. Hallo Sucht-Oberstübchen, hast Du's begriffen? Automatisiertes Rauchen mit Alkohol ist durch. Bier und einmal mit der Zunge durch den Aschenbecher verbessert das Erlebnis nicht. Und unterhalten kann ich mich auch ohne. Basta.«*

Suchthirn: *»Hm, aber die alten Zeiten waren doch so schön ... Du hast doch jetzt bestimmt Lust.«*
Nichtraucherhirn: *»Vergiss es! Ich fall da nicht mehr drauf rein. Null Bock auf den alten Rauchstress und Freiheitsverlust. Und jetzt ist Schluss.«*

Suchthirn: *»Wenn Du jetzt eine kleine Zigarette zu deinem Kaffee hättest, dann würdest Du es noch mehr genießen.«*

Nichtraucher an konditioniertes Suchtgedächtnis: *»Ich habe hier eine teure, gute Espressomarke gekauft und das Aroma werde ich jetzt nicht mit Teer, Rauch und Chemikalien zukleistern.«*

Suchthirn: *»Aber Du hast doch immer ...«*
Nichtraucherhirn: *»Immer war gestern. Ich schalte nicht mehr auf Autopilot und kann übrigens auch wieder schmecken.«*

Suchthirn: *»Rauch doch eine. ... das gehört doch zur Kneipe dazu.«*
Nichtraucherhirn: *»Ach ja, damit ich wieder vor die Tür rennen muss. Und morgen früh abhuste und nach Rauch stinke. Gib es endlich auf. Kneipe und Zigarette passt gar nicht zusammen. Es sei denn, man will alleine vor der Tür stehen.«*
Suchthirn: *»Aber ...«*
Nichtraucherhirn: *»Nix aber und Punkt.«*

Suchthirn: *»Diese Langeweile beim Warten. Rauche Dir doch eine.«*
Nichtraucherhirn an Suchthirn: *»Rauchen macht das Warten nicht interessanter. Stell jetzt das Meckern ein.«*

Suchthirn: *»Was für ein Stress. Komm rauch doch eine – das entspannt Dich.«*
Nichtraucherhirn an Suchtgedächtnis: *»Das habe ich jahrelang probiert und ich weiß, dass ich in einer halben Stunde noch gestresster bin.«*

Suchthirn: *»Aber die halbe Stunde fühlst Du Dich gut.«*
Nichtraucherhirn: *»Sehr witzig, aber auf die emotionale Achterbahnfahrt habe ich keine Lust mehr.«*

Fazit

- Die Droge Nikotin konditioniert durch Botenstoffe viele Alltags-situationen zu festen Rauchauslösern. Es sind die »einfach so« und »immer wenn« Zigaretten.

- Das konditionierte Rauchverhalten wird im selben Teil des Gehirns gespeichert wie überlebenswichtige Verhaltensweisen. Deswegen können sie bis zur Panik führen, wenn wir nicht rauchen dürfen.

- Es dauert einige Wochen, sich die konditionierten Reize abzutrainieren, dann sind sie aber komplett weg und lösen keinerlei Verlangen mehr aus.

- Gehen Sie mit etwas Humor an die Sache ran, Ihr Gehirn zu trainieren.

Links zu YouTube

12. Ihre Zigarettenmarke und andere Raucher

Oder Ihr Suchtprodukt und andere Süchtige

Warum haben Raucher eine so hohe Markentreue?

Liebevoll streicheln wir unser Päckchen Zigaretten, bis wir endlich rauchen dürfen. Ja, wir lieben unsere Marke. Schon immer hat es Marketingstrategen erstaunt: Raucher haben eine kaum zu erklärende Markentreue. Die mit Abstand höchste bei allen Konsumgütern. Wenn überhaupt, dann wechseln Raucher aus gesundheitlichen Gründen innerhalb einer Marke. Etwa von Marlboro auf eine leichtere Marlboro. Obwohl bei Blindtestungen kaum ein Raucher seine Zigarettenmarke herausfinden kann. Es liegt daran, dass ein Raucher mit seinem Produkt ja immer »äußerst zufrieden« ist. Der gewünschte Effekt, die Entzugserscheinungen wegzurauchen, stellt sich Zug um Zug sofort ein.

Gewohnheiten und Vorlieben würden sich dagegen häufig ändern. Wenn Sie zum Beispiel 6 Monate lang Vanillejoghurt gekauft haben und Vanille dann leid sind, wechseln Sie auf eine andere Geschmacksrichtung. Genau hier unterscheiden sich *»gut konditionierte Suchtprodukte«* von einem Vanillejoghurt. Natürlich haben Sie sich als Jugendlicher mit einer Markenwelt identifiziert. Aber nehmen Sie – jetzt als Dauerraucher – Zigarettenwerbung überhaupt noch wahr? Wahrscheinlich nicht. Die Markenwelt tritt schon bald hinter die Sucht zurück. Die hohe Markentreue erwachsener Raucher lässt sich nur durch die besondere Konditionierung der Zigarettenmarke erklären. Nehmen wir noch einmal Marlboro. Mit jeder einzelnen »Marlboro« wird der Nervenbotenstoff Dopamin im Gehirn ausgeschüttet und aktiviert vor allem das Merken, Erinnern und Lernen. Sie lernen, was vorübergehend »gut tut«, speichern dies ab und assoziieren dies mit der kleinen Packung in Ihrer Hand. So verbinden Sie viele erleichternde Momente mit Ihrer Zigarette. Ein Leben ohne Zigarette wird schwer vorstellbar. Das ist tief im Gehirn gelernt und abgespeichert. Werbung für eine andere Marke kann dieser persönlichen Konditionierung mit »Ihrer Zigarette« kaum etwas entgegensetzen. Zu oft haben Sie sich schon mit Ihrer Zigarettenmarke aus dem unzufriedenen Entzugstief herausgeraucht und kurzfristig Erleichterung verschafft. Bei 20 Zigaretten täglich sind das in 10 Jahren 73 000 vorübergehende »Marlboro-Erleichterungsmomente«. Kein Vanillejoghurt kann je eine solche Markentreue herstellen. Nikotinsucht als Kundenbindungsprogramm und konditioniertes Lernen sorgen dafür, dass Sie zum treuesten Markenjunkie aller kaufbaren Produkte werden.

Andere Raucher

Sind Raucher die netteren Menschen? In geselligen Raucherecken drängt man sich ebenso wie am schönsten Platz auf einer Party, der engen Küche. Raucher sympathisieren miteinander und kommen in Kontakt. So sehen sich alle Raucher gern. Doch wie oft steht man einfach so nebeneinander rum und qualmt stumm vor sich hin?

Auf Anfragen nach einer Zigarette reagieren die meisten Raucher positiv und helfen meist aus. Machen sie dies, weil sie netter sind als Nichtraucher? Könnte man so sehen. Immerhin kann Ihnen ein Nichtraucher in den seltensten Fällen solche Freude machen, wenn Sie JETZT rauchen wollen. Das merkt man sich doch. Diese Menschen müssen also netter sein. Aber helfen Ihnen die Raucher aus Sympathie? Wohl kaum. Jeder, der raucht, kennt genau das nervöse und unerträgliche Gefühl, wenn man JETZT SOFORT eine Zigarette BRAUCHT. Es ist ein unausgesprochener Verhaltenscodex unter Rauchern, sich bei Suchtattacken auszuhelfen. Das nutzt die Werbung geschickt aus, indem sie diese Suchtattacken-Hilfe als kommunikativ, offen und freigiebig umdeutet. Ein freundlich lächelnder Raucher hält einem Wildfremden seine Zigarettenpackung entgegen. In der Realität möchte man sich doch eher mit den wenigsten Schnorrern in ein Gespräch vertiefen. Es sei denn, es handelt sich um eine besonders attraktive Frau oder Mann. Aber wie oft kommt das wirklich vor? Meist qualmt man einfach nebeneinander seine Sucht weg.

Fazit

- Sehen Sie Zigaretten als das, was sie wirklich sind: Ein banales, gut konditioniertes Suchtprodukt, das die Kassen der Nikotindealer füllt.
- Andere Raucher sind nicht die sympathischeren Menschen, sondern lediglich Mitsüchtige, mit denen man gemeinsam die Sucht wegqualmt.

★★ Bravo! Sie haben sich den zweiten Stern verdient. Zwei Teile des Buches haben Sie gelesen. Sie sind schon sehr, sehr weit gekommen.

Teil 3

Andere Gründe aufzuhören

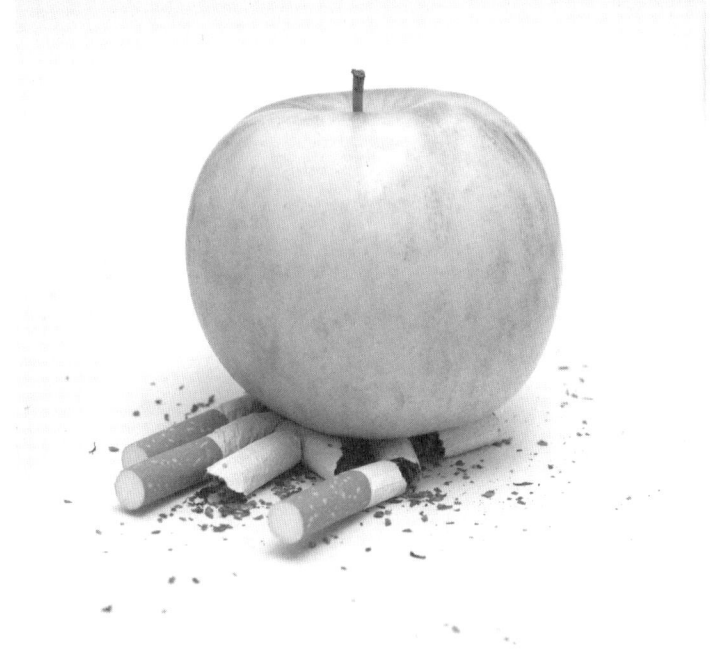

13. Gewicht & Schönheit

Rauchen macht nicht schön und auch nicht schlank

»Wenn ich aufhöre zu rauchen, nehme ich zu.« Vor allem von Frauen wird die Angst vor den drohenden Pfunden als perfekte Entschuldigung benutzt, um das Rauchen nicht aufzugeben. Das ist verständlich. Jede(r) will selbstverständlich attraktiv sein, beachtet werden und sich selbst mögen, wenn sie / er in den Spiegel schaut. Das tut einfach gut. Ihre gute Figur, Ihr Selbstbild, Ihr Sexy-Flirt-Faktor und wie Sie sich fühlen, das hängt alles eng zusammen. Der Blick in den Spiegel aus eineinhalb Metern Entfernung reduziert den Blick aber viel zu stark auf die Figur. Der Klassiker: Ist Frau vor dem Spiegel, dann ist sie ständig in Bewegung, bis sie endlich einen Fehler gefunden hat. Wie steht ein Kerl vor dem Spiegel: frontal, regungslos, kurz. Dann ist alles abgeklärt. Ist doch eigentlich Ok. Findet Mann. Ende des Abgleichs. Die Attraktivität auf das Spiegelbild, auf die Figur zu verkürzen, ist ein fataler Fehler. Attraktivität ist ein Gesamtpaket und nicht bloß eine schlanke Taille: Schöne weiße Zähne, eine gesunde Hautfarbe, eine nicht gealterte und faltige Haut, ein angenehmer Geruch der Haut, kein fauliger Mundgeruch, glänzendes dichtes Haar, gesunde klare Augen, eine nicht belegte Stimme beim Reden, Lachen ohne vorher abzuhusten, ein gesundes fittes Gesamtbild und eine nicht nervös-gestresste Grundstimmung. Das ist sexy! Das ist anziehend und attraktiv. Und alle diese persönlichen Markenzeichen werden durch Zigaretten ruiniert. Die Haare werden durch die Schadstoffe dünner und schneller grau, die Haut wird blass und altert wesentlich schneller, gelbliche Augäpfel und verfärbte Zähne sehen ungesund aus, Mundgeruch und ein schlechter genereller Geruch ist ein Erotik-Killer, eine kratzige raue Stimme klingt nach Erkältung und wenig attraktiv. Auch ein gereizter »Zickenfaktor«, wenn der Nikotinspiegel zu stark abge-

fallen ist, zieht nicht gerade an. Alles das sieht man nicht im Spiegelbild. Attraktivität ist so viel mehr als nur Gewicht. Holen Sie sich Ihre Anziehungskraft zurück.

Der große Sexy-Flirt-Test

Wann haben Sie sich zuletzt Gedanken über Ihren Flirtfaktor gemacht? 69 % der Männer und 72 % der Frauen sind Nichtraucher. Für diese Flirt-Zielgruppe ist Rauchen voll uncool und ganz und gar nicht sexy. Es wird lediglich toleriert, hingenommen, weil man Sie ansonsten mag. Man mag Sie trotz und nicht etwa wegen des *»weltgewandten«* Rauchens. Machen Sie den großen Partner- und Flirtfaktor-Test. 2,8 kg nehmen Raucher im Durchschnitt *vorübergehend* zu.[72] Kreuzen Sie an, was etwas mehr Gewicht nach dem Rauchstopp wirklich bedeutet.

❑ stimmt ❑ stimmt nicht: Lieber 3 kg Gewicht mehr dran als jemanden vor sich zu haben, der nach Teer aus Mund und Lunge riecht, dessen Haar müffelt und dessen Haut aus jeder Pore verraucht riecht.

❑ stimmt ❑ stimmt nicht: Lieber 3 kg mehr dran als beim Küssen das Gefühl zu haben, einen Aschenbecher auszulecken.

❑ stimmt ❑ stimmt nicht: Lieber 3 kg mehr dran als jemanden mit fahler Haut und gelben Zähnen.

❑ stimmt ❑ stimmt nicht: Lieber 3 kg mehr dran als jemanden, dessen Haut 10 Jahre vorzeitig faltig wird und gealtert aussieht.

❑ stimmt ❑ stimmt nicht: Lieber 3 kg mehr dran als jemanden, der dauer-hustet, abschleimt oder eine kratzig-verrauchte Stimme hat.

❑ stimmt ❑ stimmt nicht: Lieber 3 kg mehr dran als jemanden, der sich merkwürdig ungesund anfühlt und vielleicht 8 Jahre zu früh stirbt, wenn wir lange zusammen wären.

❑ stimmt ❑ stimmt nicht: Lieber 3 kg mehr dran und dafür jemanden, der ansonsten sportlich und fit genug ist, um viel zu unternehmen.

❑ stimmt ❑ stimmt nicht: Lieber 3 kg mehr dran als jemanden, der mir die Luft zum Durchatmen wegnimmt und ich immer mitqualmen muss.

❏ stimmt ❏ stimmt nicht: Lieber 3 kg mehr dran und dafür jemanden, der nicht während eines romantischen Essens ständig zum Rauchen verschwinden muss oder sonst unleidlich nervös wird.

Wie attraktiv sind Sie wirklich?

Wie haben Sie beim Test abgeschnitten? Ach, der war vorhersehbar und tendenziös? Fakt bleibt aber: Rauchen ist ziemlich unattraktiv, finden Sie nicht auch? Und Ihre Figur ist nur ein Bruchteil Ihrer Attraktivität. Das Ergebnis kam bei einer deutschlandweiten Umfrage auch heraus.[73] Überzeugte Raucher sehen sich gerne als weltgewandt, faszinierend und sexy. Diese Selbsteinschätzung wurde durch millionenschwere, gesteuerte Kampagnen der »Zigaretten«-Industrie in den Raucherköpfen platziert. Nichtraucher lassen sich davon nicht täuschen. Sie verlassen sich auf den Instinkt, wenn sie an Rauchern schnüffeln oder Schadstoffwolken einatmen. Nur 8 % der Nichtraucher finden Rauchen sexy! 14 % lehnen ein Date mit einem Raucher ab! 12 % lehnen Sex mit einem Raucher grundsätzlich ab! Mehr als 50 % fanden das Rauchen des Partners öfters ekelerregend! Und nun die »Selbstwahrnehmung« der Raucher: Nur 6 % der Raucher glaubten, dass ihr Rauchverhalten schon einmal der Anlass für einen Korb gewesen sein könnte. Fremd- und Selbstbild passen hier wohl nicht zusammen.

Nichtrauchen macht Ihre Haut schöner, Ihren Atem besser, Sie altern langsamer, Sie riechen gut, sind nicht mehr von der Sucht gesteuert und so für viele Menschen wesentlich anziehender. Diese Vorteile überwiegen bei weitem die 2 – 3 Kilogramm mehr, die Sie **vielleicht und nur vorübergehend zunehmen könnten**. Eventuelle Pfunde bekommen Sie bald wieder runter, und ich werde Ihnen zeigen, wie Sie diese erst gar nicht zunehmen.

Wenn Sie die gesundheitlichen Folgen dann noch mit einkalkulieren … Aber eigentlich wissen Sie es ja schon lange: *»Ich höre nicht auf zu rauchen, weil ich sonst Gewicht zulege«* ist eine der fadenscheinigsten Ausreden. Eine faule Entschuldigung, die Ihnen direkt aus Ihrem Suchtgehirn zugeflüstert wird, um weiter Nikotin zu qualmen. Falls

Sie einen selbstklebenden Zettel haben, hängen Sie sich diesen an den Spiegel: *Lieber attraktiv & sexy statt Raucher.*

Mehr dazu, warum Raucher nicht schlanker sind als Nichtraucher und wie Sie das Gewicht nach dem Rauchstopp halten, finden Sie in Teil 4 des Buches.

Nichtrauchen ist die beste Anti-Aging-Kur

Raucher altern wesentlich schneller. Wie sähe Ihre Haut aus, wenn Sie nicht rauchen? Erfahren Sie mehr dazu am Beispiel von Zwillingsfotos, bei denen der eine raucht und der andere nicht raucht. Langsamer zu altern, besser zu riechen und attraktiver zu sein, das motiviert viele, mit dem Rauchen aufzuhören.

ϗ Premium Internetprogramm Tag 8

Fazit
- **Raucher schätzen sich attraktiver ein, als sie von anderen eingeschätzt werden.**
- **Zigaretten halten Sie weder schlank noch machen Sie sexy.**
- **Raucher sind nicht schlanker als Nichtraucher.**
- **Rauchen lässt Sie früher altern und ruiniert Haut, Zähne, Knochen.**
- **Ein Rauchstopp macht Sie insgesamt attraktiver und anziehender.**

14. Der tägliche Chemie-Cocktail

Das bisschen Teer (elegant als Kondensat bezeichnet) und Kohlenmonoxid, das auf der Packung deklariert ist, damit konnte ich gut leben. Wie alle Raucher wusste ich, dass Zigaretten Schadstoffe enthalten. Nur: Was genau ich da genau inhalierte, das wollte ich gar nicht so genau wissen. Tatsächlich hat es mir aber erheblich geholfen, mich damit zu beschäftigen.

Also bitte: Bevor Sie das Buch jetzt zuklappen, weil »jetzt« (wieder) nicht der richtige Zeitpunkt ist, lesen Sie in das Kapitel doch einmal hinein. Zünden Sie sich dabei ruhig eine Zigarette an. Das entspricht auch ungefähr der Kapitellänge.

Tabakrauch ist ein komplexes chemisches Gemisch aus bis zu 4800 Verbrennungsprodukten.[74] Davon sind 2000 als Giftstoffe bekannt. Alleine mit den 600 Zusatzstoffen der Tabakindustrie vergasen Sie sich mit einem schwer zu analysierenden chemischen Gemisch. 90 Stoffe im Tabakrauch sind inzwischen als krebserzeugend eingestuft.[75] Für krebserzeugende Substanzen kann keine Untergrenze festgelegt werden, ab der diese unschädlich wären. Schon kleinste Mengen dieser krebserzeugenden Substanzen können Zellen entarten lassen.

Tag für Tag inhalieren Raucher einen Giftmüll-Cocktail aus Dioxin, Nitrosaminen, Schwermetallen, Benzolen, Polyzyklischen Kohlenwasserstoffen, Arsen, Kadmium, Formaldehyd … Auch »light« und »ultralight« haben genau dieselbe Menge toxischer Substanzen und krebsauslösender Stoffe im Tabakrauch. Zigaretten ohne Zusatzstoffe sind nicht besser. Durch Werbeslogans wie »Gute Vorsätze. Ohne Zusätze« soll der Raucher mit der gleichen »Gesundheits-Strategie« getäuscht und am Rauchen gehalten werden, wie in den 90er Jahren mit den Light-Zigaretten. Natürlich wurde kurz vor

Silvester diese verdummende Werbung plakatiert, um Raucher vom Absprung abzubringen.

»Ich bin Genussraucher«

Einmal eingeatmet, bilden die hochgiftigen Partikel und Gase einen feinen Giftstoff-Film auf allen Schleimhäuten des Mund-, Rachen- und Lungenraums. Ihre Lungenbläschen haben eine Oberfläche von einem Tennisfeld oder 140 m². Selbst die flüchtigsten und hochgiftigsten gasförmigen Substanzen werden im Feuchtigkeitsfilm der Lungenbläschen gelöst, gebunden und von dort weiter in den Körper transportiert. Es leuchtet jedem sofort ein, dass dies nicht gutgehen kann.

Die Folge des hochgiftigen Krebscocktails: 92 % Mundhöhlenkrebsfälle, 90 % aller Lungenkrebsfälle, 81 % der Kehlkopfkrebsfälle und 78 % der Speiseröhrenkrebsfälle sind bei Männern direkt auf das Rauchen zurückzuführen. Durch den Weitertransport der krebserzeugenden Stoffe vervielfacht sich die Krebshäufigkeit in vielen Organen. 30 % aller Krebsfälle in der EU gehen auf das Rauchen zurück. Ein Grund: Verschiedenste Krebsgene werden überhaupt erst von den Schadstoffen aktiviert, die sonst von Ihrer Erbsoftware gar nicht abgelesen würden. Durch den Giftmüll sind auch bestimmte Reparaturgene noch Jahre nach dem Rauchstopp verändert und blockiert.[76]

»Ich bin Genussraucher.« Was für ein morbider Genuss, wenn man Tag ein Tag einen krebsauslösenden Schadstofffilm auf seine Schleimhäute aufraucht. Jeder 2. Raucher bezahlt viel zu früh mit dem Leben dafür. 5 Millionen Menschen jährlich weltweit.

»Ach was Zigaretten, Umweltbelastung ist genauso schlimm«

Zigaretten sprengen jeden erlaubten Grenzwert für Umweltbelastungen. Mit 20 Zigaretten täglich liegt Ihre Feinstaub-Belastung circa 1000fach höher als der Grenzwert.

Wie viele krebserzeugende Substanzen rauchen Sie pro Zigarette? Hier eine kleine Auswahl der 90 enthaltenen krebserregenden Stoffe pro Zigarette.[77] Die Angaben sind in Milligramm (mg), in Mikrogramm (mcg) oder in Nanogramm (ug). Was für ein »Genuss«:

Acetaldehyde 980 mcg – 1.37 mg, Acrylonitrile 1 – 2 mg, 4-Aminobiphenyl 0.2 – 23 ug, o-Anisidine Hydrochloride, Arsenic, Benzene 5.9 – 75 mcg, Beryllium 0.5 ug, 1,3-Butadiene 152 – 400 mcg, Cadmium 1.7 mcg, 1,1-Dimethylhydrazine, Ethylene oxide, Formaldehyde, Furan, Heterocyclic amines, Hydrazine 32 mcg, Isoprene 3.1 mg:Lead, 2-Naphthylamine 1.5 – 35 ug, Nitromethane, N-Nitroso-di-n-Butylamine 3ug, N-Nitrosodiethanolamine 24 – 36 ug, N-Nitrosodiethyl-amine bis 8.3 ng, N-Nitrosodimethylamine 5.7 – 43 ug, N-Nitrosodi-n-Pro-pylamine 1ug, 4-(N-Nitrosomethylamino)-1-(3-Pyridyl)-1-Butanone 4.2 mcg, N-Nitrosonornicotine 14 mcg, N-Nitrosopiperidine, N-Nitrosopyrrolidine 113 ug, N-Nitrososarcosine 22 – 460 ug, Polonium-210, Polycyclic aromatic hy-drocarbons 28 – 100 mg, o-Toluidine 32 ug, Vinyl chloride 5.6 – 27 ug.

Diese Liste enthält noch nicht einmal die weiteren 4800 chemischen Moleküle des Rauchs, die bisher noch nicht eigens auf ihre gesund-heitlichen Folgen untersucht wurden.

Warum diese Liste? Sie führt eines plastisch vor Augen: Es geht nicht um ein bisschen Teer oder CO, die auf den Packungen ange-geben werden. Wenn Sie sich viele Jahre lang mit Dutzenden krebs-auslösender Stoffe vergasen, leuchtet es ein, dass Ihr Erbgut sich verändert. Schon lange bevor ein Raucherkrebs diagnostiziert wird, lassen sich Veränderungen an den Zellen im Mund, Rachen, Lun-gen- und Blasenbereich finden, die man als Krebsvorläuferzellen kennt. Die gute Nachricht ist: Viele dieser Krebsvorläuferzellen bil-den sich nach dem Rauchstopp wieder zurück. Wenn Sie früh ge-nug aufhören. Setzen Sie sich doch bald einen Rauchstopp-Termin, bevor es zu spät ist.

Kurzinfo für Schwangere: Noch ungeboren – und schon mitrauchen

Die im Tabakrauch enthaltenen Schadstoffe gelangen über die Na-belschnur in den Blutkreislauf Ihres ungeborenen Kindes. Schutzlos ist das Ungeborene Tausenden von Schadstoffen ausgeliefert. Krebs-erzeugende Substanzen wie polyzyklische aromatische Kohlenwas-serstoffe und tabakspezifische Nitrosamine gelangen so in den Orga-nismus des Fötus und können dort Erbgutschäden hervorrufen. Die Fehlbildungsrate erhöht sich, und es kommt häufiger zur Geburt missgebildeter Kinder.[78] Andere Stoffe wie Blei beeinträchtigen die Entwicklung des Gehirns. Das kleine Ungeborene kann die Schadstoffe im Vergleich zum erwachsenen Körper auch viel schlechter abbauen, da die dazu benötigten Organe noch unzureichend entwickelt sind. Die Vielzahl der Giftstoffe erhöht das Risiko für Fehl- und Todgeburten um 30 % und führt doppelt häufig zu Frühgeburten bei Raucherinnen.[79] 20 % der Schwangeren rauchen kurz vor der Geburt im Durchschnitt noch 13 Zigaretten pro Tag. Das sind 3640 Zigaretten in 9 Monaten oder 36 400 Giftmüllinhalationen. Rauchen in der Schwangerschaft ist eine Form von Kindesmisshandlung.

Schalten Sie Ihr eigenes Atomkraftwerk ab!

Gebannt haben Sie sicher den Super-Gau von Fukushima verfolgt und über die unabsehbaren Folgen für die Gesundheit durch radioaktive Strahlung nachgedacht. Der Horror, wenn radioaktive Wolken in die falsche Richtung ziehen, steckt uns seit Tschernobyl in den Knochen. Die Helden von Tschernobyl und Fukushima hatten keine oder unzureichende Schutzkleidung. Aber eines hatten sie immer dabei: Atemschutz, damit die radioaktiven Partikel keinesfalls die Lungenbläschen erreichen. Ganz im Gegensatz zu Rauchern. Sie rauchen täglich und direkt radioaktives Polonium-210 und Blei-210 in die Lunge, wo die gefährliche Alpha-Strahlung besonders gut wirkt. Zigaretten sind Ihr persönliches Mini-Atomkraftwerk. Immer dabei. Direkt am Mund.

Die Tabakpflanze reichert Polonium-210 und Blei-210 besonders stark an. Im Verbrennungsvorgang wird es freigesetzt und 10 % davon gelangen in den inhalierten Rauch. In den äußeren Lungengeweben von Rauchern findet man beide radioaktiven Partikel gleichermaßen. Bei Rauchern ist die dort gemessene Radioaktivität bis zu 100mal höher als im Rest der Lunge. Tabak kann bis zu 1000fach radioaktiver sein als die Blätter von Bäumen, die man direkt um Tschernobyl herum findet. Denn Polonium-210 strahlt 1000fach stärker als Plutonium oder Cäsium-123, das bei uns von Tschernobyl und über Japan abregnete!!

Strahlend schön durch Rauchen

Die jährliche Strahlendosis entspricht bei täglich 20 Zigaretten in etwa 250 Röntgenaufnahmen der Lunge.[80] 106 Milli-Sievert (mSv) werden im Jahr bei täglich 20 Zigaretten erreicht. Klingt abstrakt. Im Vergleich[81]: 10mSv ist die maximale Jahres-Dosis für Arbeiter in australischen Uranminen. Angestellte in Atomkraftwerken und strahlenexponierten Berufen dürfen maximal 20 mSv/pro Jahr für den ganzen Körper abbekommen. Das ist die zulässige Höchstdosis! Raucher mit einer Packung pro Tag bekommen in einem Jahr das 5-fache dieses Grenzwertes ab und das 100-fache dessen, was für die Bevölkerung neben einem Atomkraftwerk als Grenzwert definiert ist. Ab 100mSv/pro Jahr steigen laut der World Nuclear Association die Krebsfälle an. 350mSv/pro Jahr als ständige Strahlung am Wohnort ist das offizielle Kriterium, um die Bevölkerung in Fukushima und Tschernobyl nach einem Atomunfall umzusiedeln.

Sie rauchen 40 Zigaretten pro Tag? Und Sie exponieren sich mit 206 Milli-Sievert/pro Jahr regelmäßig seit 20 Jahren? So werden Sie strahlend schön. Das Einatmen von radioaktiven Teilchen auf die Lungenbläschen ist gefährlich. Erst seit kurzem weiß man, dass die ständige Strahlenbelastung mehr als die Hälfte aller Raucherlungenkrebsfälle verursacht.

Das radioaktive Polonium-210 und Blei-210 sind die größten Risiken für die »Zigaretten«-Industrie. Auf den Packungen müsste sich längst ein radioaktives Zeichen befinden und die Menge der radioaktiven Substanzen ausgewiesen werden. Anstelle der eher verharmlosenden Teerwarnung, die schon aufgedruckt werden muss. Zigaretten- und Atomindustrie haben beim Thema Risiken manches gemeinsam. Risiken werden verschleiert, Daten gefälscht und verniedlicht. Informationen werden wie nach einem Gau zurückgehalten. Wenn Sie mehr zu dem Polonium in Zigaretten und ihrer radioaktiven Belastung wissen möchten, dann lesen Sie dazu ein Interview der Süddeutschen Zeitung mit Prof. Robert Proctor.

▶ Links zu YouTube

Zusatzstoffe für eine bessere Akzeptanz

Seit einigen Jahren müssen Sie weitere, neue Zusatzstoffe mitrauchen, welche die Zigaretten sozial akzeptabler machen. Als eines der größten Absatzrisiken für die Industrie wurden militante Nichtraucher »entdeckt«, die sich belästigt fühlen und Rauchverbote erwirken. Die »Zigaretten«-Industrie erforschte daher in den vergangenen 20 Jahren fieberhaft, wie sich durch Zusatzstoffe die Sichtbarkeit von Rauch verringern lassen könnte, wie Irritationen vermindert und der Geruch verbessert werden kann. Je weniger sichtbar und geruchsbelästigend der Rauch wäre, so die Überlegung, desto weniger Nichtraucher würden sich beschweren. Das Interesse lag nicht darin, die Tausende an Rauchschadstoffen zu vermindern. So sehr liegen Nichtraucher der »Zigaretten«-Industrie dann doch nicht am Herzen. Es ging nur darum, mit noch mehr Chemikalien die Sichtbarkeit des Rauches und den Tabakgestank zu vermindern. Circa 300 Industrie-Patente gibt es hierzu.[82] Auf die zusätzliche Schädlichkeit der neu entstandenen chemischen Verbindungen wurde kaum ein Stoff von unabhängigen Wissenschaftlern geprüft. Raucher rauchen so noch mehr Chemikalien für die bessere soziale Akzeptanz ein. Raucher sind eben doch rücksichtsvoll. Alles zur Sicherung des guten Geschäfts der Nikotinindustrie:

- für verbesserten Geruch: Acetylpyrazine, anethole, beta-caryophyllene, cedrol, ethyl 3-methylvalerate, furaneol, limonene, p-anisaldehyde, phenethyl alcohol, »Aromatek 150«, »Aromatek 245«

- für weniger Irritation: Aluminium sulfate, $(NH4)2SO4$, $NaH2PO4$, »XLF-636«, »XLF-662«, »XLF-680«, »XLF-755«

- für geringere Sichtbarkeit: Alumina sol-gel, $MgCO3$ sol-gel, $MgCo3$, $H3PO4$, $K2P2O7$, $CaCO3$, $NA2CO3$, Calcium carbonate, $Na2CO3$, Calcium chloride, citric acid, magnesium oxide, potassium acetate, potassium citrate, sodium hexametaphosphate, Glutaric acid, hydromagnesite, malonic acid, potassium phosphate, magnesite, potassium succinate, magnesium carbonate, Monobasic potassium phosphate, calcium carbonate, Monopotassium phosphate Phosphate, »Studio 26 blend«, »XTH Studio blend«

Schneller außer Atem und weniger konzentriert durch das Rauchen

Warum? Dies liegt am Kohlenmonoxid, was sich statt Sauerstoff auf die roten Blutkörperchen setzt. Kohlenmonoxid bindet sich 300-mal besser an die roten Blutkörperchen als Sauerstoff.

Dadurch haben Sie immer zu wenig Sauerstoff und kommen schneller dazu, nach Luft zu japsen.

Kohlenmonoxid ist ein hochgiftiges, geruchsloses Gas. Warum ist den meisten nach ihren allerersten Zigaretten schwindelig und leicht übel? Da Kohlenmonoxid den Sauerstoff von den roten Blutkörperchen verdrängt. Gelegenheitsraucher spüren diesen Schwindel immer. Und warum wird es Rauchern, die täglich rauchen, nicht mehr schwindelig? Raucher bilden mehr rote Blutkörperchen, damit die Zellen irgendwie an Sauerstoff kommen. Das verbessert zwar die Sauerstoffzufuhr etwas, macht aber das Blut dickflüssiger und kann dazu führen, dass kleine Blutgefäße verstopfen.

Sie hatten sicher öfters mal Kopfschmerzen gehabt, wenn Sie richtig heftig mit Freunden einen Abend durchgequalmt haben? Kein Wunder. Erst nach 6 Stunden baut sich das Kohlenmonoxid um die Hälfte ab und macht wieder Platz für mehr Sauerstoff auf den Blutkörperchen. Kopfschmerzen, leichte Übelkeit und etwas Schwindel sind die typischen Symptome einer leichten Kohlenmonoxid-Vergiftung, bei der viel zu wenig Sauerstoff durch den Körper transportiert wird. Man fühlt sich »vergrippt«. Noch am nächsten Morgen hat man einen richtigen Zigarettenkater und hustet sich zusätzlich den Dreck von der Lunge. Da ist er, der beste Zeitpunkt um aufzuhören. Nie hasst man das Rauchen so sehr wie an einem solchen Morgen.

Haben Sie sich schon mal die Frage gestellt warum Rennfahrer nie rauchen? Auch wenn Michael Schumacher jahrelang im roten Marlboro-Anzug fuhr und Werbung machte, hätte er dies nie riskiert. Durch die Mangelversorgung mit Sauerstoff wäre er zu schnell müde und unkonzentriert, vor allem auf langen Rennen. Während Nikotin die Konzentration etwas stimuliert, wird dieser »positive Effekt« komplett zunichte gemacht durch den wenigen Sauerstoff, der nur noch transportiert werden kann. Zigaretten rauchen macht also keineswegs konzentrierter. Wenn Sie den Eindruck haben, sich nach dem Rauchen besser konzentrieren zu können, liegt das meist nur daran, dass die Entzugserscheinungen wie innere Unruhe und Nervosität nachlassen. Das nimmt man als Raucher selektiv als Erstes wahr. Aber bei komplexeren oder kreativen Denkaufgaben schneiden Raucher wegen des Sauerstoffmangels in Studien schlechter ab.

Kurzinfo für Schwangere: Kohlenmonoxid und Nikotin

Kohlenmonoxid vermindert die Sauerstoffversorgung des ungeborenen Kindes, wenn während der Schwangerschaft geraucht wird. Zusätzlich verengt Nikotin die Gefäße (an der Plazenta). So kommt über die Blutversorgung weniger Sauerstoff beim Kind an. Das ist ungefähr so, als würden Sie einem Taucher unter Wasser die Luftzufuhr abdrücken. Die Funktionsfähigkeit des Herzens des Ungeborenen wird eingeschränkt. Mehr Fehl-, Früh- und Todgeburten sind die Folge des Kohlenmonoxids. Der bei Eltern zu Recht gefürchtete plötzliche Kindstod ließe sich um die Hälfte vermindern, wenn während der Schwangerschaft nicht geraucht würde. Der plötzliche Kindstod ist die dritthäufigste Todesursache bei Säuglingen. Zusätzlich gibt es durch die Sauerstoffunterversorgung Wachstums- und Entwicklungsstörungen, einschließlich des Gehirns und der Entwicklung der Intelligenz.

Viele Schwangere würden gerne aufhören zu rauchen, wenn sie wüssten wie. Schwangere sind aber auch sehr erfolgreich: 10-mal so viele Schwangere schaffen es, erfolgreich mit dem Rauchen aufzuhören, im Vergleich zu der Erfolgsrate bei einem normalen Aufhörversuch![83] Gehören Sie dazu! Trotz dieser Erfolgsrate drehen immer noch ein Fünftel aller schwangeren Frauen noch wenige Wochen vor der Geburt dem Ungeborenen täglich mehrmals den Sauerstoff ab.

»Ach was, an einer befahrenen Straße bekomm' ich mehr Kohlenmonoxid ab.«

Ob Sie eine Zigarette rauchen oder das Gesicht direkt an den Auspuff eines Autos halten – Sie bekommen ungefähr genauso viel Kohlenmonoxid ab. Raucher bekommen 1000-mal mehr davon ab, als es für die maximale Arbeitsplatzkonzentration erlaubt ist.[84]

Hier der Vergleich der Kohlenmonoxidkonzentration:

Frische Seeluft	0,06 ppm
Maximale Arbeitsplatzkonzentration	30 ppm
Straßenecke	5 – 50 ppm
Starker Verkehr	50 – 100 ppm
Zigarettenrauch	20 000 – 60 000 ppm
Autoabgas direkt am Auspuff inhaliert	30 000 – 80 000 ppm

»Egal. Hat mir bis jetzt auch nicht geschadet.«
Sie haben es nur noch nicht gemerkt: Kohlenmonoxid ist vor allem an Ihren Arterienwänden aktiv. Über verschiedene entzündliche Prozesse sorgt es dafür, dass sich vermehrt Fett dort ablagert. Sie sind so jung und gesund wie Ihre Blutbahnen. Die Arterien von lebenslangen Rauchern sind total verfettet. Diese sogenannte Arterienverkalkung führt dazu, dass sich Blutgefäße zum Herzen, zum Gehirn, den Nieren, aber auch zu den Füßen zusetzen. Die Schlaganfall- und Herzinfarkthäufigkeit geht hoch und Raucherbeine müssen amputiert werden. Und wenn Männer mal richtig gute und sich schnell erweiternde Gefäße brauchen, dann sind diese häufig zugesetzt und haben nicht genügend Blutfluss. Erektionsstörungen sind die Folge. Kohlenmonoxid wirkt langfristig, und es mag sein, dass Sie die Veränderungen vielleicht noch nicht bemerkt haben.

⤬ Links zu YouTube

»Natürlich betrifft mich das nicht. An irgendetwas muss man ja sterben.«
Dies ist die ultimative Abwehr eines Rauchers. Man zeigt, wie abgeklärt man ist. Oder hat man sich nur damit abgefunden, dass man nicht weiß, wie man aus dem tödlichen Rauchgefängnis ausbrechen kann?

Stellen Sie sich den Skandal vor, wenn in Schokolade 4800 Giftstoffe gefunden würden. Nachrichten-Specials würden die Sender überfluten, Regierungssprecher würden Stellungnahmen abgeben, und Verantwortliche würden bis in die Politik hinein gesucht. Köpfe würden rollen. Der sofortige Entzug der Zulassung für den Vertrieb von Schokolade würde gefordert. Bei 140 000 Schokoladentoten kämen auch die Firmenchefs wegen fahrlässiger Tötung sofort an den Pranger. Der einzige Unterschied zum Tabak ist, dass es keine Schokoladensteuer gibt, die der viertgrößte Einnahmeposten im Staatshaushalt ist.

Es ist Ihre Entscheidung. Würden Sie eine Münze um Ihr Leben werfen? Die Hälfte der Raucher stirbt vorzeitig an den Folgen des Rauchens. Im Durchschnitt aller Raucher 10 Jahre früher. Wenn Sie bis zum Lebensende ohne größere Pausen durchrauchen, sogar 14 Jahre früher. Nur 59 % aller Raucher erreichen das 70. Lebensjahr. Kein Wunder bei den vielen hochgiftigen Substanzen, die mit jeder Zigarette direkt auf die transportaktiven Lungenbläschen aufgeraucht werden. Bei 20 Zigaretten täglich sind das circa 73 000 toxische Schadstoffinhalationszüge pro Jahr. Nach 1,4 Millionen Schadstoffzügen oder 20 Jahre später haben Sie meist schon starke Zellveränderungen.

Die Angst um Ihre Gesundheit ist real. Die Angst aber, dass Sie das Leben nie wieder so genießen werden wie mit der Zigarette, ist eine Einbildung. Sie fühlt sich zwar real an, aber nur solange Sie rauchen und nikotinabhängig sind. 30 % Ex-Raucher gibt es in Deutschland. Diese scheinen nichts zu vermissen. Oder liegt Ihnen jeder dritte Erwachsene in den Ohren, wie sehr er sich danach sehnt weiterzurauchen?

Blicken Sie nach vorne

»Oh Mann, ich fühle mich so schlecht, dass ich jahrelang …« Sofort wieder vergessen, dieses negative Denkmuster. Keine Vorwürfe gegen sich selbst. Die Sucht lässt einen viele verrückte Dinge tun. Das einzig Wichtige ist: Schauen Sie nach vorne! Entscheiden Sie sich, Ihren Körper nicht weiter als Giftmülldeponie zu nutzen. Das ist eine positive Denkweise. Sie werden sich schon bald ohne diese Belastung viel besser fühlen.

Fazit

- Sie inhalieren täglich einen Chemie-Cocktail aus 4800 Verbrennungsprodukten, 90 krebserzeugenden Substanzen und 600 nicht deklarierten Zusatzstoffen.
- Die Kohlenmonoxid- und Feinstaubbelastung eines Rauchers ist 1000-mal höher als die erlaubten Grenzwerte.
- Die radioaktive Belastung eines Rauchers ist 5-fach höher als die maximal erlaubte Strahlenbelastung eines Arbeiters in einem Atomkraftwerk.
- Bei 20 Zigaretten pro Tag oder 73 000 chemisch und radioaktiv verseuchten Giftmüll-Inhalationen pro Jahr kann dies nicht ohne Folgen bleiben.

⨂ Links zu YouTube

15. Die Milchmädchen-Risikorechnung

Schön, dass Sie dabei sind und weiterlesen. Gleich vorab, denn jetzt geht's an das Eingemachte: Betrachten wir zusammen einmal die sechs beliebtesten Tricks, mit denen wir Raucher alle Hindernisse umschiffen, um weiterrauchen zu können. Das eigene, gefühlte gesundheitliche Risiko überdeckt der Raucher mit einem Gemisch aus verschleiernden Einzelfällen und realitätsfernen Milchmädchenrechnungen. Diese selbstgebastelte Risikowahrnehmung unterscheidet sich komplett von den realen Risiken. Natürlich weiß das der Raucher. Hier die beliebtesten Selbsttäuschungsmanöver.

Strategie 1: Naiv bleiben

»Wenn Rauchen angeblich so schädlich ist, dann wären Zigaretten doch längst verboten.« Die Verantwortung wird an die Obrigkeit abgegeben, und man stellt sich naiv. Komisch nur: Dasselbe Argument, dass Zigaretten doch dann verboten wären, benutzt auch gerne der Deutsche Zigarettenverband, die Lobby-Organisation der Zigarettenindustrie.[85] Politische Durchsetzbarkeit bei 30 % Rauchern in der Bevölkerung und tatsächliches Risiko haben wenig miteinander zu tun. Wenn Zigaretten ein Konsumprodukt wie jedes andere sind, wie die Tabakindustrie gern behauptet, warum kosten sie dann 8,6 Mrd. Euro an Gesundheitskosten?

Sie sind für sich selbst verantwortlich. Die Realität: 5 Millionen Raucher sterben an den Folgen des Rauchens weltweit. 140 000 allein in Deutschland, pro Jahr. Die durchschnittliche Lebenszeit verkürzt sich um 10 Jahre.

»Ach was, woher will man das denn so genau wissen?« Aus Überlebensstudien. Nehmen wir zum Beispiel 34 000 britische Ärzte, über die man 50 Jahre lang Sterbe- und Krankheitsdaten gesammelt hat.[86] Und um sich gar nicht erst im Detail zu streiten, ob Rauchen nun

diesen oder jenen Krebs ausgelöst hatte oder nicht, war im Ergebnis das Einzige was zählte: die Überlebenszeit. Diese war bei den nichtrauchenden Ärzten wesentlich länger. Stellen Sie sich also mal ganz real Ihre 10 besten rauchenden Freunde vor und wie viele von ihnen im Alter von 60, 70, 80 noch da sind …

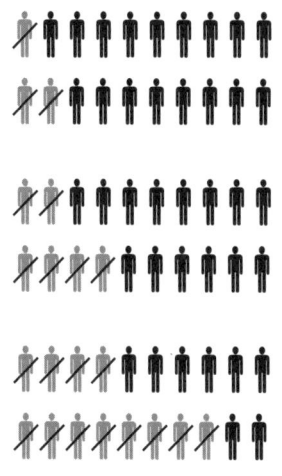

93 % der Nichtraucher leben mit 60 Jahren

aber nur 79 % der Raucher

85 % der Nichtraucher leben mit 70 Jahren

aber nur 57 % der Raucher

59 % der Nichtraucher leben mit 80 Jahren

aber nur 26 % der Raucher

Strategie 2: Risiken kleinreden oder vergleichen

»Egal ob ich rauche oder nicht, irgendwo ist immer ein Risiko. Ich könnte auch vom Bus überfahren werden.« Ok, aber würden Sie jemals in ein Flugzeug einsteigen, wenn jedes fünfte davon abstürzt? Je schrecklicher ein Risiko erscheint und je weniger man Einfluss darauf hat, desto höher wird es als Risiko eingeschätzt. Terroranschläge, Flugzeugabstürze, Tsunamis werden als bedrohlich empfunden. Die Eintrittswahrscheinlichkeit ist minimal. Nicht so beim Rauchen: Hier ist die Eintrittswahrscheinlichkeit extrem hoch.

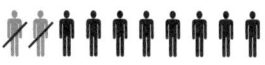

20 % aller Todesfälle bei Männern über 35 sind die alleinige Folge des Rauchens[87]

»Ach, die Umweltbelastung, Abgase und Feinstaub sind doch genauso schlimm für die Gesundheit.« Pro Jahr bekommt Ihre Lunge eine Tasse Teer ab und die Feinstaubbelastung liegt 1000fach über dem Grenzwert. Das fängt an, sich bemerkbar zu machen mit Kurzatmigkeit und Raucherhusten und endet mit einem fast totalen Verlust der Lungenfunktion, der sogenannten COPD (chronisch obstruktive Lungenerkrankung). Das Lungengewebe kann bei COPD kaum noch Sauerstoff aufnehmen. Man erstickt mehr oder weniger. Viele Raucher haben von COPD noch nicht einmal gehört, obwohl es die dritthäufigste Todesursache bei Rauchern ist. Von den 20 710 deutschen COPD-Todesfällen im Jahr 2006 waren 90 % Raucher. (Mehr zu COPD im Premium Internetlernprogramm Tag 9)

 90 % der COPD-Fälle sind Raucher

Strategie 3: Risiken scheinbar kontrollieren

Risiken, auf die man angeblich Einfluss nehmen kann oder die freiwillig eingegangen werden, werden als kontrollierbar eingestuft.

»Ich rauche zwar, aber ich ernähre mich gesund.« Sie können die 4800 Schadstoffe und 90 krebserzeugenden Substanzen im Rauch nicht kontrollieren oder durch Bioobst ausgleichen. Dies ist eine Milchmädchen-Rechnung. Insgesamt werden 30 % aller Krebsfälle auf das Rauchen zurückgeführt. Manche Krebsformen kommen fast ausschließlich bei Rauchern vor, wie in der Abbildung unten zu sehen ist.[88] Zum Beispiel Lungenkrebs: 42 000 Männer und Frauen sterben daran pro Jahr in Deutschland. Dies entspricht ca. 120 abgestürzten Jumbo Jets im Jahr. Jeden dritten Tag im Jahr eine vollbesetzte Maschine. Ein Wahnsinn. Lungenkrebs ist die vierthäufigste Todesursache. Weltweit sterben daran unnötig und zu früh 1,2 Millionen Raucher oder stürzen 3428 Jumbo Jets ab. Flugzeugunfälle, Erdbeben oder Terroranschläge werden von den Medien aufgeblasen. Raucher stürzen jeden Tag ab. Im Stillen. Ohne Berichterstattung in den Medien. Sie sehen, wie verdreht die Risikowahrnehmung von Rauchern und den Medien ist. Sie kontrollieren gar nichts.

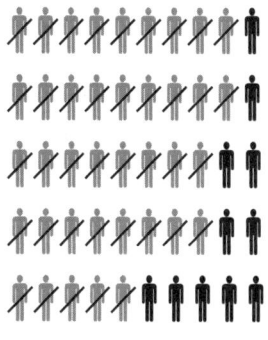 Anteil der Raucher bei Lungenkrebs 90 %

Anteil der Raucher bei Mundhöhlenkrebs 92 %

Anteil der Raucher bei Kehlkopfkrebs 81 %

Anteil der Raucher bei Speiseröhrenkrebs 78 %

50 % aller Nieren- und Blasenkrebse bei Männern sind auf das Rauchen zurückzuführen[89]

»Deswegen rauche ich Light-Zigaretten oder Zigaretten ohne Zusatzstoffe.« Augenwischerei: Sie vermindern dadurch die krebserzeugenden Substanzen nicht.

»Ich rauche ja freiwillig.« Ein Risiko wird nicht kleiner, weil Sie es freiwillig eingehen.

»Ich werde schon früh genug aufhören.« Risiken, die erst in 10 – 20 Jahren eintreten, erscheinen kleiner, obwohl die Eintrittswahrscheinlichkeit hoch ist. Was ist bitte früh genug? Entartete Zellen in der Lunge findet man schon sehr früh bei Rauchern. *»Sterben musst Du sowieso, schneller geht's mit Marlboro«*, trifft zu, wie Sie nachfolgend sehen:

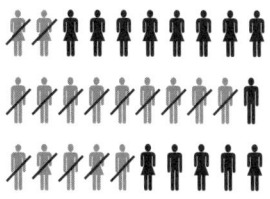 23 % der Lungenkrebsfälle bei Frauen werden unter 50 Jahren festgestellt[90]

90 % aller Herzinfarkte unter 40 treffen Raucher

Die Hälfte der durch Tabakrauch verursachten Todesfälle tritt zwischen 35 – 69 Jahren ein. Die Einzahlung in die Rentenversicherung ist für die Hälfte aller Raucher unnötig. Sie erleben die Rente nicht mehr.

Strategie 4: Risiken leugnen

»Ich glaube das alles nicht. Die Packungsaufdrucke interessieren mich nicht. Ich ignoriere sie.« Leugnen vermindert nicht die realen Risiken. Viele Raucher verachten sich selbst dafür, denn sie wissen, dass sie sich wegen der Sucht zu Tode rauchen.

»Ach was, das liegt doch bestimmt an der persönlichen Konstitution, ob man krank wird oder nicht. Ich rauche seit 20 Jahren und bin kerngesund.« Gut, schauen wir uns an, was Rauchen anrichtet, bei absolut gleichem Genmaterial. Wie? Indem man die Todesursache von 1515 Zwillingen der Jahrgänge 1917 – 27 untersucht hat, bei denen der eine Zwilling rauchte und der andere Zwilling nicht. Das Ergebnis bei gleichen Genen: Das Risiko, vor Erreichen des 60. Lebensjahres zu sterben, war doppelt so hoch. Bei schweren Rauchern sogar 3-mal so hoch. Außerdem 4-mal so hohes Risiko für Tod durch Herz-Kreislauf-Erkrankungen, 3-mal so hohes Risiko für Krebs und 5-mal so hohes Risiko für Lungenkrebs. Das Risiko wird nicht kleiner, weil Sie Ihre Konstitution und Gesundheit überschätzen. Besonders Männer oder Jüngere neigen zu diesem Unverletzbarkeitsphantasien.

»Mich betrifft das sowieso nicht.« Es ist erstaunlich, mit was Raucher ihre Autos ausstatten: Sicherheitsgurte, ABS, Airbags. Wer würde sich freiwillig 10 Jahre früher totfahren lassen? 4050 Tote durch Verkehrsunfälle gab es 2009 in Deutschland. Nur halb so viele starben durch Kehlkopf-, Mund- und Rachenkrebs (1856 Fälle), 4-mal so viele erstickten an COPD (20 710 Fälle), 10-mal so viele starben an Lungenkrebs (42 000 Fälle). Alles Erkrankungen, die fast ausschließlich bei Rauchern auftreten. Weitere 30 % gehen auf das Konto des erhöhten Schlaganfall- und Herzinfarktrisikos. 34-mal so viele Todesfälle wie im Straßenverkehr werden also durch Rauchen verursacht. *»Aber an irgendetwas muss man ja sterben und mich betrifft das sowieso nicht.«*

Todesfälle in Tausend

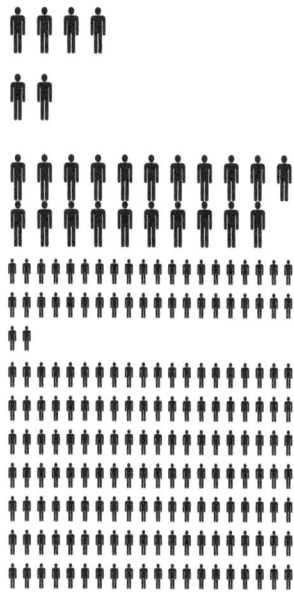

4050 Todesfälle durch Straßenverkehr

1856 Todesfälle durch Mundhöhlen- und Rachenkrebs (92 % davon Raucher)

20 750 Todesfälle durch COPD (90 % davon Raucher)

42 000 Todesfälle durch Lungenkrebs (85 % davon Raucher)

Insgesamt 140 000 Menschen sterben als direkte Folge des Rauchens

Strategie 5: Überfordert reagieren

»Ich weiß gar nicht, was ich glauben soll. Scheint alles nicht bewiesen zu sein. Ich rauche erst mal weiter.« Hierauf setzt die Zigarettenindustrie seit Jahrzehnten. Deren klassische Strategie: Risiken so lange wie es geht verheimlichen, dann Risiken abstreiten und mit bezahlter Auftragsforschung dagegenarbeiten. Den Raucher mit diesen Zahlen verwirren. Gute wissenschaftliche Journale nehmen heutzutage keine Forschungsartikel mehr an, wenn diese durch die Tabakindustrie gesponsert sind. Diese waren zu oft manipuliert. Den Nikotindealern zu glauben, ist die schlechteste Strategie.

Der einzige Grund der Überforderung ist, dass 4800 Schadstoffe an allen möglichen Stellen des Körpers Schädigungen und unzählige tödliche Erkrankungen verursachen. Da kann man schon mal den Überblick verlieren.

Strategie 6: Sich rechtfertigen – Risiken/Nutzen abwägen

»An irgendetwas muss man ja sterben. Ich genieße JETZT.« Bei einem Vorteil werden Risiken eher in Kauf genommen. Rauchen hat aber keinen Vorteil für Ihre Psyche. Es macht Sie nur stressanfällig, unruhiger und leicht reizbar. Die gesundheitlichen Risiken lassen sich nicht nach Milchmädchenart mit dem angeblichen Vorteil für die Psyche verrechnen!!

Mit dem »an irgendetwas muss man sterben« ist es überhaupt so eine Sache. Man stirbt ja nicht sofort an der Zigarette. Im Durchschnitt haben Nichtraucher 68 Jahre, die sie in selbstbewerteter »guter Gesundheit« verbringen. Raucher bewerten aber nur 56 Jahre so.[91] Das heißt, Sie verlieren ein Jahrzehnt, in dem Sie sich nicht mehr leistungsfähig und gesund fühlen, bevor Sie dann 10–14 Jahre zu früh sterben. Das JETZT genießen, hört sich dann schon gar nicht mehr so gut an.

Geben Sie Zigaretten einen letzten Tritt!!

»Rauchen tötet auf 24 verschiedene Arten.« Den Satz finde ich sehr merkfähig. So fängt eine Auswertung für die EU an,[92] die die eindeutig nachgewiesenen Killererkrankungen aufführt, die durch den Zigarettenkonsum entstehen: COPD, Herzinfarkt, Schlaganfall und verschiedene Krebsarten. Gesundheit ist eine große Motivation zum Aufhören. Geben Sie den Zigaretten einen letzten Tritt!!

ᴡ Premium Internetprogramm Tag 9

Fazit

- Um weiterrauchen zu können, belügen sich Raucher systematisch über die Risiken des Rauchens.
- Naiv bleiben, kleinreden, angeblich kontrollieren, leugnen, überfordert tun, sich rechtfertigen sind die typischen Milchmädchen-Strategien. Sie kosten Raucher im Durchschnitt 10 Jahre Lebenszeit.

ᴡ Links zu YouTube

16. Und das verbessert sich!

Oft sagen mir Raucher *»Das Aufhören lohnt sich doch gar nicht mehr für mich, ich habe schon zu lange geraucht.«* Das stimmt aber überhaupt nicht. Oft ist es nur eine Ausrede, um weiterzurauchen oder die Angst davor, es nicht zu schaffen. Aber Sie werden es schaffen, wenn Sie überzeugt sind, dass Nikotin Ihnen keine Vorteile bei Genuss, Stress und Stimmung bringt. Und wenn Sie die 4800 Schadstoffe nicht mehr nachtanken, verändert sich enorm viel in Ihrer Gesundheit und Fitness. *»Und was genau?«* Einige dieser Schadstoffe verschieben schon in den geringsten Mengen Ihren Stoffwechsel an Hunderten verschiedenen Stellschrauben. Die Schadstoffe erhöhen Ihren Herzschlag, verändern die Klebrigkeit der Blutplättchen, erhöhen die Blutfette, vermindern die Entsorgung entarteter Zellen und so weiter. Deswegen zeigen auch große Studien, dass es wegen dieser schadstoffsensiblen »Stellschrauben« im Stoffwechsel kaum etwas bringt, weniger zu rauchen. Schon geringste Mengen wirken negativ. Wenn Sie dagegen die Giftmüllinhalation beenden, sieht man schon nach einem Jahr einen Abfall bei den Herz-Kreislauf-Erkrankungen. Was Sie am schnellsten bemerken, ist natürlich die geringere Belastung der Luftwege. Sie können schon nach kurzer Zeit besser atmen und kommen nicht mehr so schnell aus der Puste. Das fühlt sich einfach super an und ist ein echter Gewinn für Ihre Lebensqualität. Aufhören lohnt in jedem Alter und macht Sie wieder fit.

Nach 20 Minuten	Hände und Füße sind besser durchblutet.
Nach 2 Stunden	Puls, Herzschlag und Blutdruck normalisieren sich.
	Bei Schwangeren: Auch der Herzschlag Ihres ungeborenen Kindes normalisiert sich.
Nach 8 Stunden	Das Kohlenmonoxid ist abgebaut und verdrängt nicht mehr den Sauerstoff von den roten Blutkörperchen. Ihre Zellen werden wieder besser mit Sauerstoff versorgt.
	Bei Schwangeren: Auch Ihr ungeborenes Kind bekommt endlich wieder mehr Sauerstoff.
24 Std.	Ihr Herzinfarktrisiko sinkt.
48 Std.	Nikotin ist zu 100 % aus dem Körper abgebaut.
2 Tage	Ihr Geruchs- und Geschmackssinn verfeinert sich. Sie können besser riechen.
3 Tage	Die Atmung wird deutlich besser. Die kleinen Lungenhärchen (Cilia), die Schmutz aus der Lunge transportieren, erholen sich. Ein gutes Zeichen: Man hustet etwas mehr, weil immer mehr Schmutz und Schadstoffe aus der Lunge abtransportiert werden.
1 Woche	Der Blutdruck sinkt.
3 Monate	Die Lungenkapazität steigt im Durchschnitt um 39 % an und die Kurzatmigkeit verbessert sich. Das Hautbild wird besser.
3 – 9 Monate	Raucherhusten und Infektanfälligkeit gehen zurück, da sich die Lunge wieder besser selbst reinigen kann.
12 Monate	Das Risiko von Herzgefäßerkrankungen halbiert sich.
5 Jahre	Das Risiko für Magen-, Mund- Rachen-, Kehlkopf- und Lungenkrebs hat sich halbiert.

5–10 Jahre	Je nachdem, wie viel Sie geraucht haben, sinkt innerhalb von 5–10 Jahren das Risiko für Herz-kreislauferkrankungen, Herzinfarkt und Schlag-anfall wieder auf das Niveau eines Nichtrau-chers.
10 Jahre	Zellen und Gewebeänderungen, die Krebsvor-stufen waren, sind zum großen Teil ausge-tauscht. Ihr Lungenkrebsrisiko sinkt weiter. Krebs der Mundhöhle, Luft- und Speiseröhre, Harnblase und Nieren verringern sich weiter.
15 Jahre	Ihr Krebsrisiko ist dasselbe wie von einem Nichtraucher.

Fazit

- **Nicht aufzuhören, weil es sich angeblich nicht mehr lohnt, ist nur eine suggerierte Ausrede des Suchthirns, um weiterrauchen zu können, oder die Angst davor, zu versagen.**
- **Sie profitieren immer, wenn Sie die Giftmüllinhalation stoppen.**

↘ Links zu YouTube

17. Wie entscheiden Sie sich?

Zeit für eine Entscheidung

Kein Mensch brauchte die Zigaretten, bevor er sich mühsam süchtig geraucht hat. Und keiner braucht Zigaretten, wenn er die Sucht wieder losgeworden ist. Inzwischen wissen Sie, wie schnell man süchtig wird. Eigentlich hat sich niemand freiwillig dazu entschieden, ein Leben lang weiterrauchen zu müssen. Man gerät in die Nikotinfalle und die Veränderungen im Botenstoffsystem lassen uns dann immer weiterrauchen. Eine Zigarette beseitigt dann nur noch ein leeres, ungutes Gefühl im Inneren und bringt uns auf das Normalniveau eines Nichtrauchers. Was für eine miese Droge, die für viel Geld lediglich ein Normalgefühl beschert. Und dann, nach kurzer Zeit, sitzt man schon wieder in derselben Klemme. Eine endlose Kette, ein Teufelskreis. Wollen Sie das wirklich ein Leben lang weitermachen? Das Nikotin macht Sie mit der Zeit immer nervöser, stressanfälliger und anfälliger für Stimmungsumschwünge. Für dieses »Privileg« inhalieren Sie tödlichen Giftmüll ein, der Sie schneller altern lässt, Ihre Gesundheit ruiniert, die Lebenszeit verkürzt und Sie bezahlen auch noch dafür. Sie wissen seit langem, wie absurd das ist. Es nagt an Ihrer Selbstachtung, dass Sie sich umbringen, weil Sie nicht vom Nikotin loskommen.

Gleichzeitig hat die Droge viele Alltagssituationen sinnlos als Rauchanlass konditioniert. Wie das Lichtsignal bei den Nikotinmäusen eine zwanghafte Nikotinbeschaffung auslöst, so geben Sie sich wie ferngesteuert in immer mehr konditionierten Situationen einen Nikotinschuss. Glauben Sie wirklich, Sie werden eines Tages aufwachen und nicht mehr rauchen wollen? Das werden Sie nicht. Denn von Drogen will man immer mehr und nicht immer weniger. Wann ist der beste Zeitpunkt aufzuhören? JETZT!

Die »Jetzt-ist-nicht-der-richtige-Zeitpunkt-Falle«

Lassen Sie sich nicht in die Falle locken, dass es morgen oder in einem Jahr einfacher sein wird, aufzuhören. Die Falle, dass jetzt der falsche Zeitpunkt ist und Sie noch abwarten sollten. Dieser ist der übelste Trick an der Zigarette. Es wird nie einfacher sein, als es JETZT, in DIESEM Moment, ist. Und gewartet haben Sie schon sehr lange. Wie viele Jahre? 10? Oder 20?

Nehmen wir an, Sie hätten einen Glassplitter im Fuß. Würden Sie noch ein paar Tage warten, um weiterzuhumpeln, oder würden Sie das Glas sofort entfernen? Oder würden Sie den Glassplitter ab und zu ein Stückchen rausziehen, um die Erleichterung zu genießen, um dann wieder so lange aufzutreten, bis Sie sich enorm auf den nächsten Glas-rauszieh-Genuss freuen? Ihre Nikotinkurve ist genau dieser Glassplitter für Ihre Psyche. Sie genießen es, die Unruhe, Gereiztheit und schlechte Laune des Nikotinsplitters immer wieder etwas zu erleichtern. Nur setzen Sie dabei die Kettenreaktion für das nächste Nikotinloch in Gang und rammen Ihrer Psyche den gleichen Splitter wieder rein, und bald darauf wieder und wieder. Da hilft es nur, das Nikotin rauszunehmen und loszuwerden. Den Splitter aus Ihrem Leben zu entfernen. Es gibt keine Vorteile bei der Sucht. Die Nikotinsucht hat nur Nachteile für Ihre Psyche und für Ihre Gesundheit. Treffen Sie JETZT eine Entscheidung aufzuhören, und legen Sie einen Rauchstopptermin fest.

Wollen Sie mit dem Rauchen aufhören?   ❑ Ja   ❑ Nein

Geld als Motivation – Der Rauchrechner

»Schon wieder eine Preis- und Steuererhöhung. Die lassen uns echt bluten. Bei der nächsten Preiserhöhung mach' ich Schluss.« Trotzdem rauchen Sie weiter? Wie viele Preiserhöhungen haben Sie schon durchraucht? Dabei zündet man sich ein Vermögen an. Wer täglich eine Schachtel Zigaretten raucht, verbrennt schnell 140–150 € im Monat. 1600–1700 € pro Jahr. Das sind schon nach 4 Monaten ein neuer Computer oder nach einem Jahr eine tolle Urlaubsreise. Innerhalb von 40 Lebensjahren kommt man auf die Summe einer kleinen Eigentumswohnung. Was würden Sie am liebsten mit die-

sem Geld kaufen? Benennen Sie einmal ganz konkret Ihre Wünsche. ✐

1. … … … … … …

2. … … … … … …

3. … … … … … …

4. … … … … … …

⮑ Internetprogramm Tag 3: Deine Wünsche

Der Rauchrechner: Auf der Internetseite gibt es einen Geldzähler, der Ihnen Ihr bisher verbranntes Vermögen ausrechnet. Und beim Rauchstopp rechnet er aus, wie viel Sie jede Woche und jeden Monat seit dem Stopp eingespart haben. Damit sollten Sie sich in den ersten Wochen nach dem Rauchstopp belohnen. Der Rauchrechner lässt sich als App auf das Handy laden, damit Sie ihn immer dabei haben.

⮑ Internetprogramm Tag 3: Zigaretten/Geldzähler

Alles, was ich am Rauchen hasse ✐

Schreiben Sie hier und jetzt alles auf, was Sie am Rauchen stört und warum Sie aufhören wollen.

1.

2.

3.

4.

5.

6.

7.

8.

9.

10.

11.

12.

⎰ Internetprogramm Tag 1: Sie können diese Liste auch auf der Internetplattform ausfüllen, ausdrucken, oder sich die Liste auf Ihr Handy schicken lassen, damit Sie diese immer dabei haben!

Sie werden all dies nie vermissen!

Ihnen sind nur 5 Punkte eingefallen, was Sie am Rauchen hassen? Das ist eigentlich zu wenig. Hier ist eine Liste mit all dem, was Raucher/innen mir berichteten:

- ☑ *»Mich gestresst zu fühlen und dagegen anzurauchen.«*
- ❑ *»Morgens ohne Zigarette nicht mehr in die Gänge zu kommen.«*
- ❑ *»Der Gestank meiner Kleidung, der Postermöbel, des Bettzeugs, des Wagens. Überall riecht es.«*
- ❑ *»Mein Mundgeruch, den krieg ich nicht in den Griff.«*
- ❑ *»Haare und Haut müffeln. Einfach alles riecht nach Rauch, sagt mein Freund.«*
- ❑ *»Häufige Unruhe und Unzufriedenheit, bis ich wieder geraucht habe.«*
- ❑ *»Erst mal zu husten, wenn ich eigentlich lachen wollte.«*
- ❑ *»Häufiges Hüsteln beim Sprechen oder ständiges Abhusten und meine belegte Stimme.«*
- ❑ *»Nicht mehr tief atmen zu können und Stechen in der Lunge, wenn ich mal richtig tief einatme.«*
- ❑ *»Auf einer Treppe oder beim Fahrradfahren zu schnell außer Atem zu kommen.«*
- ❑ *»Nicht mehr mit meinen Kindern mithalten zu können, wenn wir toben und spielen.«*
- ❑ *»Geschafft zu sein, selbst nach kleinsten körperlichen Aktivitäten.«*
- ❑ *»Brennen im Magen durch zu viel Magensäure.«*
- ❑ *»Habe oft kein richtiges Gefühl mehr in den Fingerspitzen. Das macht mir Panik.«*
- ❑ *»Ständige Erkältungen im Winter, die in Bronchitis umschlagen.«*
- ❑ *»Kopfschmerzen am Morgen, gegen die ich dann anrauche.«*
- ❑ *»Der ewige Geschmack nach Asche und Schadstoffen in meinem Mund.«*
- ❑ *»Meine gelbliche Haut, Finger und Fingernägel. Ringe unter den Augen. Ich fühle mich unattraktiv. Trockene, faltig aussehende Haut.«*
- ❑ *»Die ständige Angst, was ich meiner Gesundheit antue. Ich gehe schon gar nicht mehr zum Arzt.«*
- ❑ *»Ich verdränge ständig Bilder von Lungenkrebs. Das kostet mich soviel Energie. Ich fühle mich nur noch schlecht beim Rauchen. Kann es aber nicht lassen.«*
- ❑ *»Angst, es im Bett irgendwann nicht mehr zu bringen.«*
- ❑ *»Diese ständige Unzufriedenheit und schlechte Laune, wenn ich mal nicht rauchen kann.«*
- ❑ *»Später unter Stress zu kommen, weil ich wieder Zeit verplempert habe und rauchend vor der Tür stehe.«*
- ❑ *»Nichtraucher-Kollegen, die meinen, ich würde deswegen weniger arbeiten.«*
- ❑ *»Was so hinter meinem Rücken erzählt wird, wenn ich mal wieder vor der Tür stehe?«*
- ❑ *»Spät abends zur Tankstelle fahren zu müssen. Ich hasse diesen Zwang.«*
- ❑ *»Am Rande des Nervenzusammenbruchs zu sein, wenn der Zigarettenautomat nachts klemmt.«*
- ❑ *»Andere Leute anschnorren zu müssen.«*
- ❑ *»Nachts, wenn ich mir aus dem Aschenbecher eine halb abgerauchte Zigarette fische. Das ist wirklich erniedrigend.«*

- »Eine Zigarette, die beim Autofahren auf den Boden fällt oder noch schlimmer, die mir ein Loch in den Autositz brennt.«
- »Asche, die auf meine Hose rieselt oder bei Freunden auf den Teppich.«
- »Überquellende Aschenbecher, die ich entsorgen muss.«
- »Bei schlechtem Wetter mir alleine die Dröhnung auf dem Balkon zu geben.«
- »Einen Flirt zu unterbrechen, weil ich immer nervöser werde und nur noch an ein paar Züge denken kann.«
- »Mich zu schwach zu fühlen, um endlich damit aufzuhören. Das ist doch vollkommen lächerlich, Ich weiß ja, dass es mich umbringt.«
- »Ich hasse es, wie auf Knopfdruck mich zum Kaffee nach einer Zigarette zu sehnen und schnorre dann.« »Absurd. Aber wegen meines Hundes rauche ich jetzt auf dem Balkon. Wenn der krank würde, könnte ich mir das nie verzeihen.«
- »Was meine Kinder über mich denken. Ob sie wohl auch anfangen zu rauchen?«
- »Ich habe ein so schlechtes Gewissen. Was passiert, wenn ich krank werde. Wer kümmert sich um meine Kinder?«
- »Ich reise viel. Mich nerven zitternde Finger bei einer langen Zugfahrt oder nach einem 10-Stunden-Flug. Dann wie ein Drogenabhängiger in einer Raucherkabine zu qualmen oder in der Suchtecke auf dem Bahnsteig zu stehen.«
- »Rauchen gilt nicht gerade als Charakterstärke. Ich versuche, im Geschäftsleben mit Kunden nie zu rauchen. Das ist nicht immer leicht.«
- »Vergilbte Tapeten, abgespeicherte Schadstoffe und der Gestank nach abgestandenem Rauch bei mir zu Hause.« »Rauch von meiner eigenen Zigarette in die Augen zu bekommen.«
- »Andere zu nerven, wenn der Wind mal wieder falsch steht. Er steht immer falsch.«
- »Nervende Nichtraucher mit unqualifizierten Kommentaren.« »Diese Blicke, wenn ich vor der Tür meine Sucht wegrauche.«
- »Unkonzentriert zu werden, wenn ich nicht sofort rauchen kann.«
- »Dieses Gefühl, ganz schnell genervt zu sein, bis ich wieder rauchen kann.«
- »In der Diskothek im Getümmel niemand zu versengen, wenn man da überhaupt noch rauchen darf.« »Asche in meinem Drink. Egal, ich trinke ihn trotzdem.«
- »Die ständige Angst, nicht früh genug aufzuhören und schlimme Therapien machen zu müssen.«
- »Dieses ständige Waschen von verrauchten Klamotten und meiner langen Haare.«
- »Jeden Tag Geld zu verbrennen und dafür meine Gesundheit zu ruinieren.« »Schlechter Geschmack vor einem schönen Essen.«
- »Lange Meetings oder Familienfeiern, bei denen ich nicht rauchen kann.«
- »Wieder den Lippenstift nach 5 Zigaretten neu ziehen zu müssen.«
- »Auf einer langen Fahrt bei Regen die Scheibe im Auto runterzudrehen, um zu rauchen.«
- »Der Versuch, Asche beim Fahren aus dem Fenster zu schnippen.«
- »Morgens wie ein Aschenbecher zu stinken und das angewiderte Gesicht meines Freundes.«
- »Vor dem Küssen schnell noch einen Kaugummi zu organisieren.«
- »Nicht sexy für andere zu sein. Für Nichtraucher nicht in Frage zu kommen.«
- »Nach dem Sex aus dem warmen Bett auf den Balkon zu verschwinden.«
- »Meine Freunde machen teure Urlaube in sauschönen Anlagen, und ich verplempere das Geld für Zigaretten.«

❏ »*Ich kaufe die billigsten Lebensmittel, nur damit ich Geld für die Kippen habe.*«
❏ »*Meine Kinder würden so gerne mal in den Freizeitpark oder was gemeinsam unternehmen. Ich kaufe stattdessen Zigaretten für mich und behaupte, es wäre kein Geld dafür da. Ich fühle mich so mies dabei.*«

Ihr neues Leben als Nichtraucher ist so viel einfacher, wenn die Zigaretten nicht mehr Ihr Dasein beherrschen. Sie werden all diese lästigen Situationen nie vermissen oder sich danach sehnen. Und Sie werden sich schon nach kurzer Zeit ausgeglichener, ruhiger und weniger gestresst fühlen, außerdem freier und bald auch fitter. Ganz abgesehen vom Stolz, endlich der tödlichen Giftmüllfalle entkommen zu sein.

Der Freiheitstermin

Legen Sie einen Freiheitstermin im Kalender fest. Er sollte wenigstens 2 Tage, aber nicht weiter als 10 Tage, entfernt sein.

- Wenn der Termin mehr als 10 Tage entfernt ist, lässt die Motivation nach und schon bald haben Sie eine Entschuldigung, dass JETZT wieder nicht der richtige Zeitpunkt ist.
- Bei weniger als 2 Tagen, haben Sie nicht genügend Zeit, das Buch in Ruhe fertig zu lesen. Denn es gibt noch wichtige Kapitel über Aufhörhilfen wie Nikotinpflaster, Hypnose und Medikamente, die Sie unterstützen könnten. Und ein ganz wichtiges Kapitel über Gewichtszunahme und ob Raucher wirklich schlanker sind als Nichtraucher. Außerdem, wie Süßes die Sucht auf Zigaretten aufrechterhält, und wie Sie nicht zunehmen. Das sollten Sie in Ruhe gelesen haben.
- Für Frauen vor den Wechseljahren: Legen Sie den Aufhörtermin in die ersten 15 Tage nach der Regel, vor allem, wenn Sie stärkere Stimmungsschwankungen während der Regel haben. Es zeigte sich, dass in den ersten 15 Tagen nach der Regel die Entzugserscheinungen leichter ausfallen und depressive Verstimmungen seltener auftreten, als wenn der Stopptermin in den 15 Tagen direkt vor der Regel liegt.[93] Hier überschneidet sich der Rauchstopp stärker mit den Auswirkungen der Regel, in der es häufiger mal negative Stimmung gibt.

- Legen Sie den Rauchstopp vor allem auf einen Tag, bei dem Sie keinen Stress, aber trotzdem Ablenkung haben. Das kann ganz unterschiedlich für jeden sein.
- Wenn Sie immer Stress auf der Arbeit haben, dann sollte der Rauchstopp eher am Wochenende sein. Nehmen Sie sich an diesem Tag etwas vor, mit Ihrem besten Nichtraucherfreund zum Beispiel. Etwas, das Spaß macht und ablenkt.
- Wenn Sie zu Hause durch Ihre Familie mehr Stress als auf der Arbeit haben, dann hören Sie lieber an einem Arbeitstag auf, an dem Sie abgelenkt sind. Seien Sie sich aber bewusst, dass Sie an diesem Tag etwas unleidlich sein werden und schlechter konzentriert sind.

Tragen Sie JETZT einen konkreten Rauchstopp-Termin ein.
Freuen Sie sich darauf. Und benachrichtigen Sie alle Ihre Freunde, damit Sie es sich nicht wieder anders überlegen.

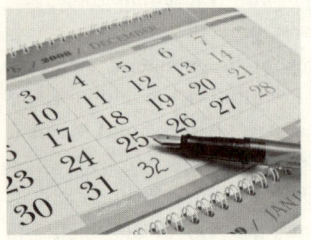

Ich beende den Nikotinterror am:

_____

Das Kippenmuseum
Bitte legen Sie sich ab jetzt bis zum Rauchstopp ein Kippenmuseum an. Leeren Sie die Aschenbecher in zwei verschließbare Schraubgläser. Ein großes Glas für zu Hause und ein Miniglas für unterwegs. Das passt in jede Handtasche. Sie werden innerhalb weniger Tage nach dem Rauchstopp wieder besser riechen können. Wenn Sie dann später Rauchlust bekommen, riechen Sie als Erstes am Kippenmuseum. Die Lust vergeht sofort! Versprochen. Es ist unglaublich effektiv.

Stellen Sie diese Entscheidung nie in Frage!!

Die wichtigste Grundregel: Stellen Sie diese Entscheidung nie in Frage!

Natürlich haben Sie Angst davor, es nicht zu schaffen. Aber Sie haben die Nikotinfalle durchblickt und werden es schaffen, wie Millionen anderer Raucher auch. Lesen Sie die nächsten Tage das Buch fertig. Sie haben sich gerade dazu entschlossen, aus dem tödlichen Rauchgefängnis auszubrechen und frei zu sein!

\\☡ Links zu YouTube

★★★ Glückwunsch! Sie haben sich nun den dritten Stern verdient, denn Sie haben auch die »herben« Teile des Buches gemeistert, mit Themen, die Sie früher vermieden haben. Und Sie haben eine Entscheidung getroffen. Sie sind enorm weit gekommen!!

Teil 4

Nichtraucher werden
und
schlank bleiben

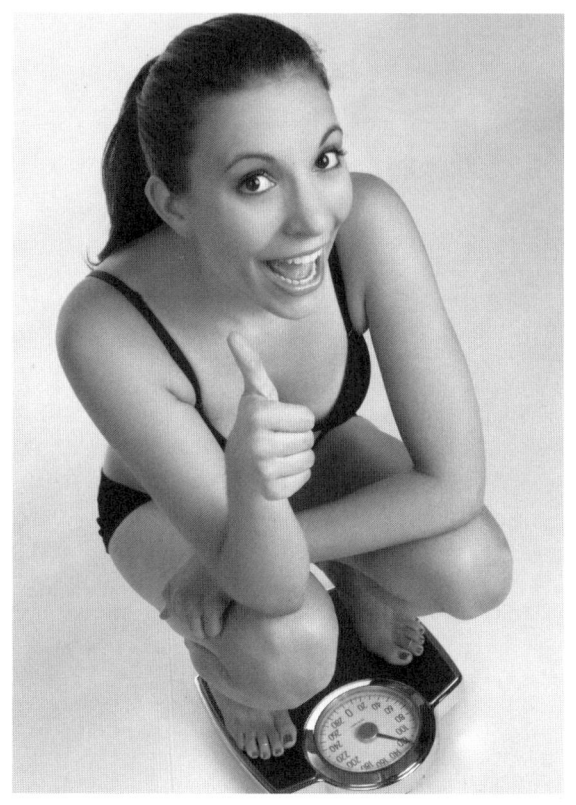

18. Rauchen hält nicht schlank

Rauchen macht unattraktiv, und Gewicht ist nur ein kleiner Teil Ihrer Attraktivität! Trotzdem will natürlich niemand übermäßig nach dem Rauchstopp zunehmen. Während andere Entzugssymptome wie Konzentrationsmangel, Gereiztheit und Stimmungstiefs sich nach zwei Wochen schon verbessern, bleibt das Entzugssymptom »Hungergefühl« leider über 3–4 Monate erhalten. Man muss diesen »Scheinhunger« also gesondert und ganz bewusst angehen! Im Internet und in fast allen Anti-Raucherbüchern wird das Problem Entzugshunger und Gewicht heruntergespielt, oder es finden sich einige belanglose Tipps, so was wie »Essen Sie mehr Obst & Gemüse«. Herunterspielen ist aber keine Lösung, wenn Raucher/innen daran scheitern. Also stellen wir uns dem Problem!

Für gut ein Fünftel aller Raucher und für sogar mehr als ein Drittel aller Raucherinnen ist Angst vor Gewichtszunahme ein »Besser-doch-nicht-Grund«, mit dem Rauchen nicht aufzuhören. Viele greifen schon nach wenigen Wochen Rauchstopp wieder zum Glimmstängel, aus Angst, weiter zuzunehmen.[94][95] Das Suchthirn nutzt jede Chance. Erbarmungslos! Es wird auch Ihnen zuflüstern *»Rauch weiter. Das hält dich schlank.« »Willst Du wirklich immer weiter zunehmen? Eine kleine Zigarette kann ja jetzt nicht schaden. Du wirst sonst bis ans Lebensende hungrig sein.«* oder *»Etwas Rauchgenuss und schon ist der Hunger weg und das Gewicht stimmt wieder.«* Kommt Ihnen das bekannt vor? Lassen Sie sich nichts vormachen. Zigaretten halten nicht schlank. Und Raucher, die im Aufhörversuch zugenommen haben, werden diese Pfunde durch Weiterqualmen auch nicht einfach wieder los. Das ist nur ein Vorwand, um wieder zu rauchen.

Die Zigarette tut nichts für Sie im Gewichtsmanagement. Im

Gegenteil: Das Rauchen und der dadurch verzerrte Stoffwechsel Ihres Körpers sind überhaupt erst der Grund, warum Sie zunehmen, wenn Sie die Glimmstängel weglassen!

Mythos – Rauchen macht nicht schlank

Die Zigarettenindustrie wirbt seit den 30er Jahren damit, dass Rauchen schlank macht. Nachdem die US-Regierung diese Lügen in der Werbung bereits in den 50er Jahren verboten hatte, wurden Zigarettenmarken wie »Virginia Slim« (= schlank) auf den Markt gebracht und besonders schlanke Models abgebildet. Wegen der Werbeverbote kauft sich die Zigarettenindustrie seit Jahren massiv in Hollywood-Produktionen ein. Schlanke, rauchende Stars in Filmen und Serien sind unschlagbare Rollenmodelle. Eine schlanke, rauchende Mode-Ikone wie Jessica Parker in »Sex in the City« ist Gold wert. Dumm über Zigaretten und Figur daherplappernde Popstars auch. Es wirkt: 66,4 % der Mädchen in der 9.-12. Klasse rauchen mit dem Ziel, Gewicht zu verlieren.[96]

> Nichtraucher haben nicht öfter Übergewicht als Raucher.

Hält denn Rauchen nun wirklich schlank? Decken wir die Lüge auf. Nur ein paar Beispiele: Eine Studie zum Körpergewicht von 55 000 Frauen über einen Zeitraum von 8 Jahren zeigt, dass Nichtraucherinnen in dieser Zeit gegenüber Raucherinnen nicht mehr an Gewicht zulegten.[97] Spannend! Auch bei 5115 Rauchern beiderlei Geschlechts zwischen 18 – 30 Jahren waren über den Zeitraum von 7 Jahren keinerlei Gewichtsunterschiede zwischen Rauchern und Nichtrauchern festzustellen.[98] Und es kommt noch härter für den Mythos vom schlanken Raucher. Es gibt sogar Studien, die zeigen, dass Raucher mehr zunehmen als Nichtraucher. Eine über 5 Jahre laufende Studie mit 7500 spanischen Studenten belegt dies.[99] Nur langfristig über 30 Jahre stellt man fest, dass Raucher *leicht* weniger Gewicht haben als Nichtraucher. Ein pubertierendes Mädchen raucht aber doch nicht, um dann in 30 Jahren schlanker zu sein als ihre heutigen Freundinnen. Aber Jugendliche vertrauen auf die Verheißungen ihrer rauchenden, schlanken Hollywood- und Pop-Idole. Über die eigene Raucherkarriere wird dieser Aberglaube dann als unverrückbare Wahrheit beibehalten, um das Rauchen zu rechtfertigen. Rauchen hält nicht schlank. Tatsächlich löst Rauchen sogar eine unschöne Fettverteilung aus. Dies zeigt Studie um Studie. Die neueste Studie hat die Körper von 21 000 Rauchern/innen vermessen.[100] Wegen der rauchbedingten Veränderungen im Zucker- und Fettstoffwechsel legen Raucher vor allem mehr Fett am Bauch zu als Nichtraucher. Auch nicht gerade attraktiv.

Rauchen löst dick machende Stoffwechselveränderungen aus
Die Zunahme des Bauchfetts ist nur ein Symptom dafür, dass sich im Stoffwechsel etwas ungünstig verändert hat. Rauchen macht insulinresistent. Das bedeutet: Das Zuckerwegpackhormon – das Insulin – funktioniert nicht mehr so gut. Über Jahre entwickelt sich daraus dann Diabetes. Insgesamt verdoppelt Rauchen das Diabetesrisiko. Was hat Insulinresistenz nun aber mit dem Dickwerden zu tun, wenn Sie aufhören? Insulin packt Zucker in die Fettzellen und von da kommt die Energie nicht mehr heraus, solange viel Insulin in der Blutbahn ist. Was als »Energie-Zwischenlager« gedacht ist, wird zum »Hüftspeck-Endlager«. Warum? Wenn Sie eine Insulinresistenz haben, dann muss ständig mehr Insulin produziert werden, weil es nicht mehr so gut funktioniert. Das bedeutet auch, dass Sie ständig zu viel Insulin in der Blutbahn haben und so das Fett nur eine Richtung kennt: In Richtung Fettzelle in diesen seltsam wachsenden Bauchbereich der Raucher. Nur weil Raucher durch andere Stoffwechselveränderungen 200 Kalorien pro Tag mehr verbrennen, nehmen sie, solange sie rauchen, nicht Gewicht zu, auch wenn es längst zu einer optisch unschönen Fettumverteilung gekommen ist. Das zeigt die Studie der 21 000 Raucher. Bei einem Rauchstopp kommt die Insulinresistenz dann aber voll zum Tragen. Ex-Raucher kommen durch das ständig hohe Insulin an die Fettdepots als Energieträger schlecht heran und speichern stattdessen weiter Zucker in die Fettzellen.

»Naja so genau wollte ich es nicht wissen.« Schon klar. Aber wichtig ist, dass die angeblichen »Ich-bleibe-schlank-Zigaretten« diese Stoffwechselveränderungen erst auslösen, unter denen Sie dann zunehmen, wenn Sie aufhören! Nun die gute Nachricht: Diese Insulin-

resistenz und andere Stoffwechselveränderungen bilden sich bei Ex-Rauchern wieder zurück.[101] Das kann aber gut ein Jahr dauern. Wenn Sie nicht schon Diabetes haben, denn Insulinresistenz ist die Vorstufe von Diabetes. Je früher Sie aufhören, desto höher ist auch Ihre Chance, diese Insulinresistenz auch wieder loszuwerden. Schneller regeneriert sich Ihr Stoffwechsel, mit etwas Sport. Denn Sport macht Zellen wieder sensibel für Insulin. Sport baut die Insulinresistenz ab. Nach ungefähr einem Jahr nehmen Ex-Raucher auch selten weiter zu. Nach 2 Jahren haben viele das alte Gewicht wieder und der Stoffwechsel hat sich normalisiert! Es ist also etwas strategische Weitsicht nötig. Rauchstopp ist ein Strategiespiel.

Dick durch Rauchen

Also ein klares Aus für den Mythos, dass Zigaretten schlank machen oder schlank halten. Die Glimmstängel sind tatsächlich der Grund, warum Sie zunehmen, wenn Sie aufhören zu rauchen, weil Ihr Stoffwechsel so durcheinandergeraten ist. Hätten Sie nicht geraucht, hätten Sie dieses Problem nicht. Das ist wie beim Stress. Rauchen nimmt den Stress nicht weg, sondern verursacht ihn. Es ist ganz wichtig, dass Sie Ursache und Wirkung nicht durcheinanderbringen. Klaren Blick darauf: Sie legen kein Gewicht zu, weil Sie nicht mehr rauchen. Sondern Sie nehmen zu, weil Sie geraucht haben! Rauchen ist kein Vorteil, wenn Sie schlank bleiben wollen, denn Raucher sind statistisch nicht schlanker, auch wenn das gesponserte Hollywood es uns noch so einreden will. Mit einigen Ernährungstricks und etwas Bewegung kommen Sie aber auch aus dieser Rauchfalle für den Stoffwechsel heraus und nehmen nicht zu.

Mythos – 10 kg Gewichtszunahme nach Rauchstopp

Stimmt nicht! Die Gewichtszunahme liegt im Schnitt von 43 Studien bei circa 2,8 kg.[102] Das ist nun wirklich zu verschmerzen. Interessant daran ist, dass die Gewichtszunahme zwischen 0,8 kg und 8 kg schwankte. Diejenigen Raucher legten am meisten

> *Zigaretten halten nicht schlank. Im Gegenteil, sie sind der Grund, warum Sie beim Aufhören durch einen geschädigten Stoffwechsel zunehmen.*

zu, die sowieso Gewichtsschwankungen hatten und sich am wenigsten bewegen. Wundert uns das? Mit etwas gesundem Menschenverstand ist das doch klar: Wer sich nur ab und zu gut ernährt und zusätzlich ein Sesselhocker ist, der wird auch beim Rauchstopp den Jojo-Effekt haben. Also, liebe schlanke Raucher / innen: Sie sollten sich nicht zu viel Sorgen machen beim Rauchstopp!

Gehören Sie zu den gewichts-fixierten Rauchern?

Und, liebe Raucher / innen mit etwas Übergewicht und einiger Diäterfahrung: Unter Ihnen befinden sich natürlich die meisten Raucher / innen mit starken Ängsten vor dem Zunehmen.[103] In einer großen Befragung sagten 40 % der Raucherinnen, die schon häufig Diäten gemacht hatten und tendenziell mehr Gewicht aufwiesen, dass sie das Rauchen wieder anfangen würden, wenn sie Gewicht nach Rauchstopp zulegen.[104] Falls Sie auch so denken, machen Sie sich eines bewusst: Die Gewichtszunahme ist nur vorübergehend! Und Sie müssen nicht stark zunehmen. Lesen Sie dieses Kapitel bitte zweimal, und überzeugen Sie sich davon, dass Sie das Weiterrauchen auf Dauer auf keinen Fall schlanker hält.

Mit oder ohne Zigarette: Sie werden mit schlechtem Essen immer weiter zunehmen. Starten Sie doch auch hier in ein gesünderes Leben. Sie werden sich bald schon spürbar fitter ohne die Zigarette fühlen. Nutzen Sie diese neue Lebensenergie, um wieder aktiver zu werden. Sich mehr zu bewegen. Das hält Ihr Gewicht viel besser in Schach, als wenn Sie sich ständig schlapp fühlen, im Sessel hocken, schneller außer Atem kommen, weniger Sauerstoff für Energie haben und weiterrauchen. Leben Sie. Seien Sie aktiv. Geben Sie das gesparte Geld für ein Fahrrad aus oder für Besuche im Wellnessbad. Zigaretten werden Sie nicht schlank halten, auch wenn Sie sich das noch so einreden. Sie machen nur träge und krank.

Gewicht normalisiert sich

Noch einmal: Es zeigt sich in Studien, dass die meisten Ex-Raucher nach 2 Jahren wieder auf dem normalen Gewicht sind! Und wenn Sie tatsächlich etwas zunehmen, dann werden Sie es eben später wieder los, wenn Sie stabiler Nichtraucher sind. Denken Sie an all die anderen Vorteile für Ihre Attraktivität. Bitte machen Sie bei aller Besorgnis vor mehr Gewicht nicht den einen Fehler: Beginnen Sie den Rauchstopp nicht gleichzeitig mit dem Versuch, das Gewicht durch weniger Essen zu halten. Das ist einfach zu viel Stress auf einmal, und Versagen wäre vorprogrammiert. Sie müssen satt sein! Um den ersten Sieg über das Nikotin zu erlangen. Betrachten Sie etwas mehr Gewicht als vorübergehend, bis sich Ihr Stoffwechsel regeneriert hat.

Warum hat man beim Rauchen wenig Hunger?

Nikotin dockt direkt an das appetit-regelnde Zentrum im Gehirn an. Es führt über zusätzliche Andockstellen im Gehirn auch zur Ausschüttung des Botenstoffs Dopamin. Den kennen Sie schon. Auch Dopamin reguliert den Appetit. Je mehr Dopamin vorhanden ist, desto weniger Hunger haben Sie. *»Das müsste Raucher doch schlanker machen.«* Tut es aber nicht! Wenn der Nikotinspiegel nach 30 Minuten abfällt und Ihr Glückshormon Dopamin ebenfalls absackt, dann kommt der Hunger erbarmungslos zurück. Sie greifen nun umso mehr beim Essen zu. Das führt dazu, dass Raucher eben insgesamt *nicht* schlanker sind als Nichtraucher.

Anrauchen gegen den Hunger

Ein leeres Hungergefühl und die Lust auf eine Zigarette ähneln sich. Mit Essen oder einer Zigarette möchte man sich besser fühlen. Beides hat Einfluss auf die Befriedigungs-Botenstoffe im Gehirn. Viele Raucher rauchen unbewusst immer wieder gegen den Hunger an, zum Beispiel auf der Arbeit. Jede weitere Zigarette soll den Hunger weiter nach hinten verschieben. Eine Illusion, denn auch hier holt sich der Körper später seine täglichen Kalorien zurück. Stellen Sie sich also bei einem Rauchstopp darauf ein, dass Ihr Körper Ihnen ganz natürlich Hunger signalisieren wird, wenn Ihre Zellen Energie-Nachschub brauchen. Viele Raucher kennen die natürlichen Hungerzyklen gar nicht mehr, weil sie 20 oder 30 Jahre lang ihr Hungergefühl manipuliert, den Hunger weggeraucht, weggedrückt haben. Freuen Sie sich darauf, dass Sie dieser natürlichen und gesunden Nachfrage Ihres Körpers nun wieder nachkommen werden.

Der natürliche Hungerzyklus

Ihr Suchthirn wird Ihnen für einige Zeit allerdings vorgaukeln, Hunger zu haben, wenn Sie nicht mehr rauchen. Dieses ständig leere Gefühl in der Magengrube kenne ich nur zu gut. Aber auch das geht in wenigen Wochen vorbei, sobald sich die Botenstoffvorgänge normalisiert haben.

Aber wann ist es »normaler« Hunger und wann ist es Entzugssymptom? Ich möchte Ihnen von meiner guten Freundin Brigitte erzählen. Sie rauchte seit 10 Jahren eine Packung pro Tag. Vor allem ab dem späten Nachmittag und abends zu Hause, weil sie sich dann alleine fühlte. Wahrscheinlich aber auch, weil ihr Kühlschrank meistens leer war und sie versuchte, den Hunger systematisch gerade abends wegzurauchen. An einem Samstag waren wir in der Stadt unterwegs. Sie hatte vor 3 Wochen das Rauchen aufgehört. Nachmittags um 16 Uhr jammerte sie: »Ich habe ohne Zigarette ständig dieses Hungergefühl. Jetzt schon wieder.« Sie hatte gar nicht bemerkt, dass sie vor 6 Stunden das letzte Mal etwas gegessen hatte und ihr Hungergefühl nach dieser Zeit ganz normal war. Ganz unbewusst hatte sie früher dann immer eine Zigarette nach der anderen angezündet und den Hunger weggeraucht. Sie kannte das natürliche Gefühl von Nichtrauchern gar nicht mehr, dass Energie eben regelmäßig nachgetankt werden muss. Ich musste ihr erst einmal den Kopf waschen, dass sie nun wirklich kein Entzugssymptom hatte, sondern dass ihre Körperzellen einfach schrien: »Wir brauchen Energienachschub. Tank nach.« Nicht jeder Hunger ist gleich Entzug. Mit Snacks zwischendurch ist es normal, 4–5 Mal am Tag etwas zu essen. Geben Sie sich etwas Zeit, sich wieder an diesen natürlichen Hungerzyklus zu gewöhnen. Vielleicht manipulieren Sie diesen schon seit Jahrzehnten.

Wie kommt es zu der Gewichtszunahme beim Rauchstopp und was kann man tun?

Nikotin beschleunigt verschiedene Stoffwechselvorgänge und führt zum Beispiel zur Ausschüttung des Stresshormons Adrenalin. Das erhöht die Fettverbrennung. Also Zigarettenstress zum Abnehmen. Eine tolle Methode für Dauerstress.

Auch andere Stoffwechselvorgänge sind durch das Rauchen betroffen. Hierdurch verbrennen Raucher circa 200 Kalorien täglich mehr als Nichtraucher.[105] *»Super, das muss doch schlank halten«*, wendet Ihr Suchthirn sofort ein. Daher noch einmal: Raucher sind nicht schlanker als Nichtraucher (Seite 188). Dies liegt auch an dem »Überessen«, wenn der künstlich weggedrückte Hunger dann endlich durchkommt und befriedigt wird.

200 Kalorien lassen sich aber spielend leicht mit ein paar Tricks einsparen. Etwas mehr Bewegung, Süßstoff anstelle von Zucker, mehr Obst gegen kleinere Hungerattacken, etwas weniger Fett und mehr Eiweiß zum Sattsein. Und schon haben Sie die Rechnung mehr als ausgeglichen. Das geht ganz einfach und ist KEINE DIÄT.

Fazit: Zigaretten machen weder schlank noch attraktiv

- Zigaretten machen Sie nicht schlank, sondern unattraktiv.
- Raucher sind nicht schlanker als Nichtraucher.
- Mit Rauchen manipulieren Sie Ihr Hungergefühl, essen aber nicht weniger.
- Zigaretten halten Sie nicht schlank, sondern sind die Ursache für die Stoffwechselveränderungen, die Sie beim Aufhören zuerst einmal Gewicht zulegen lassen.
- Sie legen kein Gewicht zu, weil Sie nicht mehr rauchen! Sondern Sie legen Gewicht zu, weil Sie geraucht haben!!

19. Das Süße und die Sucht

Woher kommt beim Nikotinentzug die Lust auf Süßes?

Lange Zeit konnte man sich nicht erklären, warum Raucher, die aufhören, so eine unbändige Lust auf Süßes entwickeln und dadurch Gewicht zulegen. Erst 2004 konnte man nachweisen, dass Zucker im Körper zur raschen Ausschüttung von Dopamin und anderen Nervenbotenstoffen führt.[106] [107] [108] Da ist es also mehr als logisch: Wenn der Nikotin-Dopamin-Kick entfällt, versuchen Raucher, diesen Belohnungsmechanismus durch einen Süß-Dopamin-Kick zu ersetzen. Bevor Sie nun wieder in die alte Denke verfallen: *»Ja rauchen belohnt mich eben doch mit Dopamin.«* Noch einmal: Nikotin verursacht, dass die Andockstellen im Gehirn weniger sensibel werden. Nur deshalb brauchen Sie mehr Nikotin bzw. Süßes, um die Glücksbotenstoffe zu stimulieren, damit Sie überhaupt erst mal das normale Belohnungs- und Zufriedenheitsniveau eines Nichtrauchers erreichen! Es ist also kein Vorteil zu rauchen, sondern die Ursache für Ihr Problem. Nikotin läuft unglücklicherweise über dieselben biochemischen Belohnungs- und Motivationswege, die Mutter Natur für unser Überleben entwickelt hat: Sex und Essen werden in demselben Teil des Gehirns belohnt und führen zu ähnlichen Botenstoffausschüttungen. Der Unterschied ist bloß: Nikotin ist eben nicht zum Überleben notwendig. So wird auch verständlich, warum ein Raucher so verzweifelt werden kann, für den die Zigarette JETZT wie überlebenswichtig wirkt: Das Botenstoffsystem trickst ihn aus und stellt jede Logik auf den Kopf.

Außerdem beweist die Lust auf Süßes Folgendes: Frische Ex-Raucher legen kein Gewicht zu, weil sie nicht mehr rauchen oder weil die Zigarette sie schlank gehalten hat, sondern sie legen Gewicht zu, weil sie vorher geraucht haben!! Wenn sich Ihr Botenstoffsystem wieder normalisiert hat, dann fallen die Fress-Attacken weg, und dann gibt es auch keine weitere Gewichtszunahme. Einmal müssen Sie da durch.

Übergewicht – das große Zucker-Dopamin-Fressen

In vielen Raucherprogrammen liest man: »Essen Sie möglichst wenig Zucker.« Was steckt außer Kalorien und Gewichtszunahme dahinter? Es gehört zu den aufregenden neuen Erkenntnissen, dass viele stark Übergewichtige zwanghaft Zucker schaufeln, um den Dopamin-Kick zu bekommen. Sie manipulieren ihre Stimmung und Wohlbefinden mit Zucker und konditionieren sich, genau wie Raucher, in immer mehr Situationen, indem sie sich einen stimmungsaufhellenden Kick geben. Wer suchtmäßig und ständig Süßes tankt, entwickelt erstaunlicherweise Veränderungen im Gehirn und im Botenstoffsystem, die zu Entzugserscheinungen führen. Kommt kein Zuckernachschub, entstehen Nervosität, Angst, Unzufriedenheit, weil das Gehirn sich an viel zu starke Dopamin-Ausschüttungen gewöhnt hat. [109] [110]

Zucker, die stärkere Sucht als Kokain

Zucker kann stärker zu Abhängigkeit führen als Kokain. Sie finden das übertrieben? Prof. Ahmed von der Universität Bordeaux ist einer der führenden Experten auf dem Gebiet »Gehirn & Sucht«. Wenn Ratten die Auswahl zwischen Zucker oder Kokain haben, dann wählen 90 % der Ratten Zucker statt Kokain, um an die körpereigenen Dopamin-Ausschüttungen zu kommen. [111] Und das hat die Wissenschaftler auch vollkommen erstaunt: Sogar bereits Kokain-süchtige Ratten ziehen Zucker vor. Selbst kleine Elektroschocks halten sie nicht davon ab, mehr Zucker zu nuckeln, so stark ist der Beschaffungswille. Interessant: Bei einem Entzug von Zucker kann man Botenstoffe für Stress und Angst messen, genau wie auf Drogenentzug. [112] Selbst nach zwei Wochen Entzug kehren die kleinen Nager sofort zum extremen Zucker-Überkonsum zurück. Die Forschung zum Zucker-Dopamin-Sucht-Zyklus zeigt aber vor allem, dass dies bis zur Sucht gehen kann, die wir von extrem süßigkeitsabhängigen Übergewichtigen kennen. Menschen, die sich mit zwanghaftem Beschaffen und Vertilgen von Süßem zu Tode fressen. Aber wer kennt es nicht, dass man sich mit Schokolade oder Süßem tröstet. Die Wissenschaft beschreibt nur etwas, was wir bereits alle nutzen. Jeder von uns ist auch schon mal zum nächsten Kiosk gelaufen, um an das Zucker-Dopamin-Stöffchen zu kommen. Wir laufen also nicht nur meilenweit für Camel Filter, sondern auch für Mars & Snikers & Co.

Dick und rückfällig geworden durch Zucker

Warum lohnt es sich, auf den Zusammenhang von Zucker & Sucht in einem Nichtraucherbuch so genau einzugehen? Passen Sie auf, dass Sie Nikotin nicht einfach durch Zucker ersetzen, wenn Sie aufhören zu rauchen. Es ist klar – Raucher wollen an die ausgleichende Dopamin-Belohnung herankommen und die Stimmung manipulieren. Aber Sie bleiben dadurch genau im gleichen Suchtzyklus. Erstens nehmen Sie extrem zu, wenn Sie Zucker vertilgen, um ihren Dopaminschub zu bekommen. Zweitens bilden sich die Botenstoff- und Veränderungen der Andockstellen im Gehirn dadurch langsamer zurück. Denn man sieht im Tierexperiment mit Zucker dieselben Veränderungen der Andockstellen wie im Gehirn von Drogenabhängigen.[113] [114] [115] Es ist also kein Zufall, dass viele Ex-Raucher, die sich ans Dopamin-Ersatz-Zuckerfressen gewöhnt und dadurch stark zugenommen haben, leichter rückfällig werden.

Viele Geschichten gehen dann so: »*Nachdem ich 10 kg zugenommen hatte, habe ich dann lieber wieder angefangen zu rauchen.*« Was wirklich dahintersteht, ist Folgendes: Nicht das eigentliche Gewicht war ausschlaggebend, um wieder zu rauchen. Sondern das Gefühl der Unzufriedenheit, weil die Veränderungen im Gehirn sich nicht ausreichend zurückgebildet haben und der Zwang zur Dopaminbeschaffung geblieben war. Durchblicken Sie diese Falle! Verfallen Sie nicht in einen verschobenen Suchtzyklus. Er bringt Sie nicht von der Zigarette weg, sondern hält Sie über eine schlechte Ersatzbefriedigung dort fest.

Mein Tipp: Ab und zu was Süßes für den Notfall-Dopamin-Kick in Schmacht-Zeiten ist vollkommen in Ordnung. Das funktioniert übrigens auch mit Süßstoff. Der bringt den Nagern aus dem Experiment denselben Dopamin-Kick[116] wie Zucker, aber zumindest ohne Kalorien. Wie kommt das? Es ist das Signal »Süß« nicht etwa der Zucker, das im Gehirn zur Botenstoff-Ausschüttung führt. Wer in diesen Zucker-Dopamin-Beschaffungszyklus mit zucker- und fetthaltigen Süßigkeiten verfällt, hat schnell 9 kg und mehr drauf, statt den 2,8 kg, die der durchschnittliche Ex-Raucher beim Aufhören zulegt, und behält sein Suchtverhalten. Ersetzen Sie Zucker überall mit Süßstoff, und halten Sie damit die Gewichtszunahme im Zaum. Vom gesüßten Joghurt bis zum Zucker im Kaffee. Das macht einige hundert Kalorien aus. Mehr zu Süßstoff ab Seite 198. Versuchen Sie, sich möglichst wenig mit Süßem in einem verschobenen Suchtzyklus zu trösten.

Fazit
- **Nikotin verursacht Veränderungen an den Andockstellen des Gehirns, die zu einem niedrigeren Belohnungs- und Zufriedenheitsniveau führen.**
- **Raucher, die aufhören, ersetzen Nikotin durch Zucker, um sich einen Dopamin-Kick zur Stimmungsaufhellung zu besorgen.**
- **Zucker verursacht dieselben Veränderungen im Botenstoffsystem wie Drogen.**
- **Bei zu viel Süßem nehmen Sie nicht nur zu, sondern könnten auch leichter rückfällig werden.**
- **Süßstoff gibt den Dopamin-Kick zumindest ohne die Kalorien.**

20. So entgehen Sie der Moppelfalle

An die Glücksgefühle durch Essen!

Hier sind wir bei den schönen Seiten des Lebens angelangt – dem Essen. Wenn Sie nicht mehr rauchen, werden Sie innerhalb weniger Tage besser schmecken können. Das macht natürlich Lust auf mehr. Außerdem ist Essen eine schöne Belohnung anstelle von Zigaretten! Genießen Sie es! Essen ist neben Sex die größte Lust. Essen ist Genuss, Kultur, Geselligkeit.

Mit gutem Essen betanken Sie Ihre 70 Billionen Körperzellen mit Vitalität. Machen Sie Ihren Stoffwechsel wieder fit. Stoffwechsel? Was steckt dahinter? Nichts anderes als die Umwandlung im Körper von Lebensmitteln in Energie, Hormone und Glück, um drei Beispiele zu nennen. Und genau das möchte ich für Sie: mehr Vitalität, mehr Energie, ein besseres Gefühl! Und trotzdem werden Sie Ihre Figur halten.

Aber wie viel dürfen Sie essen? *Viel!* Sie werden staunen wie viel! Denn das Wichtigste beim Figurhalten ist, satt und glücklich zu sein. Wer nicht satt ist, kann seine Figur nicht halten. Wer hungrig ist, wird immer in den Jojo-Effekt zurückfallen und sich mit Schokolade und so weiter zu trösten versuchen.

»Diät« macht traurig. Gut essen macht glücklich

Diät bedeutet Disziplin, Hunger, Frust, Verzicht, schlechtes Gewissen, Versagen. Und das brauchen Sie jetzt auf keinen Fall. Sie haben genug damit zu tun, vom Nikotin loszukommen. Tanken Sie stattdessen Vitalität und Glück. *»Wie soll das denn nun gehen?«* Dafür brauchen Sie Magnesium, B-Vitamine und Eiweiß. Magnesium und B-Vitamine sind vor allem im Nervensystem aktiv. Magnesium beruhigt und entspannt das ganze Nervensystem. Ein leichter Mangel dieser beiden Stoffe macht Sie noch nervöser und gereizter. Es ist also eine gute Idee, beide für ein paar Wochen zu ergänzen! Aber wir sprechen sonst natürlich über Genuss. Mehr Spaß macht es, so etwas zu essen. Mit leckerem Obst & Gemüse. Und vor allem mit Eiweiß aus magerem Fleisch und eiweißreichen kalorienarmen Eiweißshakes.

4 Bausteine – Figur halten und glücklich sein

Hier sind die vier Bausteine, um schlank und vital in den nächsten Wochen zu werden:

- *Weniger schnelle Kohlehydrate, um der Insulin-Hungerfalle zu entgehen.*
  Schnelle Kohlehydrate geben Ihnen wie Zigaretten einen kurzen Kick. Dann fallen Sie schnell und tief in ein unterzuckertes Hungerloch und wollen mehr schnelle Kohlehydrate. Dieses Auf und Ab der Energie macht unzufrieden und dick.
- *Mehr Obst & Gemüse. Viel Volumen, wenig Kalorien.*
  Das macht richtig schön satt. Und Sie werden jeden Tag durch Vitamine und Mineralien vitaler. Statt 4000 Schadstoffe zu inhalieren, starten Sie in ein neues Leben. Wichtig: Sie fühlen sich immer so gut wie Ihr Stoffwechsel funktioniert. Betanken Sie Ihren Stoffwechsel daher regelmäßig mit Vitalstoffen.
- *Mehr Eiweiß, um satt und glücklich zu sein.*
  So vermeiden Sie Hungersucht-Attacken auf Nikotin-Entzug, denn Eiweiß schickt ein Sättigungssignal ans Gehirn. Unlust wird vertrieben, da Eiweiß der Baustoff für Glücksbotenstoffe (Neurotransmitter) ist und deren Produktion steigert.
- *Mehr Bewegung gegen kleine Suchtattacken.*
  Bewegung macht schlank. Ist nicht neu. Bewegung hilft vor allem nachhaltig, gegen Entzugs-Attacken und Schmachten, denn es führt zur Ausschüttung von Glückshormonen. Beides ist inzwischen nachgewiesen.

Sucht: Die Zuckerfalle ähnelt der Nikotinfalle

Das wissen Sie: Raucher haben vor allem Lust auf Süßes als Ersatz. Wenn Sie erst mal mit Schokoriegeln anfangen, tappen Sie ganz leicht zusätzlich in eine Zuckerfalle. Diese Falle funktioniert ganz ähnlich wie die Nikotinfalle. Einmal mit Süßem angefangen, werden Sie alle 30 – 45 Minuten Zuckernachschub brauchen, sonst werden Sie nörgelig, nervös und Sie haben Hunger. So essen Sie sich immer hungriger, werden immer abhängiger vom Nachschub und immer dicker.

Wie funktioniert das denn? Wenn Sie Zucker, Süßigkeiten oder andere schnelle Kohlehydrate wie Kartoffeln oder Weißbrot essen, kommt Energie viel zu schnell in die Blutbahn. Diese Energie kann gar nicht aufgebraucht werden. Logisch – da sie schon mal im System ist – muss sie also zwischengespeichert werden. Insulin, das Zucker-Wegpack-Hormon, schafft nun die überflüssige Energie in die Fettzellen – für Notzeiten. Signalisieren Ihrem Energiefühler, dass da gerade massenhaft Zucker angeliefert wird, dann wird vom Körper viel Insulin ausgeschüttet. Durch das viele Insulin wird nun aber zu viel Zucker weggepackt, und Sie haben dann nach kurzer Zeit zu wenig Zucker in der Blutbahn. Sie sind unterzuckert. Gleichzeitig kann kein Fett für Energiezufuhr aus den Fettzellen heraus, solange noch Insulin in der Blutbahn ist und die Energie in den Fettzellen einschließt. Daher brüllt Ihr Stoffwechsel und vor allem das Gehirn, das auf Zuckerbasis funktioniert: »Nachschub, aber schnell. Ich bin schon ganz nervös und grantig vor Unterzuckerung.« Der nächste Schokoriegel oder Softdrink wird für schnelle Energie nachgeschoben.

So pendeln Sie alle 40 Minuten im Auf und Ab des Zuckerzyklus: *Unterzuckerung – Süßes essen – kurzzeitige Befriedigung und Zuckerkick – Zucker wegpacken – nervöse Unterzuckerung mit Hungergefühl – Zucker nachtanken.* Mit diesem Mechanismus essen Sie sich immer dicker und hungriger.

Erinnert Sie das an den Nikotinzyklus? *Nikotinmangel – dagegen anrauchen – kurzzeitiger Nikotinkick – Abbauen des Nikotins – nervöse Unruhe und Leeregefühl – Nikotin nachtanken.*

Die Ähnlichkeiten im Zeitablauf und in den Symptomen – *nervös, gestresst und Nachschub fordernd* – sind frappierend. Und wenn man den Schokoriegel intus hat, auch die vorübergehende *Erleichterung.*

Übergewicht durch Hunger

Dieses Zucker-Hunger-Nachtanken können Sie ein Dutzend Mal am Tag wiederholen. Es ist der Hauptgrund für Übergewicht. Ich erinnere mich an eine schwer übergewichtige Kassiererin mit einer Colaflasche an der Kasse. Sie tankte immer und immer wieder Cola-Zucker nach. In einem Liter Cola sind 36 Stück Würfelzucker enthalten. Als ich sie darauf ansprach, sagte sie: »Ja, aber ich hab doch Hunger.« Genau das ist der Punkt. Mit ständigem Hunger können Sie Gewicht nicht halten. Wenn es eine Grundregel gibt, dann diese: Wer schlank sein will, muss satt sein.

Wer schlank bleiben will, muss satt sein. Die Zuckerfalle gleicht der Nikotinfalle. Sie werden mit schnellen Kohlehydraten immer hungriger und nervöser.

Und hier ist noch eine emotionale Ähnlichkeit zwischen der Zuckerfalle bei Übergewichtigen und der Nikotinfalle. Die negativen Gefühle: *Zucker tanken – kurzfristige Befriedigung – Hungerattacke – Frust – Zucker nachtanken – Schuldgefühle.*

Wie entkommt man der Zuckerfalle?

Kennen Sie das Geheimnis, wie man schlank bleibt? Es ist der Insulinspiegel. Dieser muss möglichst flach bleiben. Obst, Gemüse, Vollkornprodukte lassen den Insulinspiegel flach, denn die Energie kommt nur langsam in die Blutbahn. Es liegt an den Ballaststoffen, dass die Energie einfach langsamer in der Blutbahn ankommt. Außerdem lässt der natürliche Fruchtzucker aus Obst den Insulinspiegel flach.

Eiweiß und Fett halten den Insulinspiegel ganz flach. Tatsächlich kann man mit Fett und Eiweiß wegen des flachen Insulinspiegels abnehmen. Die Atkins-Diät ist ein Beispiel dafür.

Wie funktioniert das? Immer wenn Energie langsam in die Blutbahn kommt, wird wenig Insulin ausgeschüttet. Später stellt der Körper dann automatisch auf seinen Hybrid-Motor um und verbrennt Fett. Da kein Insulin in der Blutbahn ist, kann das Fett aus den Fettzellen heraus. Immer mehr Fett wird nun aus den Zellen heraus in den Energiemix eingebracht. Wegen der Fettverbrennung

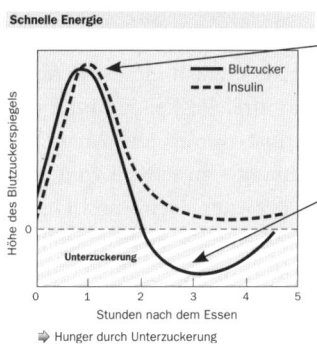

Langsame Energie

Höhe des Blutzuckerspiegels

— Blutzucker
--- Insulin

0

Unterzuckerung

0   1   2   3   4   5
Stunden nach dem Essen

➩ Kein Hunger

Schnelle Energie

Höhe des Blutzuckerspiegels

— Blutzucker
--- Insulin

0

Unterzuckerung

0   1   2   3   4   5
Stunden nach dem Essen

➩ Hunger durch Unterzuckerung

Was ist das Geheimnis der Schlanken?

Sie essen Energie, die langsam im Körper ankommt, verbraucht und weniger in die Fettzellen zwischengespeichert wird. Nur wenig Zuckerwegpackhormon (Insulin) wird so ausgeschüttet.

Wie verbrennen Sie mehr Fett?

Langsame Energie hält lange satt. Es kommt zu keiner Unterzuckerung. Der Körper stellt einfach auf Fettverbrennung um, und der Hunger bleibt lange aus.

Wie landen Kalorien im Hüftspeck?

Schnelle Energie macht dick. Die Energie kommt zu schnell in die Blutbahn. Das Zuckerwegpackhormon (Insulin) wird ausgeschüttet und packt die überflüssige Energie in die Fettzellen.

Warum bekommen Sie schneller Hunger?

Wegen der hohen Insulinausschüttung wird zu viel Energie in Ihre Fettzellen geschaufelt, und der Blutzuckerspiegel fällt dann stark. Die Folge: Unterzuckerung. So werden Sie schneller wieder hungrig und essen mehr. Sie essen sich so immer hungriger und dicker. Nur wer lange satt ist, kann sein Gewicht halten oder sogar abnehmen.

bleibt das Hungergefühl aus. Dadurch essen Sie weniger. Sie werden auch nicht nervös oder zappelig und halten das Gewicht, weil Sie satt sind.

So bleiben Sie ruhig und satt

Der Glyx-Index (glykämische Index) zeigt, wie schnell die Energie aus dem jeweiligen Lebensmittel in der Blutbahn ankommt. Eigentlich ist es ganz einfach und mit gesundem Menschenverstand zu begreifen. Sie brauchen dafür keine langen Lebensmittellisten. Schnelle Energie liefern Lebensmittel,

- die hoch verarbeitet sind
- mit Zucker vollgestopft wurden
- wenig Ballaststoffe haben

So einfach ist das. Also Kartoffeln (kaum Ballaststoffe), ausgemahlenes Getreide in Brot (wenig Ballaststoffe), Süßigkeiten (Zucker), Softdrinks (Zucker), alle industriellen Fertigprodukte (Zucker und wenig Ballaststoffe) lösen diese Zucker-Hunger-Kurve aus.

Dagegen halten Milchprodukte (wenn sie nicht gezuckert sind), Vollkornprodukte (viel Ballaststoffe) und Obst (Ballaststoffe und Fruchtzucker) die Insulinkurve flach. Fleisch und Gemüse lassen die Insulinkurve absolut flach.

Unsere Millionen Jahre alte Stoffwechsel-Software ist nicht auf diese schnelle Energie angepasst. Die gab es einfach nie in der freien Wildbahn. Dort wurden immer ballaststoffreiche Lebensmittel und Eiweiß verzehrt. Seit circa 100 Jahren erst werden die Menschen immer dicker und hungriger, weil die Energie zu schnell vom uralten Insulinprogramm in die Fettzellen geschaufelt wird und Unterzuckerung mit Hunger auslöst. Wer die Zuckerfalle einmal begriffen hat und naturbelassener isst, fällt nicht mehr in die Insulin-Hungerfalle und ist lange satt. Wer satt ist, bleibt ganz leicht schlank.

Die fatale Nikotin-Zucker-Falle

Weil das Hungergefühl dem Nikotin-Entzug so ähnelt, bleiben häufigere kleine Fress-Attacken oder Lust auf Süßes nicht aus. Das ist o.k., wenn Sie den kleinen Suchthunger mit Kaugummi und Obst stillen oder sich bei den regulären Mahlzeiten richtig satt essen.

Hunger-Attacken durch Unterzuckerung können die Lust auf Zigaretten erhöhen.

Wenn Sie stattdessen aber in die Zucker-Hunger-Falle tappen und den vorgetäuschten Zigaretten-Entzugs-Hunger mit gezuckerten Gummibärchen stillen, bringen Sie sich in einen weiteren Entzugszyklus. Sie werden jetzt nicht nur den kleinen Suchthunger stillen, sondern zusätzlich auch noch alle 30 – 45 Minuten gegen die Unterzuckerung anfressen. Mit den schnellen Kohlehydraten werden Sie immer dicker, hungriger und nervöser. Sie haben sich über Jahre darauf getrimmt, dieses nervöse Hungergefühl durch die Zigaretten zu manipulieren und wegzudrücken. Dieser Rauchimpuls ist abgespeichert. Achtung: Die fatale Kombination aus Hunger, Unterzuckerung, Nervosität und Unzufriedenheit kann ganz leicht die Lust auf Zigaretten wieder erhöhen. Außerdem fangen Sie an, immer mehr Süßes zu vertilgen. Immer dicker zu werden. Die Nikotin-Zucker-Falle schnappt zu: *Zucker tanken – kurzfristige Befriedigung – Hungerattacke – Frust – Zucker nachtanken – Schuldgefühle wegen des Gewichts – Hunger / Frust / nervöses Gefühl – gesteigerte Schmacht nach Zigaretten, um die Leere auszufüllen.*

Obst & Gemüse – viel Volumen, wenig Kalorien

Obst & Gemüse lassen nicht nur den Insulinspiegel flach, sondern machen Sie zusätzlich über einen ganz einfachen Mechanismus satt: Sie essen viel Volumen. Es ist sperrig und braucht viel Platz im Magen. So wird der Magen schon mit wenigen Kalorien voll. Dehnungsreize rufen dann ein Sättigungsgefühl hervor. »Hallo stopp. Es passt nix mehr rein.« Nutzen Sie das aus: Ein Salat vorneweg und schon essen Sie beim Hauptgang weniger, ohne darüber groß nachzudenken.

Genau umgekehrt ist es beim Fett. Viele Kalorien auf kleinstem Raum. Das Sättigungsgefühl kommt zu spät im Gehirn an, und schon haben Sie 200 – 300 Kalorien zu viel getankt. Essen Sie so viel Obst wie Sie wollen. Sie können damit nicht dick werden.

Mögen starke Raucher Milch und Obst?

Zigarette nach einem Apfel, das schmeckt. Ein Glas Milch und eine rauchen: noch schlimmer. Jeder fünfte Raucher gibt an, dass nach Milch und Obst Zigaretten nicht mehr schmecken.[117] Einen Gefallen sollten Sie sich tun, falls Sie je einen Rückfall haben: Trinken Sie etwas Milch, bevor Sie sich die Zigarette anzünden. Dann ist sie so richtig eklig. Umgekehrt gilt auch: Wenn Sie ein Leben lang ein Kettenraucher waren, kann es gut sein, dass Sie Milchprodukte und Obst nicht besonders häufig essen. Ihr Geschmack ohne Zigarette wird sich aber verändern. Wer zu rauchen aufhört, dem schmecken

Milchprodukte und Obst häufig wieder. Ein Vorteil: Beide sind nicht an das »Genussgefühl Zigarette« gekoppelt, wie etwa Alkohol oder Kaffee. Starten Sie doch mal einen Versuch damit.

Meine Tipps gegen Hungerattacken

- *Kauen Sie möglichst viel zuckerfreie Kaugummis*

Die sind süß, halten den Insulinspiegel flach und beschäftigen Ihren Mund. Es gibt viele Geschmacksvarianten zur Abwechslung.

- *Essen Sie so viel Obst wie möglich. Obst ist eine Beschaffungsfrage*

Obst zu essen hat vor allem mit Beschaffung zu tun. Sie müssen es erst mal im Haus haben. Und außerdem sollte man nie das Haus verlassen, ohne mindestens eine Banane oder Apfel in der Handtasche oder im Rucksack dabei zu haben. Nehmen Sie Obst mit zur Arbeit? Dann tun Sie es jetzt! Haben Sie Obst für die längere Autofahrt eingepackt? Beschaffung! Auf keinen Fall dürfen Sie an der nächsten Tankstelle vor lauter Hunger einen Schokoriegel kaufen wollen, um dann mit einer Packung Zigaretten in der Hand zu enden. Nehmen Sie Obst in den ersten Wochen überall hin mit!!

- *Obstsalat in drei Zigarettenlängen*

Sie mögen keine Äpfel? Das ist bei Kindern auch oft so. Wissen Sie, wie Sie Ihre Kinder ans Obst bekommen? Über Obstsalat. Mögen Sie Obstsalat mit Joghurt drauf? Dann machen Sie doch öfters eine große Schüssel Obstsalat, von der Sie immer und so viel Sie wollen essen. Ja, das ist etwas zeitaufwendig, aber die haben Sie ja dann. In Raucherzeit-Einheiten gesprochen, dauert es 3 Zigarettenlängen Arbeit für eine Schüssel Obstsalat. Ich habe es getimed. Bei 20 nicht gerauchten Zigaretten hätten Sie sogar 100 Minuten pro Tag mehr Zeit. Und Sie können den ganzen Tag oder Abend davon essen, ohne dick zu werden.

- *Heißer Tee beruhigt*

Heiße Getränke füllen Sie wohlig warm. Eine Tasse Tee hält einen mindestens so lange beschäftigt wie eine Zigarette. Tee ist außerdem bei nur wenigen Rauchern an die Zigarette gekoppelt im Gegensatz zu Kaffee. Tee vermittelt außerdem Ruhe und Genuss. Der Nichtraucher-Klassiker, um abends zur Ruhe zu kommen. Wer abends durch Tee zu angeregt wird, sollte es mit indischem Chai oder Kräutertees versuchen.

- *Essen Sie sich immer satt, und zählen Sie auf keinen Fall Kalorien!*
Liebe Diät-Geschädigte: In den ersten Monaten nach dem Rauchstopp zählen Sie auf keinen Fall Kalorien beim Essen. Selbst wenn es ein Pfund mehr wird auf der Waage. Essen Sie sich immer richtig satt! Kalorien zu zählen ist bei modernen Diäten auch vollkommen out. Dazu später mehr. Ihr Suchthirn sucht nur nach einer Lücke, um sich zu beklagen oder Frust zu finden.

Essen Sie sich super satt bei den Hauptmahlzeiten, umso mehr, wenn es sich um Fleisch und Fisch mit viel Gemüse und Salat handelt. Deswegen brauchen Sie jetzt aber um Gottes willen nicht Ihre Ernährung umzustellen. Nur wenn sich die Gelegenheit ergibt … greifen Sie zu bei Steak & Salat-Kombis.

Pasta, al dente gekocht, kommt auch langsam in die Blutbahn. Die schlanken Italiener machen es uns vor. Nur Kartoffeln, Pommes, andere Kartoffelprodukte und fein ausgemahlene Brotsorten schicken Kohlehydrat-Energie noch schneller in die Blutbahn als Haushaltszucker. Vermindern Sie diese Beilagen und tauschen Sie sie durch Gemüse als Beilage aus.

Geben Sie aber generell Ihrem natürlichen Hungergefühl nach und genießen Sie Ihre besseren Geschmacksnerven.

- *Übrigens: Dunkle Schokolade ist ok*
Dunkle Schokolade mit 70 % Kakaoanteil enthält zwar relativ viele Kalorien, circa 500 pro Tafel, aber im Gegensatz zu normaler Schokolade wenig Zucker. Meist haben Sie nach 1 – 2 Rippen genug. Vor allem wollen Sie nicht immer mehr davon essen, wie bei den zuckerreichen Schokoriegeln, bei denen man sich dann nach kurzer Zeit aus der Unterzuckerung mit dem Rest der Tafel herausfressen muss.

Verstopfung beim Rauchstopp

Viele haben sich daran gewöhnt: Kippe, Kaffee, Kl… und schon meldet sich morgens die Verdauung. Kaffee wirkt anregend auf die Verdauung, und Nikotin hat viele Andockstellen im vegetativen Nervensystem. Unter anderem sorgt es für mehr Bewegung in Magen und Darm. Verstopfungen im Darm in den ersten zwei Wochen nach dem Rauchstopp sind häufig. Ungefähr jeder Sechste bekommt sie vorübergehend.[118] Fühlt sich nicht gut an. Sie möchten, können aber nicht. Glücksmomente gibt es wenige im Leben. Jeder kennt aber die kurzen glücklichen Momente der Erleichterung … Sorgen Sie also so bald wie möglich dafür, dass Sie sich wieder wohl fühlen. Gerade bei Verstopfung sollten Sie mehr Obst & Gemüse essen. Die löslichen Ballaststoffe putzen Ihren Darm wieder frei. Auch Bewegung und mehr trinken hilft. Trinken Sie 2 – 3 Liter Wasser, auch um optimal zu entgiften. Funktioniert das alles nicht, kaufen Sie keine Abführmittel, sondern Flohsamen in der Apotheke. Flohsamen reguliert die Darmtätigkeit viel besser. Auch das ist kein Ökotipp, sondern wurde in Studien nachgewiesen. Mehr Info können Sie unter *Flohsamen, Wikipedia* googeln.

Positiv: Nikotin beschert eine Überproduktion an Magensäure. Wer als Raucher öfter Sodbrennen hat oder unter einem nervösen Reizdarm leidet, der wird sich beim Aufhören bald über einen ruhigeren Magen-Darm-Trakt freuen können.

Süßstoff – 100 – 200 Kalorien eingespart

5 Tassen Kaffee am Tag mit jeweils einem kleinen Löffelchen Zucker schlagen mit 120 Kalorien zu Buche. Unnötig. Dafür gibt es Süßstoff. 2 Becher Joghurt, die Sie selbst mit Süßstoff süßen, sparen gut 60 Kalorien ein. Und bei einem großen Glas Cola Light sparen Sie sogar 88 Kalorien. In einem Glas Cola sind 11 Stück Würfelzucker enthalten. Mit Süßstoff alleine könnten Sie so schon fast die 200 Kalorien täglich einsparen, die Sie als frisch gebackener Nichtraucher weniger verbrennen. Entsorgen Sie den Haushaltszucker für einige Monate vollständig aus Ihrem Haushalt. Verwenden Sie zu Hause und unterwegs zunächst einmal ausschließlich Süßstoff. Kaufen Sie auch zunächst mal mit Süßstoff gesüßte Getränke, Marmeladen, Joghurts, Puddings, Kaugummis und Bonbons ein. Das ist kein Verzicht, sondern einfach ein Austausch.

Wie gesund ist Süßstoff?

Ich bin immer gerührt, wenn Raucher, die 4800 Schadstoffe täglich inhalieren, mich fragen, ob sie dem Körper denn wohl auch noch Süßstoff zumuten können. Nun, Raucher sind vorsichtige Menschen, wie jeder andere auch. Sie legen den Sicherheitsgurt im Auto an und kaufen sogar Bio-Obst bei Aldi. Also die berechtigte Frage: Zucker oder Süßstoff? Die Fakten:

- Süßstoff ist kalorienfrei und macht nicht dick. Die Zucker-Agrar-Lobby streut gerne die Fehlinformation ins Internet, dass Süßstoff dick macht. Das ist aber ganz eindeutig nicht der Fall.
- Süßstoff lässt Ihren Insulinspiegel flach.
- Süßstoff macht deswegen auch nicht hungrig und unterzuckert nicht.
- Süßstoff ist sicher.
- Süßstoff gibt über den süßen Geschmack einen Dopaminkick, ohne die Insulin-Hunger-Kurve zu aktivieren (siehe Seite 201).

Selbst die deutsche Gesellschaft für Ernährung (DGE) als führendes industrieunabhängiges Expertengremium, das ständig Studien sichtet und Lebensmittel neu bewertet, nimmt dazu Stellung. Die DGE bescheinigt, dass Süßstoffe sicher sind und »für Personen, die abnehmen oder Übergewicht vermeiden möchten, Süßstoffe … eine gute Alternative sind.«[119]

Natürlich oder künstlich?

Flüssig-Süßstoffe sind am preiswertesten und auch zum Backen geeignet. Sie lassen sich aber nicht als Streuzucker verwenden, da sie dann leicht bitter schmecken können. Aspartam-Süßstoff gibt es dagegen auch als Streuzucker (Marke Canderel). Das schmeckt auch auf Erdbeeren im Sommer wie ganz normaler Zucker. Aspartam besteht aus zwei Eiweißbausteinen, die süß schmecken.

Für Naturfans gibt es alternativ auch den Süßstoff aus der südamerikanischen Stevia-Pflanze, dem Honigkraut. Er ist 300-mal süßer als Zucker. Stevia wird in Japan bereits seit 40 Jahren verwendet, und ein Großteil der Süßigkeiten wird dort mit Stevia gesüßt. Stevia können Sie am besten über das Internet bestellen.

Tipp: Kaufen Sie auch für unterwegs kleine Päckchen Süßstoff oder Canderelsticks und stecken Sie sich diese einfach ins Portemonnaie für den Kaffee unterwegs, im Büro oder in der Kantine.

21. Mit Eiweiß satt und glücklich

Eiweiß hält schlank

Sie wollen Ihr Gewicht halten? Dann sollten Sie mehr Eiweiß essen und vor allem trinken. Alle modernen Diäten haben Eiweiß als zentralen Baustein. Früher bedeutete Diät Verzicht, schlechte Laune und Jojo-Effekt. Gewicht runter. Danach mehr Gewicht drauf. In den 70er Jahren traute man sich als figurbewusster Mensch ohne Kalorientabelle kaum noch in ein Restaurant, in den 80er Jahren zählte man Fettaugen und kaufte Light-Produkte. Die Folge: Unlustige Menschen, die ständig unzufrieden und hungrig waren. Inzwischen weiß man, dass Kohlehydrat-lastige Diäten hungrig machen. Eiweiß macht dagegen satt, glücklich und erhält die Muskelmasse als Fettverbrennungsmaschine. So gibt es keinen Jojo-Effekt. Mehr Eiweiß ist also ideal für Sie, wenn Sie beim Rauchstopp einfach Ihre Figur halten wollen.

- Eiweiß schickt ein Sättigungssignal an das Gehirn. Früher satt zu sein bedeutet natürlich auch weniger Kalorien zu essen.
- Eiweiß lässt den Insulinspiegel flach. Sie bekommen dadurch langsamer Hunger und stellen dann auf Fettverbrennung um.
- Eiweiß liefert die Bausteine, um die Glückshormone herzustellen.
- Eiweiß trägt zum Muskelaufbau bei. Die Muskeln sind Ihre Fettverbrennungsmaschinen. Jedes Kilo Muskelmasse mehr verbrennt 100 Kalorien pro Tag zusätzlich in Ihrem Stoffwechsel. Einfach so.

Essen Sie mehr Eiweiß. Mehr *mageres* Fleisch, mehr Fisch, und trinken Sie vor allem praktische Eiweiß-Shakes zwischendurch. Das dürfte auch den männlichen Rauchern nicht zu schwerfallen. Erstens essen Männer ohnehin eher Fleisch und zweitens sind Shakes in 3 Minuten gemacht. Vegetarier können Soja-Eiweiß-Shakes trinken und so schlank bleiben. Vegetarier haben aber sowieso seltener Gewichtsprobleme.

Eiweiß-Shakes gegen Hunger- und Stress-Schmachten

Wenn Sie kleinere Hungerattacken in den ersten nikotinlosen Wochen bekommen, trinken Sie immer zuerst einen Eiweiß-Shake anstatt Süßigkeiten zu essen. Süßigkeiten machen Sie immer nur noch hungriger, dicker und unzufriedener. Eiweiß-Shakes dagegen

- machen nachhaltig satt
- machen es möglich, ohne Hunger automatisch weniger Kalorien zu essen
- kurbeln die Produktion von Glücksbotenstoffen an
- machen Sie damit konzentrierter, ruhiger und weniger stressanfällig
- fahren Ihren Stoffwechsel insgesamt anregend hoch
- sind lecker und variationsreich
- sind schnell und praktisch zuzubereiten
- können überall hin mitgenommen werden
- können auf der Arbeit schnell als Zwischenmahlzeit dienen

Eiweiß-Shakes – schneller geht's nicht

Was Sie zur Zubereitung brauchen: Einen Mixer und einen tropffrei verschließbaren Trinkbecher für unterwegs. Ein Mixstab geht auch. Macht aber die Shakes nicht so schön schaumig.

Je nach Geschmacksrichtung dann Obst (tiefgekühlte Heidelbeeren, Himbeeren oder frische Erdbeeren, Bananen, Orangen), Kakao oder Kaffee und natürlich Eiweiß aus Quark, Soja oder Molkeeiweißpulver (siehe Einkaufsliste auf S. 214).

Die Zubereitungszeit dauert eine Zigarettenlänge, nicht länger: 250 g Quark, etwas Wasser, Süßstoff, Obst in einen Mixer. 30 Sekunden mixen. Fertig. Genauso schnell geht es mit Eiweißpulver unterwegs. Keine andere Zwischenmahlzeit können Sie so schnell selbst zubereiten.

Mehr Shake-Rezepte

Auf der Internetplattform finden Sie fünf Shake-Rezepte.

▷ Links zu YouTube

Eiweißtipps – Welches Eiweiß und wie viel?

Milcheiweiß – lange satt mit Obst- und Quarkshakes

Milcheiweiß hält vor allem lange satt. Es ist praktisch, und man kann es immer im Kühlschrank haben. Am meisten Eiweiß hat Quark. 250 g Quark enthalten 34 Gramm Eiweiß. Genauso viel wie ein 180-Gramm-Steak, aber mit viel weniger Kalorien. In Form von Shakes mit Früchten mit Süßstoff schmeckt Quark am besten. Für die Geschmacksrichtungen Schoko oder Kaffee ist er weniger gut geeignet, aber es geht auch. Sie müssen es einfach mal ausprobieren.

Quark enthält dreimal mehr Eiweiß als Milch oder Joghurt. Milch oder Joghurt eignen sich, wegen des geringen Eiweißgehaltes, nur in Verbindung mit Eiweißpulver für Eiweißshakes. Nur auf diese Weise schafft man es, mit Milch oder Joghurt auf 20 Gramm Eiweiß pro Glas zu kommen. Reine Milch-Joghurtshakes sollten Sie nicht verwenden, da hier hauptsächlich Milchzucker als Kalorien enthalten sind und viel zu wenig Eiweiß.

Soja für Vegetarier

Soja-Eiweiß-Pulver ist die erste Wahl für Vegetarier. Der Geschmack von Soja-Eiweiß ist nicht jedermanns Sache, muss man mögen. Er ist leicht nussig. Starke Aromen wie Kaffee oder Kakao passen am besten zu Soja-Eiweiß. Fertige Sojamilch hat zu wenig Eiweiß, um satt zu halten. Konzentriertes Sojaeiweiß zum Selbstmixen ist ideal. Auch für unterwegs macht Soja gut satt.

Mogelpackung: Manche Hersteller panschen billiges Getreideprotein zum Sojaprotein. Auf der Packung steht dann: »Enthält pflanzliche Proteine, *meist* Sojaprotein«. Achten Sie darauf, dass 100 % Sojaeiweiß enthalten ist. Gute Quellen sind Reformhäuser, das Internet oder Direkt-Marketing-Vertriebe.

Milcheiweißpulver

Milcheiweiß als Pulver ist rausgeworfenes Geld und schmeckt pampig. Sie nehmen dann besser und preiswerter Quark.

Molkeeiweiß – Der schnelle Bote fürs Gehirn

Es lohnt wirklich, ein Eiweißpulver zu kaufen. *»Bäh! Pulver«* sagen viele. Würden Sie dasselbe bei einem Kohlehydratpulver (Mehl) sagen? Molkeprotein ist ideal. Die Vorteile von Molkeprotein sind:

- Es kommt schnell in die Blutbahn. Viel schneller als Milcheiweiß. Und 3 Stunden früher als ein Stück Schweinebraten. Molkeeiweiß sprintet dann voller Glücksbaustein-Rohstoffe in Richtung Gehirn. Dahin, wo Ihr Botenstoffmangel für mehr Zufriedenheit und Konzentration liegt.
- Es hat kaum kalorienreiches Fett, wie sonst eiweißreiche Lebensmittel.
- Es ist preiswerter als vergleichbare Lebensmittel. Wenn Sie 20 Gramm Molkeprotein gegen 20 Gramm Eiweiß aus anderen Lebensmitteln rechnen, liegen Sie mit dem konzentrierten Eiweiß billiger! Es erscheint nur deshalb auf den ersten Blick teuer, weil Sie auf einmal 30 Portionen Eiweiß in einer Packung kaufen.

Verwechseln Sie das Molkeprotein nicht mit Molkedrinks aus dem Supermarkt. Hierin ist kaum Eiweiß enthalten, sondern vor allem Milchzucker, der für kräftige Blähungen sorgt.

Wo aber kaufen? Im Internet hat man die beste Auswahl an Produkten. Suchen Sie nach »Molkeeiweißkonzentrat« oder – noch besser – das hochwertige »Molke-Isolat«. Im Isolat ist der geringste Anteil an Milchzucker. Oft wird es auch als »whey-isolate« (englisch) verkauft. Nehmen Sie sich eine Dose Molkeeiweiß mit zur Arbeit oder den Shake fix und fertig im tropffrei verschließbaren Becher mit.

Welcher Geschmack? Falls Sie das Molkeeiweiß mal mit Kakao, mal mit Kaffee oder mit einer Obstsorte mixen wollen, dann nehmen Sie am besten Vanille als Basis-Geschmack. Damit sind Sie flexibel beim Mixen mit allen anderen Geschmacksrichtungen. Falls Sie es fertig gemixt unterwegs im Shaker trinken, dann eignen sich natürlich sämtliche anderen Geschmacksrichtungen.

Shakes statt Diät

Ich möchte hier nicht Ihre Ernährung umstellen. Wenn dies ein Diät-Buch wäre, würde ich Ihnen jetzt Rezepte mit Hülsenfrüchten oder tollen asiatischen Tofu-Gerichten liefern. Aber hier geht es wirklich nur ums Figurhalten. Und das möglichst praktisch. Auch küchenfeindlich eingestellte Männer und Frauen ohne Lust darauf zu kochen, können diese Tipps mit Leichtigkeit umsetzen. Wenn Sie das Thema sonst interessiert und Sie ein paar Rezeptideen suchen, dann empfehle ich Ihnen mein *forever young* Buch *Geheimnis Eiweiß*. Bei den Links können Sie in das Einleitungskapitel hineinlesen.

↘ Links zu YouTube   .

22. Schlank bleiben nach dem Rauchstopp: Die Einkaufsliste

Aus dem Internet

Gleich zu Beginn des Rauchstopps sollte alles da sein, um Sie beim Schlankbleiben zu unterstützen. Im Internet können Sie ohne viel Aufwand bestellen:

- 1 Standmixer (Preis: erhältlich schon ab 7 Packungen Zigaretten, hält aber 5 Jahre)
- 1 absolut tropffrei! verschließbarer Trinkbecher für Eiweißshakes unterwegs (Preis: 1 Packung Zigaretten)
- 750-Gramm-Packung Molke oder Sojaeiweiß für Eiweißshakes.

Im Supermarkt

Diese Produkte sollten Sie schon kurz vor dem Rauchstopp einkaufen: Diese Menge an Tiefkühlkost und Tiefkühl-Obstpackungen passt übrigens in jedes 3 Sterne Tiefkühlfach im Kühlschrank. Mit einem gesund bestückten Kühlschrank können Sie essen ohne je über Kalorien nachzudenken. Essen Sie sich richtig satt und glücklich!

- Roher Schinken, extra fein dünn geschnitten oder Geflügelsülze, wenn es was Herzhaftes sein soll. Hat beides wenig Fett und daher wenig Kalorien.
- Vollkornbrot, lieber als andere Brotsorten. Hält länger satt und den Insulinspiegel flacher. Aber nur, wenn es Ihnen schmeckt!
- 2 – 3 Diät-Tiefkühlgerichte für den richtigen Hunger.

    Wichtig: Den Hunger also nicht mehr wegrauchen, sondern essen. Diese Gerichte sind ohne Zusatzstoffe, ohne Haltbarkeitsmittel und super lecker. Sie können mir hier vertrauen. Ich bin ein passionierter Koch und würde es Ihnen sonst nicht empfehlen. Und ich kann es gar nicht deutlich genug sagen: Es soll jetzt praktisch, schnell verfügbar und genussvoll sein. Aufwendige

Kocharien im Entzug, das ist nicht jedermanns oder jederfraus Sache. Also schnell ein ganzes leckeres umfangreiches Gericht mit 500 Kalorien, besser als lächerliche 100 Gramm fett-triefende Chips (530 Kalorien) oder eine Tafel Schokolade (550 Kalorien) an der Stelle.

- Sie sollten auf keinen Fall auch nur einen Abend hungrig verbringen! Dann macht sich das Suchthirn sofort bemerkbar!!
- 1 Flasche Süßstoff oder Canderel (Aspartam) Süßstoffstreuzucker!
- 1 Packung Canderel Portionssticks für unterwegs.
- Je 1 Packung Tiefkühl-Himbeeren, -Heidelbeeren, -Brombeeren. Das ist billiger, vitaminreicher und praktischer als dieselben Früchte in frischer Variante. Und ideal für super leckere Shakes.
- 1 Packung Tiefkühl-Erdbeeren, wenn nicht gerade Sommer ist.
- 10 Äpfel, 10 Birnen und jedes andere Obst. Für zu Hause, unterwegs zu jeder Zeit und soviel Sie wollen. Logistik ist alles: Obst immer dabei zu haben, das ist wichtig.
- 4 x 500 g Magerjoghurt oder bis maximal 3,5 % Fett.
- 10 x 500 g Magerquark, 0,5 % Fettgehalt.
- 4 x Milch mit 1,5 % Fettanteil für Shakes.
- Verschiedene Geschmackssorten Kaugummis ohne Zucker.
- Cola Light oder andere zuckerfreie Softdrinks.
- Trockener Rot- oder Weißwein. Wenn Alkohol unbedingt zu Ihrem Lebensgefühl gehört, Wein statt Bier. Und besser nur dann, wenn Wein bei Ihnen gedanklich nicht an Zigaretten gekoppelt ist.
- Tee in jeder Variation. Versuchen Sie doch mal Rooibos-Tee, aromatisierte Teesorten oder den indischen Chai. Etwas Warmes im Bauch tut immer gut.
- 1 Packung B-Vitamine und 1 Röhrchen Magnesiumbrausetabletten für die Nerven.

Tipp: Magnesium kurz vor dem Einschlafen nehmen. Damit vermindern Sie nervöse Einschlafprobleme, die zu den Entzugserscheinungen gehören.

Was Sie jetzt – nach Rauchstopp – nicht kaufen sollten

Ich denke, diese Liste hält sich in Grenzen. Ich will Ihre Gewohnheiten nicht zu sehr strapazieren. Und Sie sollen satt, satt und noch mal satt und zufrieden sein! Dann merken Sie gar nicht, dass Sie die untenstehenden Produkte nicht gekauft haben.

Gute Figur fängt im Supermarkt an. Und die Brille nicht vergessen, wenn Sie in den Supermarkt gehen, um bei gewohnten Produkten unbedingt auf deren Fett- und Zuckergehalt zu schauen. Sie sollten nie das Gefühl haben, auf etwas zu verzichten. Wenn Ihr Herz an Schokopudding mit Sahne hängt, dann kaufen Sie diesen auf jeden Fall. Einige andere unnötige Fettnäpfchen können Sie aber ganz leicht vermeiden und genauso leckere Alternativen kaufen.

- **Fette Fleischsorten** wie Schweinefleisch oder gemischtes Hackfleisch. Genießen Sie öfter mal Geflügelbrust, mageres Rindfleisch, Rindertartar, Kalbfleisch oder Fisch. Verzicht sieht anders aus, oder? Und diese Alternativen haben weniger Fett und weniger Kalorien. Warum nicht die eine oder andere eingesparte Zigarettenpackung jetzt auf fettärmeres und etwas teureres Fleisch verwenden anstelle von Würsteln, Schwein und Billig-Hackfleisch. Gönnen Sie sich was Besseres.
- **Milchprodukte über 3,5 % Fett.** 10 % fetthaltiger Quark oder Joghurt hat einfach zu viele Kalorien, ohne wirklich mehr Geschmack zu bringen. Wenig Volumen, dafür zu viele unnötige Kalorien. Ist der 3,5 %-ige Joghurt cremig gerührt, schmeckt er so gut wie Joghurts mit viel mehr Fett.
- **Zugezuckerte Milchprodukte.** Kaufen Sie diese vorübergehend überhaupt nicht. Von vielen Milchprodukten wie Joghurts, Milchreis oder Schokopuddings gibt es inzwischen Varianten mit Süßstoff. Sie werden ohnehin so viele fruchtige und schokoladige Eiweißshakes verputzen und so dauersatt sein, dass Sie wahrscheinlich gar keinen Platz im Magen dafür mehr haben.
- **Extrem fette Wurstwaren.** Roher Schinken hat dagegen sehr wenig Fett.
- **Milchschokolade und Schokoriegel.** Enthalten bis zu 50 % Zucker. Wechseln Sie lieber auf dunkle Schokolade mit 70 % Ka-

kaoanteil. Da bleibt das Insulin flach. Sie sollten sich nicht einfach Süßigkeiten zu Hause ins Regal legen. Dann essen Sie sie auch. Sind keine oder wenige da, kann auch mal ein Apfel stattdessen herhalten, auch wenn Sie im ersten Moment gar keine Lust darauf haben. Am Ende schmeckt er dann doch.

- **Softdrinks** mit Zucker. Die Garantie für Insulin-Hungerattacken innerhalb der nächsten 30 Minuten. Auf keinen Fall trinken! Es gibt genügend Softdrinks von Cola Light bis Bitter Lemon Light mit Süßstoff. *Sie verzichten also auf gar nichts!!*
- **Fruchtsaftnektar** –»Nektar« ist immer nur ein anderes Wort für Zuckerplörre. Kaufen Sie nur reine Säfte und verdünnen Sie diese mit Mineralwasser als Schorle, um die Kalorien zu halbieren.
- **Zucker.** Tauschen Sie diesen komplett durch Süßstoff im Haushalt und unterwegs aus. Auch hier: *Null Verzicht, denn es bleibt süß!*
- **Bier.** Zugegeben: Das könnte schwierig werden! Aber das Problem ist: Der Genuss von Bier ist meist mit Zigarettenkonsum gedanklich gekoppelt. Schlecht für den Anfang! Außerdem wird die schnelle Energie des Biers wie Zuckerwasser direkt in die Fettzellen geschaufelt. Da die Unterzuckerung schnell kommt, muss immer mehr davon nachgetankt werden. Der berühmte »Bierbauch« ist das klassische Fettspeicherzeichen für diese Wegpackaktionen. Steigen Sie mal eine Weile auf Wein um, wenn Alkohol zu Ihrem Lebensgefühl gehört. Aber nur, wenn Sie Lust dazu haben. Wenn Bier Ihnen unverzichtbaren Genuss verschafft und zunehmen nicht so wichtig für Sie ist, dann verzichten Sie auch beim Rauchstopp *auf keinen Fall* darauf!

O.k. Schauen Sie die Liste noch einmal durch. War es so schlimm? Im Grunde wird nur ausgetauscht und nie verzichtet. Und der Süßstoff allein nimmt schon circa 100 – 200 Kalorien aus Ihrer Ernährung raus. Also alles KEINE DIÄT.

Ins Restaurant gehen und abnehmen

- **Steak House ist ideal.** Schlimm? Den meisten Männern fällt das gar nicht schwer. Essen Sie dort keine Rippchen und als Beilagen keine Pommes Frites oder Kartoffeln, sondern gehen Sie auf die klassische Salat & Fleisch-Kombi. Davon können Sie bis zum Abwinken essen, ohne zuzunehmen.

- **Thai-Essen macht schlank.** Haben Sie schon mal dicke Asiaten gesehen? Genau. Jedenfalls nicht die, die asiatisch essen. Die thailändische Küche macht schlank. Die Indische ist schon fetter.

- **In der Gaststätte geben Sie vor, was rauskommen soll.** Vermeiden Sie fette Sahnesoßen. Auf der Karte steht XY mit Kartoffeln. Verlangen Sie nach mehr Gemüse und einem Beilagensalat zu dem Gericht. Immerhin sind Sie der Gast, der bezahlt. Die Küche kann ruhig das auf den Teller zaubern, was Sie wollen. Das muss Ihnen gar nicht peinlich sein.

In der Kantine schlank bleiben

- **Beilagen wie Kartoffeln oder Spätzle** erhöhen den Blutzuckerspiegel drastisch. Sie machen dick und hungrig. Dagegen sind al dente gekochte Nudeln, mehr Gemüse und parboiled Reis besser.

- **Frittiertes.** Das saugt sich voll mit Fett. Pommes Frites haben dreimal soviel Kalorien wie eine Ofenkartoffel, also dann eher die wählen, wenn es nun absolut eine Kartoffel als Beilage sein soll.

- **Keine pampigen fetten Sahnesoßen.** Sicher ist auch Gegrilltes oder gebratenes Fleisch im Angebot, über das nicht die Sahnesoße gegossen werden muss.

- **Paniertes Fleisch.** Die Panade steckt immer voller Fett. Wenn es eine Alternative gibt, essen Sie diese.

- **Kaffee.** Den Süßstoff sollten Sie immer im Portemonnaie haben.

Teil 5

Die erfolgreichsten Strategien zum Aufhören

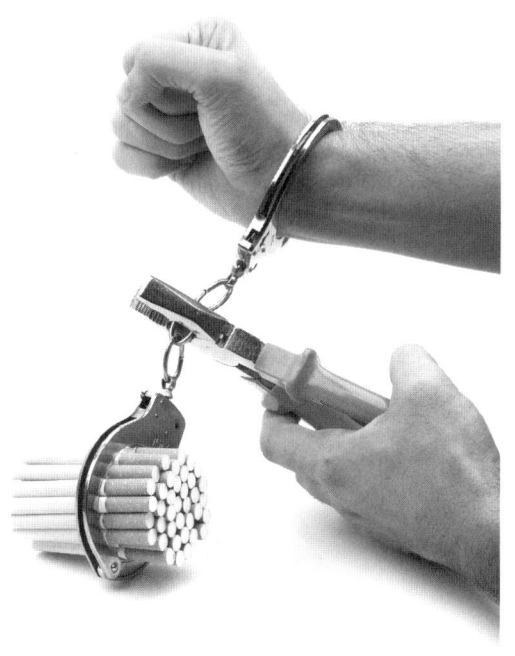

23. So werden Sie rauch*frei*

»Nur eines macht sein Traumziel unerreichbar:
die Angst vor dem Versagen.«
PAULO COELHO

Aufhören ist wie Fahrradfahren

Mit dem Rauchen aufzuhören, ist wie Fahrradfahren zu lernen. Am Anfang hat man riesige Angst, man denkt über nichts anderes nach als herunterzufallen. Wer es weder versucht oder sich nur auf die Angst vor dem Fallen konzentriert, fährt nie. Viele Raucher bleiben genau in dieser Angst stecken, weil sie vielleicht einmal runtergefallen sind oder versuchen es erst gar nicht. Wenn man sich einmal entschließt, die Angst zu überwinden, einkalkuliert, dass man ein paarmal auf die Nase fliegt, herumeiert und immer wieder sofort aufsteht und weitermacht, dann kann es jeder lernen. Genau das ist der Prozess des Aufhörens. Jeder kann zum Nichtraucher werden. Nachher geht es ganz automatisch.

Raus der Nikotinfalle

Sie können ein Leben lang weiter das tägliche steinige Auf und Ab des Nikotinentzugs fahren, bis das Fahrrad vollkommen demoliert ist. Oder Sie entscheiden sich, die Straße zu wechseln.

Am größten ist die Angst bei der letzten Zigarette. Viele freuen sich aber auch schon auf den Weg in die Freiheit und können es kaum erwarten. In den ersten zwei Wochen ist der Weg unruhig, bis die körperlichen Suchtbarrieren überwunden sind und sich Ihr Botenstoffsystem normalisiert hat. Schon ab der zweiten Woche rollen Sie immer sanfter. In den nächsten Wochen kommen einige konditionierte kurze holprige Wegstücke, die Sie meistern werden.

Sie dauern meist nur wenige Minuten. Vielleicht rutschen Sie mal weg, steigen aber *sofort* wieder auf und fahren weiter! Und diese Unebenheiten kommen immer seltener.

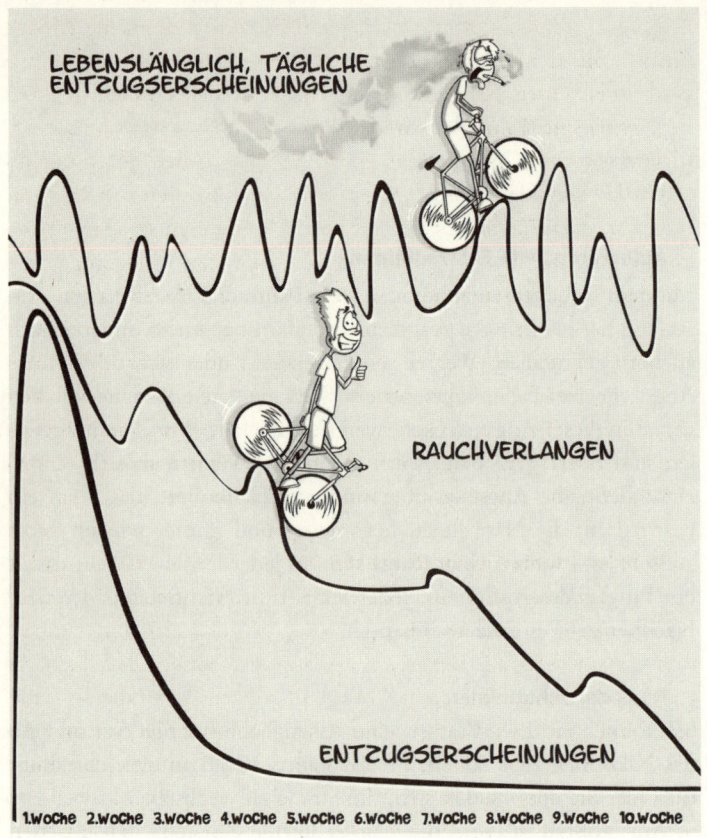

Warum funktioniert Weniger-Rauchen nicht?

Wenn Sie die Anzahl der Zigaretten herunterfahren, wird jede Zigarette befriedigender, weil sie mehr Anspannung, Gereiztheit, Unruhe und schlechte Stimmung beseitigt. Durch den längeren Zeitabstand zwischen den Zigaretten werden Sie aus einem tieferen Nikotinloch herausholt und in den 7 Sekunden, die das Nikotin bis ins Gehirn braucht, spüren Sie eine größere Entlastung, Genuss und Wohlbefinden als wenn Sie jede halbe Stunde rauchen. Gleichzeitig holen Sie mit tieferen und häufigeren Zügen fast dieselbe Menge Nikotin aus den wenigen Zigaretten heraus. Diese gleiche Menge Nikotin bedeutet aber, dass sich die Andockstellen im Gehirn kaum umbauen. Die Entzugserscheinungen bleiben also genauso hoch und werden jetzt mit weniger, noch viel wichtigeren genussreicheren Zigaretten weggeraucht. Sagen wir, Sie reduzieren von 15 Zigaretten mit 10 Zügen auf 10 Zigaretten mit tiefen 15 Zügen pro Zigarette. Dann haben Sie nach 3 Monaten oder 15 000 Zügen später genau gelernt, wie ungemein wertvoll diese letzten 10 Zigaretten sind. Die meisten Raucher, die es mit der Reduktionsmethode versuchen, bleiben daher auch bei einer bestimmten Anzahl Zigaretten / Nikotinzufuhr stecken und können ab da nicht weiter vermindern. Sie leiden dann über Jahre und die Entzugsgefühle zwischen den Zigaretten werden zur Regel. Das Leben wird eine Qual. Mit hoher Disziplin wird diese Qual durchgehalten.

Was funktioniert beim Rauchstopp?

Am erfolgreichsten ist es, komplett aufzuhören. Setzen Sie einen Stopptermin und entscheiden Sie, was Sie zusätzlich unterstützen könnte. Wir wissen heute viel mehr als vor 25 Jahren, als Allan Carr sein erstes Nichtraucherbuch schrieb. Im Gegensatz zu diesen veralteten »Nichtraucher-Büchern«, in denen Allan Carr jede zusätzliche Hilfe ablehnt, habe ich diese Strategien sehr genau unter die Lupe genommen, denn sie können Ihre Erfolgschancen verdoppeln bis verdreifachen. Und dies ist der Stand der Wissenschaft und die Meinung von Experten weltweit. Das bedeutet nicht, dass Sie die Hilfen unbedingt einsetzen müssen! Aber: Eine grundsätzliche Ablehnung, wie durch den Rauchstoppguru der 90er Jahre des letzten Jahrhunderts, ist aus heutiger Sicht falsch. Hierbei wird ignoriert, dass es unterschiedliche Raucher gibt, die unterschiedlich Unterstützung brauchen.

Hypnose, Nikotinpflaster, das Medikament Champix oder Akupunktur? Was hilft und was ist rausgeschmissenes Geld? Brauchen Sie diese Unterstützung überhaupt? Und wenn, wie setzt man sie genau ein? Ein bisschen oder halbherzig eingesetzt, bringt hier wenig. Wenn, dann richtig. Sonst passiert Folgendes: »*Ach selbst Nikotinpflaster haben nichts genützt. Ich schaffe es nie und muss weiterrauchen.*« Der falsche Einsatz der Produkte bringt keine Unterstützung in der Entzugsphase. Später lasten Sie sich aber das Versagen an und sind noch mehr davon überzeugt, für immer ein Raucher zu sein.

Aber jeder kann es schaffen, Nichtraucher zu werden. Man muss nur wieder sofort aufs Fahrrad aufsteigen, wenn man mal einen Ausrutscher hatte, bis das Fahren klappt. Die folgenden vier Kapitel gehen um mögliche Hilfen, die Sie unterstützen könnten.

\> Links zu YouTube

24. Hypnotherapie – Kommunikation mit Ihrem Unterbewusstsein

In diesem Kapitel geht es darum, wie Sie zusätzlich Ihre unterbewussten Kräfte gegen das Rauchen mobilisieren können. Sie können diese selbst in der Tiefenentspannung, Autosuggestion, Selbsthypnose, aber auch in der professionellen Hypnotherapie aktivieren. Seit Jahrtausenden werden Techniken der meditativen Konzentration und Umstrukturierung genutzt. Auch Spitzensportler nutzen solche Kraftquellen, um ihr Ziel zu erreichen. Erfahren Sie, wie Sie dies erfolgreich nutzen können.

Hypnose gegen die Sucht

Haben Sie schon einmal an Hypnose gedacht, um mit dem Rauchen aufzuhören? Nein. Das ist schade, denn es ist eine der erfolgreichsten Strategien. Kaum eine andere Therapieform hat einen derart hohen Erfolg. In vielen wissenschaftlichen Studien wurde das nachgewiesen. Bis zu 48 % der Teilnehmer waren nach einem Jahr Nichtraucher.[120] Vergleichen Sie dies mit den 7–15 % Erfolgsquoten von Nikotinpflastern, dann verstehen Sie, wie groß die Kraft des Unterbewusstseins ist, das die Hypnose freilegt. Bevor Sie nun aber im Internet auf oft unseriöse Angebote treffen, machen Sie sich erst einmal schlau, worum es bei der Hypnotherapie überhaupt geht.

Kurz gesagt: Ihr Suchthirn hat nicht nur viele Jahre über Logik und Verstand gesiegt, sondern auch über Ihre Überlebensinstinkte, die im Unterbewussten abgespeichert sind. Kein Raucher will sich schaden. Jeder Raucher wünscht sich, gesund zu sein, lange zu leben, frei zu sein und nicht rauchen zu müssen. Trotzdem schafft es die Nikotinsucht, diese Überlebensinstinkte zu untergraben. Diese Wünsche werden tief ins Unterbewusste »verdrängt«. Wenn Sie es schaffen, diese unterbewussten Grundbedürfnisse wieder freizulegen, dann können Sie ganz ungeahnte Kräfte gegen die Sucht freisetzen. Der Haken dabei ist: Der Zugang zu Ihrem Unterbewussten unterliegt überhaupt nicht Ihrem Willen. Es ist schwierig, an die unterbewussten Kräfte heranzukommen. Hypnotherapie kann diesen Zugang zum Unterbewussten schaffen. Hypnose ist daher eine gute Ergänzung zu diesem Buch. Ich habe Ihnen auf der Wissensebene erklärt, warum Rauchen weder Vorteil noch Genuss ist. Viele falsche Vorstellungen über das Rauchen haben wir in diesem Buch bis hierher gemeinsam überwunden. Wenn Sie Ihr Unterbewusstsein im Kampf gegen die Sucht zusätzlich mobilisieren, kämpfen Sie auf einer weiteren, enorm kraftvollen Ebene. Sind Sie startbereit, mehr über das Unbewusste – Ihre größte antreibende Kraft – zu erfahren? Dann lesen Sie weiter.

Die Kraft des Unterbewussten

Das menschliche Gehirn verfügt über einen kleinen bewussten Gedächtnisteil und ein viel größeres, unbewusstes Gedächtnissystem. Dieses unbewusste Gedächtnissystem bestimmt den größten Teil Ihres täglichen Handelns, ohne dass Ihnen dies »bewusst« ist. Im Unbewussten sind all Ihr Wissen und Ihre Erfahrungen gesammelt. Oft ist dieses Wissen sprachlich kaum formulierbar oder abrufbar. Aber gefühlsmäßig wissen Sie genau, wann Sie Richtiges tun und wann nicht, wann Sie sich belügen und wann nicht. Sie handeln und reagieren meist intuitiv. Jede neue Erfahrung wird Teil dieses unbewussten Wissenspools und wirkt auf Ihr Verhalten. Auch die biologischen Überlebens- und Erfolgsprogramme der Evolution sind hier abgespeichert: der Überlebenswille, das Atmen, das heißt, sich mit Sauerstoff zu versorgen, und auch der Drang, sich nicht schädigen zu wollen. Das zerstörerische Suchtverhalten schafft es, den Überlebenswillen und die unbewussten Wünsche zu vernebeln, zu verdrängen und Sie zu versklaven, nach dem Motto: »*Ach was, an irgendetwas muss man doch sowieso sterben.*« zeigt, wie hinterlistig die Sucht die Urinstinkte aushebelt. »*Ich könnte auch vom Bus überfahren werden.*« Natürlich, aber würden Sie sich freiwillig vor den Bus werfen? Sie rauchen sich zu Tode. Sie riskieren alles, nur für das Inhalieren dieses tödlichen Schmutzes, weil Sie zum Sklaven des Nikotins geworden sind! Bei einem Heroinsüchtigen ist dies auf den ersten Blick vollkommen einleuchtend. Allerdings sterben weltweit nur wenige Tausend pro Jahr an Heroin. Dagegen sterben 5 Millionen Menschen pro Jahr an den Folgen des Rauchens.

Ihre wahren Instinkte sind durch die Sucht zwar vernebelt, aber ganz verdrängt werden können diese Wünsche nie. Sie wissen, dass Sie sich oft selbst belügen, sich zum Teil dafür selbst verachten und wenig Selbstvertrauen haben. Solange Sie rauchen, stecken Sie in diesem unlösbaren Raucherkonflikt. Das Schlimmste an der Sucht ist, seine Überlebensinstinkte so zu missachten, seine Wünsche zu verdrängen und auf später zu verschieben. »*Ich höre dann mal später auf.*« Das Verdrängen bindet enorm viele psychische Energien.

Die Sucht ist stark. Aber Ihr Unbewusstes ist viel stärker!

Im Unbewussten sind alle Ihre Wünsche für Ihr Leben schon längst vorhanden, lange bevor Sie Ihnen häufig viel später erst bewusst werden. Sie können diesen Zugang, Ihren Zugang zu dem, was Sie schon immer wirklich wollten, freilegen. Tief in Ihrem Inneren wissen Sie schon lange, dass Rauchen Ihnen nicht gut tut. Möglich auch, dass Sie sich schon lange gewünscht haben, freier zu sein. Frei zu entscheiden, ohne dass Ihnen eine Abhängigkeit, die Sucht, vorgibt, was Sie wann und wie zu tun haben. Tief in Ihrem Unbewussten wollen Sie gesund sein und lange leben. Die Natur hat dieses Gesund-und-lange-Leben-Wollen tief ins Genmaterial eincodiert: sich energiereich fühlen, jede Zelle mit Leben, mit Sauerstoff füllen, tief Luft holen und atmen. Ihr Unbewusstes weiß den Weg. Die Sucht ist stark, aber Ihr Unbewusstes ist viel stärker! Es weiß, was Sie wirklich glücklich macht. Es weiß längst, dass Sie ständig gegen Entzug anrauchen müssen, aber nicht wirklich befriedigt dabei sind. Die stärkste Macht gegen die Sucht sind Ihre unbewussten Wünsche und Kraftquellen. Sie können, wenn Sie wollen, den Weg dorthin wieder öffnen!

Der Zugang zum Unbewussten

In der Hypnotherapie werden Sie in eine Trance versetzt. Diese ist ähnlich einer Meditation oder einer Tiefenentspannung und hilft, den Zugang zu den – durch die Sucht verdrängten – Wünschen wieder zu öffnen. Auch durch Selbsthypnose und Tiefenentspannung kann man sich selbst in diesen tranceähnlichen Zustand versetzen. Während dieser tiefen Entspannung, in der störende Gedanken allmählich abnehmen und Sie immer tiefer in sich selbst eintauchen, entwickeln Sie eine hohe Aufmerksamkeit für Suggestionen oder Eingebungen. *Zusammen* mit dem Hypnotherapeuten können Sie in dieser Situation die verdrängten Wünsche wieder freilegen und verstärken. Nur wenn Sie es wollen und zulassen, denn es ist eine Zusammenarbeit, und nichts geschieht, ohne dass Sie es wollen und zulassen.

»Ok – das hört sich jetzt aber sehr esoterisch an.« Auf den ersten Blick ja. Aber: Das Unbewusste bestimmt Ihr Leben in jeder Minute, und es ist der Kern jeder psychologischen Arbeit. Betrachten Sie es mal so: Wenn Sie einen Krimi anschauen mit einem gewieften Polizeipsychologen, der ein Täterprofil anlegt und sich fragt, warum der Täter so handeln musste, dann hätten Sie gar kein Problem damit, die Macht des Unbewussten zu akzeptieren. Die Überlebensinstinkte im Unbewussten bergen eine enorme Kraft. Warum dies also nicht auch für sich selbst nutzen? Legen Sie diese Kraftquelle frei. Gegen die Sucht. Das ist keine Esoterik. Hypnotherapie ist unter strengsten wissenschaftlichen Bedingungen erfolgreich bei Rauchern getestet worden.

Bühnenhypnose ist wirkungslos

»Ne, ich möchte nicht das Kaninchen machen.« Hypnotherapie oder Selbsthypnose hat absolut nichts mit Bühnenhypnose zu tun, wo scheinbar willenlos Hypnotisierte auf Stühle klettern oder »das Kaninchen« machen. Deswegen haben zu Recht viele von uns so zwiespältige Gefühle bezüglich Hypnose. Man fürchtet, die Kontrolle zu verlieren und dem Hypnotiseur ausgeliefert zu sein. Aber: Niemand, der hypnotisiert wird, tut tatsächlich Dinge, die er nicht will.

Schon bevor ein Zuschauer auf die Bühne in einer Hypnose-Show kommt, ist klar, dass er das Kaninchen abgeben will. Es ist Teil des Spiels.

»Ich möchte aber schon, dass Sie mir das Rauchen weghypnotisieren.« Einige Raucher, die zur Hypnose kommen, haben eine Erwartungshaltung wie an eine Bühnenhypnose. Sie fühlen sich dem Nikotin ausgeliefert und erwarten vom Hypnotherapeuten nun, dass er sie derart dominant hypnotisiert, dass sie nicht mehr rauchen wollen oder können. Sie wollen die Verantwortung an den Therapeuten abgeben. Die Hypnotherapie will aber genau das Gegenteil der inszenierten Bühnenhypnose. Sie soll Sie nicht willenlos machen, sondern im Gegenteil Ihre inneren Kräfte und Wünsche mobilisieren, damit Sie sich selbst vom Rauchen befreien können. Das Wichtigste: Sie müssen wirklich aufhören wollen. Wenn Sie dagegen von wem auch immer zur Hypnose geschickt werden, aber es selbst gar nicht wirklich wollen, bringt auch die beste Hypnose nichts.

Milton Erickson Hypnotherapie

»Ich lasse mir doch nichts von einem Hypnotherapeuten vorgeben!« Sie haben es genau erfasst. Autoritäre Hypnosevorgaben funktionieren nicht oder nur sehr kurzfristig, solange Sie »das Kaninchen machen« wollen. Und genau hier setzt moderne Hypnotherapie an. Sie wurde von Milton Erickson begründet. Er ist außer Freud wahrscheinlich einer der wichtigsten Psychologen des 20. Jahrhunderts. Er versetzte Patienten mit einer ganz besonders offenen, vagen, wenig konkreten Sprache in einen Entspannungszustand oder Trance. Die Sätze während dieser Hypnose-Einleitungsphase sind so gestaltet, dass Sie diese Sätze selbst mit eigenen Inhalten füllen müssen und sich selbst vorstellen, was bestimmte Worte für Sie bedeuten. Sie verrichten also die eigentliche psychische Arbeit selbst, in Trance, in der Sie an die tiefsten Schichten Ihres Unbewussten herankommen.

Häufig werden auch Geschichten erzählt, die nur Sie selbst auf Ihr eigenes Leben übertragen können. So ordnen Sie verdrängte Wünsche im Unbewussten neu und holen sie an die Oberfläche. Suggestionen des Hypnotherapeuten sind vor allem Suggestionen, die Sie eigenständig mit Leben füllen. So ist die Hypnose vor allem auch eine Selbsthypnose. Die Kunst des Hypnotherapeuten ist es, den Raucher mit diesen offenen Sprachmustern und Bildern so zu führen, dass er möglichst viel neu ordnet. Dazu ist enorme Erfahrung notwendig, eine besonders intuitive Persönlichkeit und eine fundierte Ausbildung. Die klinische Hypnose hilft, zielgerichtet und therapeutisch das Unbewusste auf eine Lösung hin zu steuern.

»Ja und dann?« Das Interessante ist, dass Ihr Handeln von den unbewussten Instinkten und Wünschen in der Folge immer stärker beeinflusst wird. Sie beziehen die Kraft, Nein zum Rauchen zu sagen, nun wieder aus Ihrem Überlebensinstinkt und dem Gefühl, intuitiv das Richtige zu tun. Das ist enorm wichtig! Denn in den ersten Wochen wird das suchtbelastete Hirn alles ihm zur Verfügung stehende daransetzen, dass Sie den eingeschlagenen Weg wieder aufgeben.

Hynotherapie ist keine Esoterik

Hypnose ist weder Magie noch Esoterik. Die Phänomene lassen sich messen und erklären. Im EEG, also der Messung von Gehirnwellen, zeigen sich deutliche Veränderungen von kurzen hin zu längeren Wellen. Seit Tausenden von Jahren nutzen Menschen diese Veränderungen der Gehirnwellen schon. Ähnlich lange Wellen findet man in der Meditation, beim Yoga oder beim meditativen Bogenschießen. Stellen Sie sich vor, wie Sie das Ziel des Nichtrauchens wie ein Bogenschütze anvisieren und intuitiv sicher erreichen. Noch längere Wellen findet man beim Schlafen und Träumen. Der Zugang zu den unbewussten Gehirnarealen ist immer durch diese langen Wellen gekennzeichnet.

»Was hat Träumen mit dem Rauchen zu tun?« Einen Moment Geduld noch. Im Traum findet ein innerer Abgleich statt zwischen dem, was Sie am Tag erlebt haben, und Ihrem Unbewussten. Häufig wachen Sie dann morgens auf und wissen genau, was zu tun ist. Waren Sie abends noch verwirrt, sehen Sie morgens nach diesem Abgleich die Dinge schon klarer. Wer je meditiert hat, kennt auch diese klare, ruhige Sicht auf die Dinge. Genau diese klare Sicht und diese zurückgelehnte, siegessichere Ruhe brauchen Sie, wenn Sie aufhören wollen. Sie müssen spüren, dass Sie das Richtige tun und dass Sie Ihr Ziel erreichen werden, egal was Ihnen die Sucht einflüstern will. Hypnose und Selbsthypnose nutzen diesen Austausch mit Ihrem Unbewussten. Versuchen, Ihre persönlichen Antworten zu entnebeln, die Sie längst wissen, aber so lange – vielleicht über Jahrzehnte – mit dem Rauchen verdrängt hatten.

Mein Tipp: Nehmen Sie sich einmal am Tag Zeit für eine Tiefenentspannung oder Selbsthypnose. Die kurzen Selbsthypnose-Einheiten finden Sie auf der Homepage.

»Für so was habe ich keine Zeit. Sie kennen meinen Tag nicht …« Sie hatten die Zeit, sich mit Zigaretten eine Aus-Zeit zu gönnen. Eine Zigarette ist 5 Minuten Zeit. Mit 20 Zigaretten haben Sie also ungefähr 100 Minuten pro Tag verraucht. Wenn Sie nur einige davon in Ihrer Freizeit geraucht haben, dann hätten Sie jetzt die Zeit, sich 10 Minuten zu entspannen. Sie haben eine etwas unruhige Zeit vor sich und werden merken, wie gut es Ihnen tut, sich einen Moment zu entspannen. Sich wie der Bogenschütze auf das wichtigste Ziel in Ihrem neuen Leben zu fokussieren: Frei zu sein. Länger zu leben. Wieder glücklich ohne Nikotin zu sein.

Die Kraft des Logischen ist beschränkt

Mit diesem Buch habe ich vor allem Ihre linke, Ihre logische Gehirnhälfte angesprochen. Hypnose und Selbsthypnose sprechen vor allem die rechte Gehirnhälfte an. *»Wieder dieser Esoterikquark.«* Nun, dies ist mit bildgebenden Verfahren objektiv messbar. Hypnose aktiviert die rechten Gehirnareale, während die linken, auf Willen orientierten und für Logik zuständigen Areale weniger aktiv sind.

»Na gut, und was bringt mir das?« Genau! Immer praktisch denken. Sie können versuchen, durch Ihren Willen aufzuhören, oder Sie spüren tief in sich, dass Aufhören das einzig Richtige für Sie ist. Es kommt also zu ganz anderen Lösungswegen, wenn Ihre bildhafte, gefühlsmäßige, rechte Gehirnhälfte aktiviert wird. So werden Lösungen geschaffen, die das logische Denken der linken Gehirnhälfte gar nicht schaffen kann! Denn logisch weiß doch jeder Raucher,

dass Rauchen einem schadet und langfristig tötet. Raucher sind ja nicht blöd. Und trotzdem schaffen viele es nicht, damit aufzuhören. Die Kraft des Logischen ist also beschränkt! Die Logik rüttelt uns wach, wenn wir die negativen Folgen des Rauchens sehen. Sie ist eine wichtige Motivation. Doch die Kraft der unbewussten Wünsche und der Überlebensmechanismen sind stärker. Aktivieren Sie diesen Zugang zum Unbewussten in der Tiefenentspannung.

Erfolge der Hypnotherapie in Zahlen

Für die Leser, die von Tiefenpsychologie nichts halten und noch weniger von Therapeuten, lasse ich Zahlen für sich sprechen. Prof. Revenstorf von der Universität Tübingen ist einer der weltweit renommiertesten Hypnotherapeuten. An seinem Institut wurde ein hypnotherapeutisches Programm entwickelt. Die Erfolgsquoten dieses Programms liegen nach drei Monaten bei bis zu 65 % und nach einem Jahr bei 48 %.[121] Das ist erstaunlich hoch, wurde aber in wissenschaftlichen Studien streng kontrolliert. Die Erfolgsquoten nach einem Jahr mit Nikotinpflaster liegen dagegen bei circa 7 – 15 %, bei Gesprächstherapien bei circa 20 – 25 %. Im spontanen Alleingang, zum Beispiel dem Neujahrsentschluss, ohne sich mental mit einem Buch auf den Rauchstopp vorzubereiten, schaffen es nur zwischen 3 – 10 % der Raucher pro Aufhörversuch. Die gute Nachricht: Mehrere Spontanversuche führen natürlich auch zum Ziel, denn jeder kann ein zufriedener Nichtraucher werden!

Übrigens: Hypnotherapie wurde wegen der hohen Erfolgsquote schon 2006 vom wissenschaftlichen Beirat der Psychotherapeutenkammer als wirksam für die Raucherentwöhnung anerkannt! Das bedeutet: Einige private Krankenversicherungen bezuschussen oder übernehmen die Kosten.

Für Interessierte: Überblick über Hypnosestudien

»Naja, gibt es über Hypnotherapie auch genauere Zahlen?« Gibt es. Schauen Sie einmal auf den Studienüberblick zur Rauchentwöhnung mit Hypnotherapie in der Tabelle.[122] Ist ziemlich erstaunlich, oder? Mit vielen anderen Methoden wird Rauchern das Geld aus

der Tasche gezogen. Hypnotherapie hat dagegen gezeigt, dass sie funktioniert.

Teilnehmer-zahl	Nach wie vielen Monaten wurde die Nichtraucher-rate nachgefragt?	Prozent der erfolgreichen Nichtraucher	Beschreibung der Hypnosesitzungen
615	6 Monaten	44 %	eine Gruppen-hypnose[123]
48	10 Monaten	50 %	eine Gruppen-hypnose
48	6 Monaten	50 %	5 Einzelsitzungen[124]
58	6 Monaten	40 % Gruppen-hypnose 50 % Einzelhyp-nose	3 Sitzungen[125]
75	6 Monaten	45 %	eine Einzel-sitzung[126]
30	3 Monaten	60 %	eine Sitzung[127]
37	10 – 19 Monaten	47 % Einzelhyp-nose 36 % Gruppen-hypnose	eine Sitzung[128]
60	12 Monaten	45 %	eine Sitzung[129]
38	3 Monaten	65 %	4 Einzelsitzungen[130]
135	7 Monaten	36 %	eine Gruppen-hypnose[131]
51	12 Monaten	59 %	2 Einzelsitzungen[132]
106	3 Monaten 12 Monaten	58 % 35 %	3 Sitzungen[133]

»Warum eine so aufwendige Tabelle?« Mit Hypnose schaffen es über 12 Monate fast doppelt so viele Raucher, erfolgreich zum Nichtraucher zu werden, wie mit Verhaltenstherapie und sogar dreimal so viele im Vergleich zu Rauchern, die Nikotinpflaster einsetzen. Dies sollte mit der Studientabelle noch einmal belegt werden. Es zeigt, wie wichtig es ist, das Unbewusste als Kraft mit einzusetzen. Hypnotherapie ist ein ausgefeiltes Verfahren, das nur von Psychotherapeuten mit einer aufwendigen Weiterbildung zum Hypnotherapeuten angeboten wird.

»Ich habe im Internet schon höhere Erfolgsraten von 60–70 % gelesen ...« Sehr werbewirksam! Sie sollten dann aber immer nachfragen: Nach wie vielen Tagen oder Wochen haben Sie denn bei Ihren Rauchern nachgefragt? Nach 3 Wochen, 3 Monaten oder einem Jahr? Auch Pharmafirmen nutzen diese Augenwischerei gerne. Die wenigsten, egal ob mit Nikotinpflastern oder anderen Aufhörhilfen, zeigen Daten nach 12 Monaten. Sechs-Monatszahlen lassen sich einfach besser verkaufen. Deshalb: Bleiben Sie also realistisch. Kritisches Nachfragen ist immer gut.

»Wie finde ich den richtigen Hypnotherapeuten?« Hypnose wird vielfach von Laien ohne Ausbildung angeboten. Leider finden sich viele unseriöse Angebote im Internet. Überprüfen Sie in jedem Fall die Qualifikation des Hypnotherapeuten. Gut ist, wenn eine Ausbildung bei einer anerkannten Hypnose-Gesellschaft wie der M. E.G. (Milton Erickson Gesellschaft für Klinische Hypnose) oder der DGH (Deutsche Gesellschaft für Hypnose) absolviert wurde. Adressen finden Sie im Anhang.

»Was ist eigentlich Trance?« Wir alle kennen die Alltagstrance, wenn wir tief mit etwas beschäftigt sind und alles um uns herum vergessen. Trance ist ganz ähnlich einer Meditation oder tiefen Entspannung. Sie können jederzeit selbst diesen tiefen Entspannungszustand beenden und sind nicht etwa auf ein Fingerschnippen eines Hypnotiseurs angewiesen. Während der Trance hören Sie alles, was gesagt wird, und fühlen sich auch vollkommen real am Ort und in der Zeit. *»Wozu nutzt nun die Trance?«* Während der Trance kann der Hypnotherapeut mit dem unbewussten Bereich Ihres Gehirns

kommunizieren, ohne dass der Verstand oder das Suchtgedächtnis dazwischenfunken.

»Wahrscheinlich bin ich gar nicht hypnotisierbar. Ist jeder Mensch hypnotisierbar?« Die meisten Menschen können sich in Trance begeben, wenn sie sich darauf einlassen und Vertrauen haben. Dies kann man auch üben, so wie sich Meditation oder autogenes Training erlernen lässt. Wie tief und wie schnell Menschen in die Trance absinken können, ist aber unterschiedlich. Bei der Raucherentwöhnung langt schon eine mittlere Trancetiefe.

Fazit
- **Die Sucht überlagert die natürlichen Überlebensinstinkte und Wünsche nach Gesundheit. Sie verdrängt diese ins Unbewusste.**
- **Es ist wichtig, diese unbewussten Überlebensinstinkte beim Rauchstopp wieder freizulegen und die enorme Kraft des Unbewussten gegen die Sucht zu nutzen.**
- **Der Zugang zum Unbewussten ist willentlich nicht möglich.**
- **In der Tiefenentspannung, Autosuggestion, Selbsthypnose, aber auch in der Hpynotherapie kann man den Zugang zu diesen unbewussten Kraftquellen öffnen und mobilisieren.**
- **Die längeren Gehirnwellen, die diesen Zugang zum Unbewussten öffnen, werden seit Jahrtausenden genutzt, um sich auf das Wesentliche zu fokussieren.**
- **Die Techniken, welche den Zugang zu den unbewussten Kräften freilegen, sind daher eine ideale Ergänzung zum bewussten aktiven Wissen dieses Buches.**
- **Die Hypnotherapie, als professionelle Begleitung, ist eine der erfolgreichsten Methoden beim Rauchstopp.**

⋉ Links zu YouTube

Selbsthypnose Audios auf der Internetseite

Selbsthypnoseeinheiten und Autosuggestionen von der Homepage können Sie in einen entspannten Alphazustand versetzen und Sie beim Nichtrauchen bestärken. So vermindern Sie nicht nur den

Stress in den ersten Wochen nach dem Rauchstopp, sondern mobilisieren auch die Kraft des Unbewussten. Mit jedem Tag werden Sie sich besser fühlen und spüren, auf dem richtigen Weg zu sein.

Die erfolgreichsten Strategien zum Aufhören –
Lesen oder überspringen?

Wenn Sie keine zusätzliche Hilfe wie Nikotinpflaster oder Medikamente einsetzen möchten, können Sie die nächsten drei Kapitel überspringen und lesen weiter auf Seite 256, »Die letzte Zigarette.« Bei stark abhängigen Rauchern oder Rauchern, die öfters in den ersten Tagen des Rauchstopps aufgegeben haben, könnte die zusätzliche Unterstützung aber hilfreich sein.

25. Nikotin-Ersatztherapien – Hilfe oder Geschäft?

Zuerst die häufigsten Fragen:

»Kann man von Nikotinpflastern süchtig werden?« Nein, bei Pflastern ist das Abhängigkeitspotential praktisch Null.[134] Der schnelle Kick wie bei der Zigarette fehlt. Pflaster heben den Blut-Nikotinspiegel langsam und dauerhaft an.

Warum funktioniert es mit dem Herunterdosieren von Pflastern, nicht aber mit dem Weniger-Zigaretten-Rauchen? Wenn Sie weniger rauchen, leiden Sie zwischen den Zigaretten mehr durch das Auf und Ab des Nikotinspiegels. Zigaretten erscheinen so von Zigarette zu Zigarette immer wertvoller, weil dadurch die Entlastung der Entzugssymptome (Genuss), wenn man dann endlich raucht, größer erscheint. Mit Pflastern wird dagegen systematisch versucht, das Nervensystem vom Nikotin zu entwöhnen, mit immer kleiner werdenden, konstanten Nikotinspiegeln. Denn es sind die Schwankungen, die dafür sorgen, dass man sich in regelmäßigen Abständen immer wieder aus Anspannung, Gereiztheit und Unruhe herausrauchen will. Es ist daher wichtig, diesen konstanten Nikotinersatz über mehrere Wochen beizubehalten und ganz langsam, unmerklich, systematisch herunterzufahren.

»Muss man unbedingt Nikotinpflaster einsetzen?« Nein. Es wird viel zu oft Rauchern eingeredet, dass die Entzugserscheinungen unerträglich sind und dass sie es ohne Nikotinpflaster nicht schaffen. Beides stimmt nicht! Und auf beides gehe ich im ersten Teil dieses Kapitels ein.

»Wann lohnt es denn, Nikotinpflaster einzusetzen?« Wenn Sie ein stark abhängiger Raucher sind oder schon öfters in der ersten Woche gescheitert sind, kann ein sanfterer Übergang Ihre Chancen verbessern. Das funktioniert aber nur, wenn Sie die Produkte richtig einsetzen. Dies ist der zweite Teil des Kapitels.

Teil 1: Das Geschäft mit der Angst

Mit der *Angst vor dem Versagen* und den angeblich schlimmen Entzugserscheinungen werden gute Geschäfte gemacht. Allzu gerne möchte die Pharmaindustrie möglichst vielen Aufhörwilligen Nikotinersatzpräparate andienen. Stattliche 1,7 Milliarden Dollar werden damit umgesetzt. Doch was steckt hinter dem Geschäft mit der Angst?

»Angst davor, es nicht zu schaffen.« Aber, Millionen von Menschen haben es vor Ihnen auch ohne Nikotinpflaster geschafft. Passen Sie auf: Lassen Sie sich als Raucher nicht Ihre Fähigkeiten kleinreden, selbständig aufhören zu können. 8 von 10 Rauchern schafften es aufzuhören (siehe Seite 10). Und 90 % davon haben es ohne fremde Hilfe geschafft. Diese gigantische Anzahl erfolgreicher Ex-Raucher wird von der Pharmaindustrie schlicht ignoriert. Stattdessen wird die angeblich niedrige Erfolgsquote von Rauchern verbreitet, die ohne die Hilfe von Pharmaprodukten »gescheitert« sind. Das ist ein Fehler, denn Ex-Raucher waren enorm erfolgreich. Man könnte die besten Strategien von ihnen lernen.

»Angst vor Entzugserscheinungen.« Die Pharmaindustrie, aber auch viele Ärzte, spielen Entzugserscheinungen unnötig hoch. Tatsächlich sind die körperlichen Symptome schon nach 4–5 Tagen verschwunden. Die meisten Raucher kommen mit den physischen Entzugssymptomen über ein paar Tage erstaunlich gut klar. Vor allem, wenn sie vorher schon wissen, dass es nur wenige Tage sind! Die entscheidende Frage ist: Wollen Sie ein Leben lang täglich in kleinen Schüben diese Entzugserscheinungen spüren oder wollen Sie es ein für alle Mal hinter sich bringen? Stellen Sie sich vor: Nie wieder vor irgendwelchen Türen stehen, um den Entzug wegzuqualmen! Langfristig betrachtet werden Sie den täglichen Entzug immer häufiger spüren, je mehr das Rauchen überall verboten wird.

»Angst, das Leben nie wieder genießen zu können.« Eine unbegründete Angst. Sie werden es sehr genießen, sobald sich das Nervenbotenstoffsystem im Gehirn erholt hat. Nach 4 Tagen ist das Nikotin zu 100 % abgebaut und nach 3 Wochen hat sich das Botenstoff-

system erholt. Sehen Sie es mal so: Sie haben eine interessante Erfahrung vor sich. Beobachten Sie, wie sich Ihr Körper jeden Tag mehr und mehr von der Sucht und den Giften befreit. Wichtig dabei ist eins: Sie wissen schon jetzt, dass Sie sich als Nicht-Süchtiger besser fühlen werden. *»Nein das weiß ich überhaupt nicht.«* Dann haben Sie sicher Kapitel 11 übersprungen. Bitte lesen Sie unbedingt dieses Kapitel.

»Angst, die Zigarette ständig zu vermissen.« An der psychischen und emotionalen Abhängigkeit scheitern viel mehr Raucher als an den körperlichen Symptomen. Der Grund dafür ist: Rauchen wird immer noch als Vorteil, also als stressmindernd und entspannend angesehen. Dadurch hat man die Illusion, auf etwas zu verzichten. Und das können Raucher nicht »wegpflastern«. Sie wissen es aber besser: Genuss ist nichts anderes als Nikotinabhängigkeit. Rauchen bringt keinerlei psychischen Gewinn. Im Gegenteil: Es macht Sie nervös, unruhig, launisch und setzt Sie unter Stress. Die logische Folge: Sie werden sich ohne Zigarette besser fühlen. Sie verzichten auf Nichts. Sie können nur gewinnen.

Wegkleben ist nicht genug

Die Psyche ist entscheidend beim Rauchstopp, und daher sind Nikotinersatzpräparate auch überbewertet. Ein Arzt, der einem Raucher einfach nur Nikotinpflaster verschreibt, ist so, als ob man jemanden anfeuert, vom 3-Meter-Brett zu springen, ohne dass er schwimmen kann. Panik! Angst vor dem, was kommt! Sie müssen vorher die Nikotinfalle durchblickt haben und wissen, dass es Ihnen besser gehen wird. Einfach »wegkleben« ist selten erfolgreich.

Nikotinersatz kann aber sinnvoll sein bei sehr starken Rauchern, in Kombination mit anderen Bausteinen (zum Beispiel dieses Nichtraucherprogramm) und für solche Raucher, die es »etwas einfacher« haben wollen. Fatal ist aber, wenn für Sie in diesem »einfacher haben wollen« schon der Zweifel steckt, dass man es sonst nicht schaffen kann. Wenn die Gehirnwäsche über Genuss und angebliche Vorteile beseitigt ist, dann werden Sie aber nicht mehr auf die Versprechungen des Rauchens hereinfallen.

Schon mal mit Nikotinpflaster gescheitert? Nicht schlimm!!

»Also, ich hab's schon mal mit Pflastern versucht. Und selbst da hab ich es nicht geschafft.

Ich bin wohl ein aussichtsloser Fall.« Nein, sind Sie nicht. Sie befinden sich in bester Gesellschaft, denn falsch eingesetzte Nikotinpflaster helfen niemandem. Und jetzt erfahren Sie, warum Sie kein Versager waren, als es bei Ihnen mit den Nikotinpflastern nicht geklappt hat:

Magere 15 % der Raucher schaffen es in Studien, mit Nikotinpflastern aufzuhören. Im wirklichen Leben, wenn Raucher die Pflaster selbst kaufen und anwenden, liegt die Erfolgsquote viel niedriger, bei ca. 7 %.[135] Das entspricht ungefähr dem Erfolg bei dem spontanen Entschluss, mit dem Rauchen einfach so aufzuhören.[136] Raucher, die ohne Hilfe spontan aufhören, schaffen es zu 5 – 10 % pro Versuch (je nach zitierter Studie). Die Pflaster haben diese Erfolgsquote also kaum gesteigert.

Im Prospekt eines Pflasterherstellers wird sogar behauptet, nur 3 % würden es alleine schaffen. Die Strategie: Man möchte den Rauchern einreden, dass es ohne die Nikotinpflaster fast unmöglich ist, von der Zigarette loszukommen. Aber was wird da alles als Versuch gezählt? Tatsache ist: Die meisten Raucher machen mehrere Anläufe. Und 8 von 10 Rauchern schaffen es dann auch! Spannend auch: In einer Übersichtsanalyse von 90 Nikotinersatz-Studien zeigte sich, dass in Studien, die von der Pharmaindustrie unterstützt wurden, bei jeder zweiten eine »erhebliche« Wirkung von Nikotinpräparaten beschrieben wird. Bei nicht industrieunterstützten Studien war dies nur in einem Viertel der Fälle so, und dort wird der Erfolg als »moderat« also »bescheiden« beschrieben.[137]

Haben Sie also versagt? Nein. Es ist wahrscheinlich, dass Sie

1. eine zu hohe Erwartung gehabt haben, dass man es mit Pflastern unbedingt schaffen müsste,
2. die Pflaster zu niedrig und zu kurz eingesetzt haben,
3. zu wenig über die Nikotinfalle gewusst haben und im Stillen immer noch an die Vorteile des Rauchens glaubten.

»Aber mit Nikotinpflastern müsste man doch einfach erfolgreicher sein, oder?« Nun: Eigentlich müsste dann die Zahl der Raucher in der Bevölkerung seit der Einführung der Nikotinersatzpräparate in den 90er Jahren stark abgefallen sein, wenn diese so wirksam wären. Tatsächlich ist die Aufhörquote gegenüber dem 30-Jahreszeitraum 1960 – 90, also dem Zeitraum vor der Erfindung des Nikotinpflasters, nicht angestiegen! Nach der ersten offiziellen Warnung vor Lungenkrebs in den USA in den 60er Jahren ist die Raucherquote bei Männern um gut 30 % bis 1990 gefallen. Lauter erfolgreiche Ex-Raucher ohne Nikotinpräparate!

Das Geschäft mit den Entzugserscheinungen

»Aber Pflaster nehmen doch sicher die grauenhaften Entzugserscheinungen weg.« Raucher werden immer mehr als *medizinische* Fälle betrachtet, denen es wegen der »schweren« Entzugserscheinungen nicht zuzumuten ist, dass sie alleine aufhören. Lassen Sie sich bitte *nie einreden*, dass Sie es alleine nicht schaffen können! Die körperliche Abhängigkeit von Nikotin ist sehr gering. Im Gegensatz zum Opium oder Heroin sind die Symptome des Nikotinentzugs minimal und sehr kurz.

Warum hat die Zigarettenindustrie bei Nikotinpflasterherstellern investiert? Die Zigarettenindustrie gaukelt immer wieder vor, wie schwer es ist aufzuhören. Je mehr die Angst vor dem Entzug und dem Versagen herbeigeredet wird, desto besser kann man die Kunden bei der »Stange« halten. Die Zigaretten-Hersteller haben daher mittlerweile schon viel Geld bei Herstellern von Nikotinersatzpräparaten investiert!! Das erscheint nur auf den ersten Blick unlogisch. Tatsächlich kann man auf diese Weise durch Werbung ständig verbreiten, wie schwierig es ist, vom Nikotin loszukommen. Und da 93 % der Raucher mit selbstangewendeten Nikotinersatzpräparaten »scheitern«, ist es das allerbeste Geschäft: Weiter die Angst vor dem Aufhören schüren und absprungwillige Kunden möglichst mit gescheiterten Aufhörversuchen frustrieren. Ein Detail zeigt das sehr schön: Bei den Packungen von bestimmten Nikotinersatzpräparaten werden möglichst wenige Tipps zum Aufhören mitgeliefert, wie Dokumente zur Verflechtung zwischen Zigaretten- und Pharmaindustrie zeigen.[138] Dies würde die Erfolgsquote unnötig erhöhen. Der finanzielle Einsatz für die finanzstarke Tabakindustrie ist dabei relativ gering. Und während des Aufhörversuchs wird der einbrechende Umsatz bei Zigaretten sogar noch durch den Umsatz mit den Nikotinersatzpräparaten aufgefangen. Was für ein geniales Geschäftsmodell.

Ihre Entscheidung ist Ihr Erfolg

Noch mal Zahlen, weil sie so klar sind: Die erfolgreichen Ex-Raucher – 90 % – haben es also alleine geschafft und damit ihre Fähigkeit unter Beweis gestellt, mit den Entzugserscheinungen mal einige Tage klarzukommen. Pharmastudien mit Rauchern haben dagegen einen ganz anderen Schwerpunkt und verzerren diesen Erfolg. Von 511 veröffentlichten Studien zur Raucherentwöhnung drehten sich 91 % um pharmazeutische Hilfsmittel und nur 9 % zeigten, welche Faktoren denn beim Aufhören ohne Hilfsmittel wirklich wichtig wären.[139] Dabei könnte man von erfolgreichen Ex-Rauchern und deren Strategien so viel mehr lernen! *Mein Tipp:* Umgeben Sie sich mit erfolgreichen Ex-Rauchern und holen Sie sich unbedingt deren Unterstützung, wenn Sie aufhören. Welche Ex-Raucher kennen Sie? Wen fragen Sie gleich morgen, ob er Ihr »Partner« beim Ausstieg sein will? Ex-Raucher machen das gerne, denn Sie wissen, worum es geht.

Ihre Entscheidung, die letzte schmutzige Zigarette zu rauchen, ist das Wichtigste:

- je besser Sie die Gehirnwäsche über angebliche Vorteile des Rauchens beseitigt haben,
- je besser Sie die Nachteile des Rauchens für Stimmung, Energie, Konzentration, Stressbelastbarkeit verstanden haben,
- je besser Sie »Entzugserscheinungen« zeitlich einordnen können: Nikotinentzug (3 – 4 Tage), Wiederherstellung des Botenstoffsystems (3 Wochen), entkonditionieren (1 – 2 Monate),
- je mehr Ihnen klarwird, sich nicht mehr selbst betrügen zu wollen, desto leichter wird Ihnen diese kurze Zeit und der Weg in die Freiheit fallen. Lassen Sie sich nichts einreden oder sich kleinreden, dass Sie es nicht auch ohne Hilfsmittel schaffen könnten!

Teil 2: Von Nikotinersatzprodukten profitieren

Kommen wir nun zu den positiven Seiten der Nikotinersatzprodukte. Manche Produkte sollen das Leben angenehmer machen. Salat, der vorgewaschen und geschnitten ist oder Fertiggerichte. Der Salat verliert zwar dadurch die Vitamine und das Fertiggericht ist vollgestopft mit Zusatzstoffen, aber es ist so schön praktisch. Nikotinpräparate gehören zu diesen praktischen Produkten. Die meisten von Ihnen brauchen Sie eigentlich nicht, denn Sie durchblicken die Nikotinfalle! Sollten Sie dennoch Nikotinersatzpräparate einsetzen, dann deshalb, um es sich etwas angenehmer zu machen, und nicht etwa, weil Sie es sonst nicht schaffen würden!! Das ist ein erheblicher Unterschied. Nun ist das hier kein Wettlauf, um sich zu beweisen, was man aushält. Allein der Erfolg zählt! Ich kenne die Beklemmung und die Angst gut, wenn man an die ersten Tage ohne Zigarette denkt. Man möchte sich die Panik am liebsten »wegpflastern«. *»Her mit allem was zusätzlich hilft.«* Viele Raucher scheitern aber nicht am Nikotinentzug der ersten Tage, sondern später, weil sie weiter glauben, dass Rauchen ein Vorteil und Genuss wäre, auf den man nun »verzichten« würde.

Nikotinpflaster für starke Raucher

Stark *abhängige* Raucher können von Nikotinpflastern profitieren, da sie die Entzugserscheinungen und vor allem Stimmungsumschwünge meist stärker spüren. Wie stark Sie abhängig sind, das können Sie mit Hilfe des Fangerström-Tests feststellen (Seite 70).

Auch für Raucher, die trotz allem Wissen einfach nicht an sich glauben, große Angst vor dem Entzug haben oder öfters gescheitert sind, könnten Nikotinpflaster sinnvoll sein. Merken Sie an der Stelle, was das Rauchen mit Ihrem Selbstvertrauen angerichtet hat? Ein Grund mehr, sich davon zu befreien.

»Ich bin kein starker Raucher, aber etwas Hilfe wäre schon ok. Könnte ja mal ein paar Pflaster dazukleben.« Bitte nicht. Machen Sie es richtig und nicht nur ein bisschen! Der Grund, warum es im realen Leben nur 7 % mit Nikotinpflastern schaffen, ist die falsche Anwendung. Zu kurz und zu niedrig sind die Hauptfehler. Raucher brauchen

zwar ewig, sich für das Aufhören zu entscheiden, aber Nikotinersatzprodukte wollen sie so schnell wie möglich loswerden. Nehmen Sie sich 8 – 12 Wochen Zeit. Das gibt Ihnen auch die Gelegenheit, viele Situationen ohne Zigarette zu üben. Dann steigern Nikotinersatzpräparate tatsächlich die Erfolgschance um 50 – 70 %. Das zeigt eine zusammenfassende Analyse von 111 Studien.[140] *Wieso denn jetzt um 50 – 70 %? Was heißt Erfolgschance überhaupt?*« Viele Menschen setzen verschiedene Bausteine ein. Also ein Beispiel: Wenn Raucherseminare nach einem Jahr ca. 20 % Nichtraucher haben, dann erhöht sich die Erfolgschance in der Kombination mit richtig eingesetzten Nikotinpflastern auf ca. 35 %. Das sieht doch schon anders aus als die mageren 7 % bei Rauchern, die versuchten, sich das Rauchen einfach nur »wegzupflastern«.

Je besser Sie vorbereitet sind, desto höher wird Ihre Erfolgsrate sein. Nutzen Sie das Lernprogramm©, lesen Sie das Buch gründlich, nutzen Sie die Selbsthypnose-Downloads auf der Homepage und setzen Sie eventuell Nikotinersatzpräparate oder das Medikament Champix (nächstes Kapitel) ein. Aufhören hat viel weniger mit Willenskraft zu tun, sondern viel mehr mit Vorbereitung, Wissen und Strategien, um Rückfälle zu vermeiden.

Was für wen oder überhaupt?

Hier die Empfehlungen der Industrie für Nikotinersatzpräparate.

Erreichte Fangerström Punkte (Test S. 70)	Empfohlene Nikotinpräparate[141]
1 – 2	Nikotinkaugummi oder Lutschtablette
3	1 Pflaster
4 – 7	1 Pflaster + 6 – 12 Kaugummis oder Lutschtabletten je nach Verlangen

Dass Raucher mit einer geringen Abhängigkeit von 1 – 2 im Fangerström-Test wirklich Nikotinkaugummis brauchen und ob dies irgendeinen Mehrwert bringt, bezweifle ich. Bei sozialen Rauchern mit geringer körperlicher Abhängigkeit geht es um das bewusste Abtrainieren von konditionierten Rauchauslösern. Wer dann einen Nikotinkaugummi einwirft, zeigt nur, dass er die Nikotinfalle nicht verstanden hat.

Anwendungstipps

- Die Kombination aus Pflaster plus Kaugummi oder Lutschtablette ist am erfolgreichsten. Bis zu einem Viertel der Raucher sind auch nach 12 Monaten immer noch Nichtraucher.[142]
- Benutzen Sie Nikotinpflaster in der Dauerbehandlung für einen konstanten Nikotinspiegel. Kaugummis und Lutschtabletten bitte ausschließlich und nur kurzfristig bei Suchtattacken einsetzen!! Nicht einfach wild Nikotin, um sich wohler zu fühlen oder auf Verdacht dazu kauen oder lutschen, sonst bekommen Sie auf einmal zu viel Nikotin. Sie müssen die genaue tägliche Kaugummibilanz im Kopf haben und die Anzahl der Kaugummis mit der Zeit herunterfahren. Am besten aufschreiben.
- Je mehr Zigaretten Sie bisher geraucht haben, desto höher sollte die Dosierung sein.
- Eine Zigarette hat ca. 1 mg Nikotin. Bei 20 Zigaretten wäre dies dann ein Pflaster, das 20 mg effektiv abgibt.
- Auf keinen Fall sollten Sie dazu rauchen!! Dann bekommen Sie eventuell noch mehr Nikotin ab als sonst. Außerdem, wer dazu raucht, hat keine wirkliche Entscheidung gegen das Rauchen getroffen. Ein teuflischer Versuch für einen schlechten Deal. *»Ein bisschen weniger rauchen zur Belohnung und den Rest mit Nikotinkaugummis. Ist ja gesünder so.«* Das wird nie funktionieren!

Das Verwirrspiel mit der Dosierung. Der Einkaufsführer:

Zu niedrig und zu kurz: Das sind die Haupt-Einsatzfehler. Daher hier der genaue Einsatzplan:

Sie sollten mindestens 2 Wochen auf der ausgerechneten und gewählten Nikotindosierung bleiben!! 3 – 6 Wochen werden offiziell empfohlen. Danach wechseln Sie auf die nächst-niedrigere Pflasterstufe. Der Vorteil bei der längeren Anwendung: Das Rauchverhalten wird von gelernten Alltagssituationen abgekoppelt. Sie entkonditionieren sich allmählich.

Nachdem ich bei einem Minitest in 5 von 10 Apotheken falsch beraten wurde, habe ich mich entschlossen, die Dosierungen in dieses Buch mit aufzunehmen. Bei allen Anbietern gibt es 3 Pflasterstufen: *niedrig* (ca. 7 mg), *mittel* (ca. 14 mg) und *stark* (ca. 20 mg). Freisetzung erfolgt aus dem Pflaster heraus. Achten Sie immer auf die Hinweise auf der Packung »Freigabe des Nikotins« aus dem Pflaster.

→ *Wer zwischen 15 – 20 Zigaretten täglich geraucht hat,* braucht die mittlere Stärke.

→ *Wer mehr als 20 Zigaretten täglich geraucht hat,* sollte schon mit dem stärksten Pflaster anfangen.

→ *Wer 40 Zigaretten geraucht hat,* sollte zwei starke Pflaster einsetzen.

→ *Wer weniger als 10 Zigaretten geraucht hat*: Nur Nikotinkaugummis nehmen, also ohne zusätzliche Pflaster. Die Kaugummis sind nur für Gelegenheitsraucher oder für sehr leichte Raucher geeignet.[143] Ehrlich gesagt: Treffen Sie eine klare Entscheidung! Rauchen Sie als leichter oder sozialer Raucher nie wieder. Machen Sie sich wieder und wieder klar, dass es keinerlei Vorteile gibt, zu rauchen. Ob man als sehr leichter Raucher wirklich Nikotinkaugummis braucht, bezweifle ich.

Nikotinkaugummis nur während des körperlichen Entzugs einsetzen!

»Ich bin schon 4 Monate rauchfrei, kaue aber ab und zu einen Nikotinkaugummi.« Das macht gar keinen Sinn. Sie sind durch den körperlichen Entzug komplett durch. Wozu also dem Körper jetzt noch überflüssiges Nikotin geben? Es geht in dieser Phase ausschließlich um Ihre Psyche und darum, sich die konditionierten Rauchauslöser abzutrainieren. Schmachten nach Zigaretten kommt dann mit der Zeit immer seltener vor, und es dauert nur wenige Minuten. Es bringt jetzt gar nichts mehr, Nikotinkaugummis einzuwerfen! Der Körper verlangt schon lange nicht mehr danach.

Keine Deals, sondern das Rauchen einstellen!
Ungefähr ein Fünftel der Verwender von Nikotinpräparaten setzen sie falsch ein. Zwei Beispiele: *»Ich rauche jetzt weniger und klebe zusätzlich Pflaster.«* Vergessen Sie diese Strategie. Sie werden nur noch nikotinsüchtiger, wenn Sie unkontrolliert dazu rauchen.

»Ich mach jetzt mal eine Rauchpause mit Nikotinkaugummis, weil es weniger schädlich ist.« Eine Rauchpause ist keine wirkliche Entscheidung, die Sucht loszuwerden, sondern ein schlechter Deal. So behält die Sucht die Oberhand. Treffen Sie die klare Entscheidung. Dann setzen Sie zur Hilfe eventuell Ersatzpräparate ein, ohne zu rauchen. Ein »bisschen Aufhören« funktioniert nicht. Entscheiden! Und sich dann auf das neue Leben freuen, ohne Zigaretten als Diktator.

Fazit

- **Raucher, die es in der Vergangenheit nicht mit Nikotinersatzprodukten geschafft haben, sind keine Versager, sondern hatten falsche und zu hohe Erwartungen an diese Therapieform.**
- **Die Psyche bleibt der Haupterfolgsfaktor. Millionen von Rauchern haben dies gezeigt.**
- **Zu kurz und zu niedrig dosiert eingesetzt erhöhen Nikotinersatzpräparate kaum die Erfolgschancen gegenüber einem spontanen Aufhörversuch ohne Hilfe.**
- **Der richtige Einsatz und die Kombination aus Pflastern und Kaugummi erhöhen dagegen die Erfolgschancen erheblich.**
- **Vor allem stark abhängige Raucher können mit Nikotinersatz systematisch die Nikotinzufuhr herunterfahren.**
- **Nikotinersatzpräparate sollten nur in der Phase des körperlichen Entzugs eingesetzt werden und nicht mehr in der Phase, in der es um das Entkonditionieren von Rauchauslösern geht.**

26. Akupunktur –
Glaube versetzt keine Berge

Das Internet ist voll mit Angeboten zu Akupunktur und Rauchentwöhnung. Viele Heilpraktiker oder Ärzte mit Akupunktur-Ausbildung möchten eben auch ein bisschen mitverdienen am alternativ orientierten Raucher mit Leidensdruck. Es werden beruhigend wirkende Akupunkturpunkte gewählt und manuell oder elektrisch stimuliert. Teilweise auch nadelfrei per Softlaser. Man möchte ja auch die schmerzempfindliche Zielgruppe erreichen … Es können auch Dauernadeln am Ohr für eine Woche eingesetzt werden. Soweit so gut.

Gerne erzählen Therapeuten über die persönliche Erfolgsstatistik, auch wenn kaum einer nach 12 Monaten bei den behandelten Rauchern nachfragt. Es gibt natürlich Fälle, die mit Hilfe der Akupunktur das Rauchen eingestellt haben. Aber hätten diese Raucher es möglicherweise auch ohne Akupunktur geschafft, wenn sie schon soweit waren, das Rauchen hinter sich zu lassen? Gehen wir dem einmal auf den Grund. Vielleicht hatten Sie ja auch schon die Akupunktur als Unterstützung im Hinterkopf. Deshalb: Bevor Sie nun Ihr Geld in Akupunktur investieren, wie sehen denn die wirklich überprüfbaren Erfolgszahlen in Studien aus? Wie vergleicht man überhaupt Raucher, die mit Akupunktur aufgehört haben, mit Rauchern, die es »mit Ohne« geschafft haben? Immerhin versetzt ja auch der Glaube an die Nadeln Berge. In Studien werden deswegen dazu Raucher in zwei Gruppen eingeteilt. Die eine Gruppe bekommt eine richtige Akupunktur, die andere Gruppe wird »einfach nur genadelt«, wo gar keine Akupunkturpunkte sind. Das Ergebnis ist nicht sehr überzeugend: In einer Gesamtanalyse von 24 Studien gab es bei denen mit Akupunktur nach 12 Monaten nicht mehr Nichtraucher als bei den Rauchern, die nur irgendwo »gepiekst«

wurden.[144] Die angeblichen Suchtpunkte scheinen nicht viel zu bringen. Glaube versetzt also doch keine Berge. Wenn Sie über Raucher hören oder solche kennen, die mit Akupunktur aufgehört haben, ist das sicher richtig. Wahrscheinlich waren es aber Raucher, die es auch sonst geschafft hätten.

27. Champix – Die Rückeroberung der Andockstellen

Stellen Sie sich vor, Nikotin würde im Gehirn ankommen und die Andockstellen im Gehirn wären schon besetzt. Sie hätten nach kurzer Zeit einfach keine Lust mehr zu rauchen, weil Sie den Kick durch das Nikotin nicht mehr spüren können. Soweit so gut. Nun müssten an den besetzten Andockstellen aber auch einige Botenstoffe stimuliert werden, damit Sie den Entzug weniger spüren. Lange hat man an diesem Wirkmechanismus geforscht. Der Wirkstoff in dem verschreibungspflichtigen Medikament Champix macht genau das: Es besetzt die Andockstellen des Nikotins im Gehirn, stimuliert genügend Botenstoffe und vermindert so die Entzugssymptome und das Rauchverlangen. Im Ergebnis ist das Rauchen kaum noch befriedigend, da die Andockstellen bereits besetzt sind.

Dreimal mehr Nichtraucher mit Hilfe von Champix

Medikamente helfen, den Entzug zu erleichtern. Sie erhöhen die Erfolgschancen, rauch*frei* zu werden, gerade in den ersten Wochen nach dem Rauchstopp, wenn der Druck zu rauchen am größten ist. Völlig überzogen war es aber von der Presse, Champix als LifeStyle-Pille zu bejubeln, nach dem Motto: Pille einwerfen und gut ist es. Dadurch kam es zu ganz falschen Erwartungen. In Realität schaffen es damit 33 % der Raucher, nach 6 Monaten Nichtraucher zu sein und 23 % sind es nach einem Jahr. Mit Hilfe von Champix bestehen also gut dreimal so hohe Chancen, vom Raucher zum Nichtraucher zu werden, verglichen mit dem spontanen Neujahrs-Alleingang. Damit schaffen es bloß 5 – 7 %. Champix ist also keine Wunderpille, aber ein großer Fortschritt. In den Studien wurde Champix getestet ohne intensive Beratung. Also nach dem Konzept: Pille einwerfen und sehen, wer es schafft. Denn zusätzliche Beratungen hätten nicht gezeigt, wie hoch der Verdienst von Champix ist, Raucher zu unterstützen. Die Erfolgschancen steigen aber wesentlich, wenn eine intensive Beratung und die Beschäftigung mit dem Rauchverhalten dazukommen.

Nichtraucher werden und bleiben

Was die Zahlen auch noch zeigen: Viele Raucher fangen zwischen 3 Monaten und einem Jahr Rauchstopp wieder an zu rauchen, obwohl sie eigentlich längst Nichtraucher sind.

Wichtig: Champix hilft dabei, Nichtraucher zu werden, aber nicht dabei, Nichtraucher zu bleiben!

Warum fangen so viele wieder an zu rauchen? Manche Ex-Raucher glauben insgeheim immer noch an die Vorteile des Rauchens und denken, sie könnten zum Gelegenheitsraucher werden. Das funktioniert nie! Die Geschichte von Monika ist ein Beispiel dafür: »*Ich hatte einmal für 6 Monate aufgehört. Dann hab ich eine probiert, einfach so, um zu sehen, wie sich das anfühlt, und ich hatte gar nicht das Gefühl, dass die Zigarette mir wie früher gut tut. Es war nichts Besonderes, eher eklig. Ich musste erst ein paar davon rauchen, bis ich das Rauchen wieder so wie früher genossen habe.*« Was passiert wirklich: Erst beschreibt Monika, wie unbedeutend die Wirkung der Zigarette ist, wenn man erst einmal Nichtraucher geworden ist (und das Botenstoffsystem sich normalisiert hat). Dann beschreibt sie auch, dass sie erst wieder einige Zigaretten rauchen musste, damit sie den »Genuss« durch die Zigarette spürt. (Sie musste sich also erst wieder süchtig rauchen und das Botenstoffsystem verändern, um den Genuss zu spüren, um sich dann wieder aus dem Entzug herauszurauchen zu »dürfen«.) Dieser Mechanismus ist Monika aber gar nicht bewusst. Schauen Sie, wie verdreht sie das Thema als Vorteil umformuliert. »*Ich musste erst ein paar rauchen, bis ich das Rauchen wieder so wie früher genossen habe.*« Haben Sie vielleicht auch einmal so wieder angefangen zu rauchen? Auch eine zweite Champix-Therapie würde Monika nicht helfen, wenn sie die Nikotinfalle nicht durchblickt. Die Geschichte vom Wiederanfangen mit dem Rauchen wird fast immer so erzählt: »*... und dann habe ich* *leider eine probiert. Sie schmeckte eklig. Und jetzt bin ich Idiot wieder Raucher.«*

- *Wenn Sie Nichtraucher sind: Probieren Sie nie wieder eine Zigarette!*

Wie schneiden nun verschiedene Strategien ab?

Der Vergleich Champix gegenüber Verhaltenstherapien: Der Erfolg von Champix entspricht in etwa dem von Verhaltenstherapien und Raucherentwöhnungskursen ohne Medikamente.

Der Vergleich Champix plus Verhaltenstherapien: Kombinationen aus verschiedenen Bausteinen wirken immer besser. Also Psyche und Rauchverhalten bearbeiten PLUS zusätzliche Hilfe in der Anfangsphase, um die Entzugserscheinungen zu mindern. Hier kann Champix den Erfolg zum Beispiel der Verhaltenstherapie noch einmal verdoppeln! Leider kombinieren nur 5 % der Raucher diese Erfolgsbausteine. Es zeigt sich: Die mentale Vorbereitung ist auch hier der Schlüssel zum Erfolg!

Der Vergleich Champix gegenüber einer Pille ohne Wirkstoff: In den ersten drei Monaten waren 44 % der Studienteilnehmer mit Champix Nichtraucher gegenüber nur 18 % mit einer Pille ohne Wirkstoff. Nach knapp einem Jahr waren 23 % mit Champix Nichtraucher gegenüber 8 % mit der Pille ohne Wirkstoff.[145] Fast dreimal so viele Raucher schaffen es mit der Blockade der Andockstellen, Nichtraucher zu werden. Bleiben Sie es dann auch! Lesen Sie nach ein paar Monaten noch einmal die Kapitel Rauchen & Psyche und Ihre Fragebögen auf dem Lernprogramm der Homepage, um zu sehen, wie viel besser es Ihnen geht! Und helfen Sie anderen Rauchern mit dem Aufhören, das frischt die Erinnerung daran auf wie sich das anfühlte, als Sie selbst noch süchtig waren.

Der direkte Vergleich Champix und Nikotinpflaster: Wichtig bei solchen Vergleichsstudien ist, dass beide Gruppen ähnlich sind. Sonst vergleicht man Äpfel mit Birnen. Vielleicht haben da ja Teilnehmer mehr geraucht oder waren abhängiger in den verschiedenen Gruppen oder oder oder ... Der Teufel liegt im Detail. Die Studienteilnehmer wurden so in die Gruppen eingeteilt, dass im Durchschnitt die gerauchten Zigaretten, die Anzahl der Aufhörversuche, die Nikotinabhängigkeit, die Anzahl der Jahre des Rauchens, der Anteil von Männern und Frauen und das Alter in beiden Gruppen vergleichbar waren.[146] Nach einem Jahr war jeder Vierte mit Champix, aber nur jeder Fünfte mit Nikotinpflastern Nichtraucher geworden. Champix ist gegenüber Nikotinpflastern erfolgreicher. Es kam in der Champix-Gruppe auch wesentlich seltener zu Rauchverlangen (Schmachten), Entwöhnungssymptomen, Lust auf Inhalieren in die Lunge, Unruhe, Gereiztheit und negativen Gefühlen.

Der direkte Vergleich Champix und Zyban: Zyban ist ein weiteres zugelassenes Medikament, um Nichtraucher zu werden. Sie finden es noch auf vielen älteren Internetseiten, obwohl es kaum noch verschrieben wird, da es nicht erfolgreicher als Nikotinpflaster ist, aber viel mehr Nebenwirkungen hat. Trotzdem wurde Champix mit Zyban in Studien direkt verglichen. Zur Vollständigkeit die Zahlen: Nach einem Jahr waren 23 % mit Champix, 15 % mit Zyban und 10 % mit einer Pille ohne Wirkstoff Nichtraucher.[147] [148]

Fazit: Die Entscheidung, ob Sie überhaupt Pflaster oder Medikamente einsetzen und was Ihnen vom Bauchgefühl her sympathischer ist, können nur Sie selbst treffen. Nikotinpflaster verdoppeln und Champix verdreifacht die Chance, Nichtraucher zu werden.[149] Eine Erfolgschance haben Sie aber jetzt schon dazukombiniert – egal wie Sie sich entscheiden: Sie sind optimal vorbereitet und wissen, dass Rauchen keine Vorteile für die Psyche hat.

Mögliche Nebenwirkungen

Die häufigsten Nebenwirkungen von Champix sind Kopfschmerzen, Schlafstörungen, abnorme Träume und Übelkeit. In Studien setzen etwa 11 % der mit Champix behandelten Raucher die Therapie aufgrund von unerwünschten Nebenwirkungen ab. Allerdings war dies auch bei immerhin fast 10 % der Teilnehmer der Fall aus der Gruppe, die eine Pille ohne Wirkstoff bekam.

Grundsätzlich gilt: Wer versucht, das Rauchen aufzugeben, kann unter Umständen vorübergehend eine Depression entwickeln. Ein erfahrener Arzt klärt Patienten auf, Champix im Fall von starken Depressionen oder auffälligen, beunruhigenden Verhaltensänderungen sofort abzusetzen und den Arzt zu kontaktieren. Wer psychiatrische Erkrankungen oder starke Depression hat oder hatte, sollte Champix nicht einnehmen![150]

Es gibt beschriebene Einzelfälle mit starken Depressionen und Agitationen, die bis hin zu Selbstmordgedanken gehen können. Negativ-Meldungen gingen durch die Presse. 2009 führte die europäische Arzneimittelbehörde (EMA) daher eine sorgfältige Prüfung durch, mit besonderem Augenmerk auf Selbstmorde und depressive Erkrankungen unter dem Einsatz von Champix. Es konnte kein ursächlicher Zusammenhang festgestellt werden (Stand 3/2011).

Der Weg zum Arzt

Die Angst vor Medikamenten ist in Deutschland groß, weil wir stark auf alternative Medizin getrimmt sind. Diese muss aber auch funktionieren und darf einem nicht nur das Geld aus der Tasche ziehen, wie das für viele Rauchertherapien gilt, die im Internet angepriesen werden. Champix hat bei Tausenden Rauchern gezeigt, dass es wirkt. Es muss aber vom Arzt verschrieben werden. Viele Raucher vermeiden Arztbesuche. Man könnte ja sonst noch etwas finden. Auf der anderen Seite wirkt ein Arztbesuch auf die Psyche nachhaltig. Schon das Gespräch mit dem Arzt motiviert viele zum Aufhören und dazu, endlich etwas für die Gesundheit zu tun.

Tipp, um den richtigen Arzt finden: Ein Arzt muss die Mechanismen der Sucht, den Prozess des Aufhörens und die Besonderheiten von Medikamenten kennen. Der Hausarzt um die Ecke ist da nicht der richtige Ansprechpartner. Daher finden Sie im Anhang des Buches eine Internetliste mit Ärzten, die sich auf Rauchentwöhnung spezialisiert haben.

Fazit
- **Champix besetzt die Andockstellen des Nikotins im Gehirn. Das Rauchverlangen, Entzugserscheinungen und die Befriedigung zu rauchen, nehmen dadurch ab.**

- Champix verdreifacht die Chance, Nichtraucher ZU WERDEN. Nichtraucher ZU BLEIBEN liegt an Ihnen und wie gut Sie die Nikotinfalle durchblicken.
- Die Beratung durch einen erfahrenen Arzt ist wichtig, da bei Depressionen und Stimmungsschwankungen das Medikament abgesetzt werden muss.

28. Die letzte Zigarette

Checkliste vor dem Aufhörtag

- Haben Sie eine Liste gemacht, was Sie am Rauchen stört und warum Sie nicht mehr rauchen wollen? (Seite 176–178)
- Haben Sie analysiert, wann Sie rauchen oder welche Schlüsselreize Sie dazu bringen, zu rauchen? (Seite 103 und 130)
- Haben Sie sich die ersten 10 Tage des Internetprogramms angeschaut?
- Haben Sie einen Freund als Coach und Helfer ausgesucht? Das ist ganz wichtig!
- Haben Sie sich eventuell Nikotinersatzprodukte oder Champix als Unterstützung besorgt?
- Haben Sie sich Magnesium und B-Vitamine besorgt, um Ihr Nervenkostüm zu unterstützen?
- Haben Sie die richtigen Lebensmittel, Eiweiß und Süßstoff von der Lebensmittelliste (Seite 214) eingekauft, um den Suchtzyklus nicht einfach auf »Süß« zu verschieben, damit Sie nicht zunehmen?

So hört man nicht auf

Einfach ein paar Nikotinpflaster aufkleben ohne zu verstehen, was Nikotin mit Ihrer Psyche macht, ist, als ob man vom 3-Meter-Brett ins Wasser springt ohne schwimmen zu können. Deswegen schaffen es dann nach dem Sprung auch nur 5–7 % der unvorbereiteten Rauchstopp-Versucher, an den Nichtraucher-Beckenrand zu paddeln, und sind entsprechend frustriert. Sie dagegen sind optimal vorbereitet! Sie wissen genau, wie die Nikotinsucht funktioniert. Sie werden im Schwimmbecken nicht absaufen, weil Sie sich eben nicht mehr einreden, dass das Nikotin Sie konzentrierter macht, Ihre Stimmung verbessert und den Stress verringert. Sie reden sich die

Risiken auch nicht mehr schön. Sie können den Zeitraum auf zwei Wochen eingrenzen, in denen es stürmischer werden kann, und Sie wissen, dass das Fahrwasser immer ruhiger werden wird, je konsequenter Sie dem konditionierten Gehirn zeigen, wo es lang geht. Sie entscheiden selbst über Ihr Leben. Sie wissen auch, dass Ex-Raucher nicht weniger glücklich sind als Raucher, und dass sich Ex-Raucher stabiler und fitter fühlen als mit dem Nikotin. Sie wissen, was Sie wollen: Nichts weniger als Ihre Freiheit. Sie haben jetzt alles, um es sicher zu schaffen. Jetzt, müssen Sie nur noch springen! Und keine Angst vor dem kalten Wasser. Sie können schwimmen! SPRINGEN SIE! HEUTE!

Die letzte Zigarette vor dem Spiegel

Die letzte Zigarette ist ein dramatischer Moment. Den Rauchern in meinen Seminaren steht dabei immer eine Mischung aus panischer Angst und nervöser Erwartung in das Gesicht geschrieben. Spannung und auch Angst vor der Freiheit. Machen Sie es so: Rauchen Sie die letzte Zigarette vor dem Spiegel. Beobachten Sie sich genau. Konzentrieren Sie sich darauf, wie der krebsauslösende Giftmüll in Ihre Lunge eintritt und alles mit giftigen Schadstoffen belegt. Freuen Sie sich darauf, wie Sie diesen Tyrannen nun loswerden. Nur Sie alleine entscheiden in Zukunft. Es ist Ihr Leben. Freuen Sie sich darauf, wieder frei atmen zu können. Freuen Sie sich auf Ihr neues Leben!!

Nach der letzten Zigarette

Werfen Sie nun alle Rauchutensilien weg. Entsorgen Sie diese in die Mülltonne außerhalb Ihrer Wohnung.
• Aschenbecher, Feuerzeug, Streichhölzer
• Zigaretten und jede andere Form von Tabak
• Putzen Sie sich den letzten Giftmüll von den Zähnen
• Wenn Sie Lust haben, bringen Sie in den nächsten Tagen den Wagen zur Innenreinigung, die Vorhänge zur Reinigung oder putzen den letzten Giftmüll aus der Wohnung.

Aber heute nehmen Sie sich nur angenehme Dinge vor! Lenken Sie sich ab und belohnen Sie sich! Denken Sie wie ein Marathonläufer in Etappen. Sie müssen nur heute rauchfrei bleiben. Und morgen ist eine neue Etappe. Und jede Etappe wird gegen Ende – im Gegensatz zum Marathon – immer leichter.

▶ Links zu YouTube.

29. Ausrutscher & Rückfälle

Die Kamera von oben

Viele Raucher, besonders die schwer abhängigen starken Raucher, schaffen es mit Nikotinpflastern oder Medikamenten, sanfter und erfolgreicher durch den körperlichen Entzug. Liegt diese Phase erst hinter ihnen, sind sie bei Auftreten von konditionierten Schlüsselreizen ziemlich erstaunt, dass diese immer noch so ein starkes Schmachten zum Rauchen auslösen können. Erinnern Sie sich an Kapitel 11 in diesem Buch? Für mich ist es ein Kernkapitel des Buches. Und weil man es sich nicht oft genug vergegenwärtigen kann, hier noch mal die Kernbotschaft: Nikotin konditioniert durch Botenstoffe unnötigerweise viele Alltagssituationen zu Rauchauslösern. Das bringt einen dazu, »einfach so« zu rauchen. Diese Situationen können einen unter enormen Rauchdruck setzen. Da diese Verhaltensweisen in demselben Teil des Gehirns gespeichert sind wie überlebenswichtige Verhaltensweisen, kann sich dieses Schmachten absurd stark anfühlen. Doch Zigaretten sind eben nicht überlebenswichtig.

Denken Sie auch an die Mäuse, die körperlich längst vom Nikotin runter waren und bei einem Lichtsignal sofort reflexartig und mit Ausdauer den Nikotinhebel zur Drogenbeschaffung betätigten. Das konditionierte Lichtsignal musste separat zum Nikotinentzug abgewöhnt werden. Für Sie heißt das: Es kann hilfreich sein, wenn Sie in den nächsten Wochen mit etwas Distanz neben sich stehen. Betrachten Sie Ihr eigenes Verhalten wie mit einer Kamera, die Sie von oben abfilmt! Sie werden Ihr Oberstübchen in der Zeit einige Male neu programmieren müssen, um die lang erlernten Rauchauslöser wieder loszuwerden. Werden Sie für einige Wochen zum eigenen Mäusedompteur. Nur Sie alleine entscheiden, ob Sie aufhören oder weiterrauchen wollen. Nach einigen Wochen sind diese Auslöser aber wirklich weg!

Ein Beispiel: Telefonieren und Rauchen haben absolut nichts miteinander zu tun. Es ist nur in Ihrem Kopf über Drogenwirkung so konditioniert worden. *»Rauch doch eine, die entspannt Dich am Telefon. Ist doch viel gemütlicher.«* *»Darauf falle ich nicht mehr herein. Zigaretten entspannen überhaupt nicht, sondern verursachen Stress und in 30 Minuten brauch' ich dann noch eine.«* *»Aber ...«* *»Nix aber und jetzt ist Schluss.«* Schauen Sie sich noch einmal die Unterhaltungen auf Seite 141 – 142 an.

Das Ausrutsch-Dreieck – Nie mehr als einen Schlüsselreiz auf einmal jonglieren

Versuchen Sie nicht, zu viele Schlüsselreize auf einmal zu jonglieren. Die stärksten Schlüsselreize sind andere Raucher, Ärger / Stress und Alkohol! Vermeiden Sie es, mehr als einen dieser Schlüsselreize in ein und derselben Situation zu haben. *»Na klar, wieder so 'ne Regel aus 'nem Selbsthilfebuch. Kann ich mir ja mal überlegen. Und wie überhaupt kann man denn herausfinden, dass man gerade bei diesen Schlüsselreizen aufpassen soll?«* Wie? Indem man Raucher sämtliche Rückfälle und Versuchungssituationen direkt ins Smart-Phone eingeben lässt. Tausende dieser Versuchungssituationen wurden so ausgewertet. Und zwar nicht verfälscht durch die Erinnerung, sondern sofort in dem Moment, als diese im ganz realen Leben passierten. Und die drei wirklich ausschlaggebenden Situationen sind *andere Raucher, Ärger und Alkohol.* [151] [152] [153] Fahren Sie Ihre Alarmantennen sofort aus, wenn einer dieser Schlüsselreize auftritt!! Einen Schlüsselreiz können rauchstopp-willige Raucher oft gerade noch so handhaben. Alkohol verdoppelt aber schon das Risiko, in den ersten Wochen einen Zigaretten-Ausrutscher zu erleben. Das zeigten die Handy-gemeldeten Ausrutscher.[154] Auch Ärger / negativer Stress, der sie stark belastet, frustriert, unter Druck setzt oder wütend macht, führt doppelt so häufig zu Ausrutschern oder sogar Rückfällen.

Bei zwei Schlüsselreizen wird es sehr riskant. *Raucher + Alkohol:* Alkohol senkt die Selbstkontrolle, und eh Sie sich versehen, haben Sie eine Zigarette in der Hand. Einfach so.

Andere Raucher + Ärger: Eine Lizenz für einen Ausrutscher. Sie wollen jetzt möglichst schnelle Entlastung von den negativen Gefühlen und bekommen außerdem noch Rauch als mögliche »Lösung« in die Nase geblasen.

Die Killerkombination sind alle drei: *Ärger* + *andere Raucher* + *Alkohol* – Vergessen Sie es! Wenn Sie einen dieser Schlüsselreize orten, vermeiden Sie es unbedingt, dass ein zweiter dazukommt! Das Ausrutsch-Dreieck lässt sich leicht merken und gut in den ersten Wochen umsetzen.

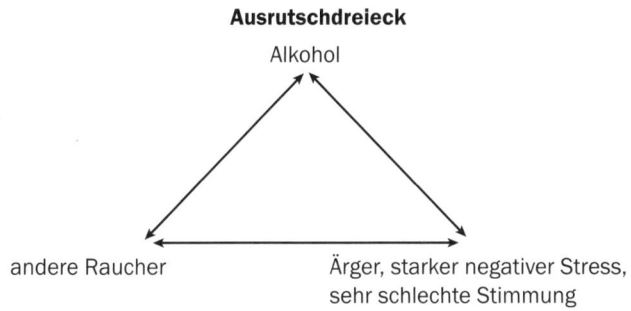

Ausrutschdreieck

Alkohol

andere Raucher   Ärger, starker negativer Stress, sehr schlechte Stimmung

Rauchern klare Regeln geben

Haben Sie einen Partner, der raucht? Dann sollte er/sie von nun an auf dem Balkon rauchen. Versuchen Sie, in den ersten Wochen andere Raucher zu meiden oder gehen Sie mit Ihren Raucherfreunden dorthin, wo nicht geraucht werden darf. Sie brauchen Freunde und Ablenkung in den ersten Wochen. Stellen Sie aber klar, dass Sie in Ihrer Anwesenheit jetzt erst einmal nicht rauchen und Ihnen keinesfalls eine anbieten sollen. Andere Raucher respektieren solche klaren Regeln. Vor allem beneiden die Sie für Ihre Entscheidung, denn 70 % aller Raucher würden gerne aufhören.[155] Wenn trotzdem geraucht wird, zum Beispiel auf einer Party, dann beobachten Sie andere Raucher nicht mit Neid, sondern mit Mitleid. Weil diese immer weiterrauchen müssen, weil sie abhängig sind. Sie dagegen haben den Sprung in die Freiheit gewagt. Aber: In so einer Situation auf keinen Fall Alkohol trinken. In den ersten Wochen, bis der Spuk vorbei ist!!

Ärger plus ... vermeiden

Wenn Sie zu den Rauchern gehören, die vor allem bei Ärger, Stimmungsumschwüngen oder bei starkem Stress rauchen, müssen Sie in diesen Stress-Situationen besonders aufpassen. Oft muss man erst einmal neue Strategien entwickeln, um Probleme zu lösen oder gefühlsmäßig herunterzukommen, statt diese wie gewohnt wegzurauchen. Um Vertrauen zu finden, diese Situation ohne Zigarette durchzustehen. Wenn Sie wirklich Ärger und Stress haben, sollten Sie sich dann erst mal nicht der Gegenwart anderer Raucher aussetzen. Ein helfender Freund bei Ärger, der Ihnen vorraucht, wirkt wie ein direkter Rauchimpuls. Leuchtet ein, oder? Versuchen Sie niemals, zwei dieser Kern-Schlüsselreize auf einmal zu jonglieren.

Alkohol plus ... vermeiden

Vermeiden Sie in den ersten Wochen des Rauchstopps Alkohol. Dieser ist oft gekoppelt an soziale Situationen, in denen geraucht wird. Trinken Sie also keinen Alkohol in Bars oder auf Festen, wo geraucht werden darf. Wenn Sie zu den sozialen Rauchern gehören, dann sind diese Situationen besonders stark konditioniert.

Wichtig: Es geht hier *nur* um die ersten Wochen. Das Ausrutsch-Dreieck ist leicht zu merken und lässt sich mit etwas gesundem Menschenverstand wirklich gut handhaben. Es wird sich auch Ihnen zeigen, dass dieses konsequente Situationen-Management tatsächlich enorme Auswirkungen darauf hat, ob Sie einen Ausrutscher erleiden oder nicht.

Kaffee und schmachten

»Beim Kaffee morgens hätte ich fast wieder zur Zigarette gelangt.« Das ist klar: Kaffee gehört zu den am besten konditionierten Situationen. Bei dreimal Kaffee + Zigarette pro Tag haben Sie in 10 Jahren diese Situation 11 000-mal konditioniert. Da ist es völlig normal, dass Sie dies nicht sofort aus dem Kopf bekommen. Kaffee + Nikotin brachten immer die stärkeren Energie- und Konzentrationsschwankungen bei Rauchern vorübergehend auf Normalniveau – bis zum nächsten Tief. Die Risikowahrscheinlichkeit für einen Schmachtausrutscher

steigt beim Kaffee nach dem Rauchstopp um gut 36 % an.[156] Sollte man nun auf Kaffee verzichten? Nein. Gerade in den ersten Tagen des Rauchstopps sind Antriebsprobleme häufig. Raucher ohne Koffein sind in der ersten Woche häufiger erschöpft und antriebslos. Das wurde an 162 Kaffee trinkenden Rauchern getestet, die aufhörten.[157] Koffein macht wach, konzentriert und regt an. Dadurch verbessert sich auch die Stimmung. Ohne Koffein denkt man zusätzlich *»Rauch doch eine. Das macht Dich wenigstens wach.«* Daher mein Tipp für die ersten Tage: Wechseln Sie vom konditionierten Kaffee auf Tee, der genauso Koffein enthält. Oder noch besser wäre ein Kaffee-Eiweißshake. Kaffee in anderer Materie. Also Milch + 20 g Eiweiß + Nescafé. So haben Sie das Koffein, aber zusätzlich auch anregende Eiweißbausteine, die extrem schnell den Stoffwechsel und die Produktion von Glücksbotenstoffen in Ihrem Körper hochfahren. Der Stoffwechsel wird durch Eiweiß derart angeregt, dass manche sogar nach 30 Minuten ein ganz leichtes Schwitzen verspüren. Super auch: Die Konzentration verbessert sich, da Eiweiß die Bausteine enthält für die Botenstoffe, die Konzentration anregen. Milch-Kaffee-Shakes sind außerdem fast nie mit der Zigarette konditioniert, denn Zigaretten schmecken ganz widerlich nach Milch.

Tipp: Verwenden Sie Molkeeiweiß. Das ist im Gegensatz zu Milcheiweiß im Shake besser löslich und kommt auch schneller in die Blutbahn. (Mehr zu Eiweiß siehe Kapitel 21.)

Wie lange dauert eine Schmacht?

»Ewig … gefühlte Stunden.« Vor allem denkt man: *»Das geht jetzt bestimmt immer so weiter …«* Wie sieht es tatsächlich aus? Wenn Schmachten und die Dauer von Tausenden Rauchern per Handy direkt danach gemeldet wurden, zeigte sich, dass es im Durchschnitt aller gemeldeten Schmachter nur 8 Minuten sind. Diese überschaubar kurze Zeit müssen Sie überbrücken. Und Sie kommen immer seltener, diese Gefühle. Schmachten ist wie eine Welle: Entweder Sie lassen sich mitreißen, oder Sie tauchen mit klarem Verstand, das Ziel vor Augen, durch sie hindurch.

- Schnuppern Sie an Ihrem Kippenmuseum. Sie sollten auch das mobile Minikippenmuseum im kleinen Glas immer dabei haben. Damit ist die Lust auf eine Zigarette meist schon vorbei.
- Machen Sie einen Spaziergang.
- Rufen Sie zur Ablenkung Freunde an, die Sie auf andere Gedanken bringen.
- Verlassen Sie den Ort, an dem Sie gerade sind.
- Öffnen Sie das Fenster, und atmen Sie tief durch.

Die Drei-A-Regel

Abhauen, Ablenken, Abwarten – das sind die besten Strategien beim Schmachten.

Abhauen – Verlassen Sie den Ort der Versuchung, und gehen Sie kurz vor die Tür. Ein paar Schritte an der frischen Luft. Bewegung hilft.

Ablenken – Treffen Sie sich mit Freunden; telefonieren Sie mit jemandem, der Sie unterstützt. Unternehmen Sie etwas, treiben Sie Sport, kochen Sie etwas, gehen Sie ins Kino, trinken Sie Wasser oder Tee! Nehmen Sie sich für die nächsten Tage Dinge vor, die Sie schon lange machen wollten, und gehen Sie direkt an die Planung! Ablenkung ist ganz wichtig die ersten Tage und Wochen!

Abwarten – Denken Sie immer daran: Innerhalb von kurzer Zeit sind solche Schmachtattacken meist vorbei. Je schneller Sie sich mit etwas anderem beschäftigen, desto schneller vergessen Sie das Schmachten.

Was Sie bei einem Ausrutscher tun können

»Ich habe eine geraucht. Ich fühle mich, als hätte ich versagt. Wahrscheinlich schaffe ich es eh nicht.« Sie haben sich eine angezündet? Ok, das passiert. Deswegen sind Sie nicht wieder Raucher. Was ist passiert? Sie sind auf einem holprigen Wegstück in der Lernphase vom Fahrrad gefallen. Kein Drama! Steigen Sie möglichst schnell wieder auf. Ausrutscher passieren circa 70 % der Raucher, die aufhören. Ausrutscher und ein Rückfall sind auch nicht das Gleiche.

→ Drücken Sie die Zigarette so schnell wie möglich wieder aus.

→ Analysieren Sie kurz die Situation: Was hat Sie dazu gebracht, zu rauchen? Hatten Sie richtig frustrierenden Stress? Haben Sie sich überfordert, obwohl Sie sich in den ersten 1 – 2 Wochen weniger zumuten sollten? Haben Sie sich mit jemandem gestritten und hat er keine Rücksicht auf Sie genommen? Haben andere geraucht, als Sie dabei waren? War es eine Kombination aus dem Ausrutsch-Dreieck? Oder war es eine »Einfach so«-Situation, bei der Sie einfach so überhaupt nicht darüber nachgedacht haben? Kurz analysieren! Keine langen Vorwürfe oder »*Warum-ich-es-nie-schaffen-werde*«-Gedanken.

→ Besinnen Sie sich dann schnell auf Ihre Ziele und wie sehr Sie vom Rauchstopp profitieren werden. Wie soll Ihr Leben in zwei bis drei Monaten aussehen?

→ Denken Sie an alle Gründe, warum Sie nicht mehr rauchen wollen.

→ Schauen Sie auf Ihre Liste, was Sie am Rauchen hassen (Seite 177).

→ Erinnern Sie sich, wie weit Sie schon gekommen sind und dass Sie im Leben schon viele schwierige Situationen erfolgreich gemeistert haben. Welche fallen Ihnen ein?

→ Was würden Sie einem guten Freund oder einer guten Freundin raten, wenn er / sie sich momentan in der gleichen Situation befinden würde?

→ Nehmen Sie sich konkret vor, in nächster Zeit das Ausrutsch-Dreieck konsequenter zu vermeiden.

→ Denken Sie sich was aus, was Sie sich anstelle des Rauchens jetzt Gutes tun könnten.

→ Sprechen Sie mit Menschen, die Ihnen gut tun.

→ Versuchen Sie, den Stress zu vermindern und gönnen Sie sich Ruhepausen. Sie müssen in den ersten beiden Wochen nicht 100 % funktionieren. Dafür werden Sie umso leistungsfähiger sein, wenn Sie einmal das Nikotin los sind!!

→ Denken Sie in den nächsten Tagen öfters an sich und sagen Sie einfach NEIN zu Anforderungen von anderen. Das würden Sie doch auch machen, wenn Sie einen Infekt auskurieren.

→ Weitere persönliche Strategien können Sie im Premium Internetprogramm trainieren.

Aufstehen und weiterspielen

Wichtig: Ausrutscher haben nichts mit Versagen zu tun! Sie passieren. So wie auch eine Top-Fußballmannschaft mal ein Tor kassiert, weil sie kurz nicht aufgepasst hat. Damit ist das Spiel nicht verloren. Vielleicht war es einfach ein Glückstreffer. Kommt vor. Denken Sie wieder ans Siegen. Und donnern Sie dem Suchthirn im Gegenzug nun erbarmungslos die Tore rein. Der Erfolg nährt den Erfolg. *»Wie jetzt ...?«* Hierzu hat man über 11 000 solcher Versuchssituationen ausgewertet und diese mit der nachfolgenden Rückfallhäufigkeit verglichen. Das Ergebnis: Die Anzahl der kürzlich verwandelten Tore (= widerstandenen Versuchungssituationen) stärkt Sie und verringert das Risiko für zukünftige Rückfälle.[158] Jedes Tor zählt also!! Denn jede überstandene Versuchung ist eine Trainingseinheit, um Ihr Oberstübchen zu entkonditionieren. Also nicht jammern: *»Und noch eine Schmacht. Ich halt das nicht mehr aus«*, sondern: *»Ah noch eine Schmacht. Ich zeig Dir noch mal, wer hier das Sagen hat!!«* Wichtig dabei: Je länger Sie nicht rauchen, umso seltener werden diese Abwehrsituationen. Der Weg wird immer befahrbarer, und es läuft ganz von selbst. Sie können gewinnen. So wie 8 von 10 Rauchern erfolgreich zum Nichtraucher werden.

Schnell wieder durchstarten nach einem Rückfall

Sie rauchen einige Zigaretten, sind enttäuscht über sich und denken: *»Egal. Jetzt rauch ich 'ne ganze Packung und dann einfach weiter.«* Auch bei einem echten Rückfall, bei dem Sie mehrere Packungen rauchen, sollten Sie so schnell wie möglich wieder ins Match kommen!

»Ich brauch's jetzt auch gar nicht wieder zu versuchen. Ich schaff's eh nicht.« Lassen Sie sich von diesen negativen Empfindungen nicht unterkriegen. Sie haben die ersten Siege schon errungen. Sie kennen jetzt den Gegner und seine Tricks besser. Die meisten Raucher brauchen mehrere Anläufe. Sie fliegen ein paarmal auf die Nase und

schaffen es dann doch. Auch Sie wollen sicher nicht lebenslänglich Giftmüll inhalieren. Rauchen hat keine Vorteile für Ihr Wohlbefinden! Es hilft, sich dies immer und immer wieder zu vergegenwärtigen. Kapitel 8 – 10 kann man gar nicht oft genug lesen.

Machen Sie einen neuen Anlauf. Eventuell mit Unterstützung von Nikotinpflastern oder Champix, wenn der Rückfall in den ersten 1 – 2 Wochen des körperlichen Entzugs aufgetreten ist. Jeder kann siegen!! Alle Diktatoren werden früher oder später entmachtet.

»Ich gehöre bestimmt zu den Rauchern, die rückfällig werden!« Stopp. DAS möchte Ihr Suchthirn Ihnen gerne einreden. Doch was unterscheidet Raucher, die Rückfälle haben, von Rauchern, die keine haben? Schwäche? Nein. Zum Nachweis wurden hierzu wieder Tausende von Ausrutschern und Rückfällen mit Smartphone-Meldungen von Rauchern verglichen. Das auffälligste Merkmal hierbei ist: Die Raucher ohne Rückfälle hatten oft nur Glück gehabt, in keine schwierigen Versuchssituationen gekommen zu sein oder sich dort hineingebracht zu haben. Das klingt im ersten Moment erstaunlich. Aber in den ersten Wochen geht es tatsächlich darum, nicht zu viele Bälle auf einmal zu jonglieren. Also nicht andere Raucher, Ärger und Alkohol in einer Situation zusammenkommen zu lassen. Managen Sie bewusst dieses Ausrutsch-Dreieck. Den Rest schaffen Sie mit den richtigen Anti-Ausrutschstrategien. Tatsächlich sagen viele, die es geschafft haben: *»Es war nicht einfach, aber wesentlich einfacher als ich gedacht hatte.«*

⟨ Das »30 Tage Programm«

Das sind bisher nur ganz wenige Tipps, um Ausrutscher und Schmachtsituationen zu managen. Sie können mit dem Internet Lernprogramm$^{©}$ gezielt trainieren, dran zu bleiben, sich zusätzlich motivieren, Sie können sich Dokumentationen über das Rauchen anschauen, Entspannungsübungen downloaden und im Forum andere Raucher treffen. Es gibt zusätzlich ein Smart Phone App, das Sie downloaden können. So haben Sie Ihre persönlichen Ziele und die Gründe, warum Sie aufhören wollen und wie Sie Schmachtsituationen meistern, immer dabei.

Nichtraucher: Probieren Sie nie wieder eine Zigarette

Sie haben es geschafft, Nichtraucher zu werden. Bleiben Sie es auch! Einige Ex-Raucher versuchen nach 6 Monaten eine Zigarette, weil sie sicher sind, dass diese eine Zigarette nichts macht. Schwierig, denn: Diese EINE Zigarette gibt es nicht. Sie werden auch nie nur Gelegenheitsraucher werden, denn Ihre Andockstellen werden sich wieder wie vorher umformen und Sie süchtig machen.

Sie haben Erinnerungen, die über die vielen Jahre fest an Raucherinnerungen gekoppelt sind. Das ist ok. Es ist Teil Ihres Lebens. Anfänglich kann im ersten Jahr gelegentlich für Momente eine Rauchnostalgie aufkommen. Betrachten Sie diese Erinnerung als das, was sie ist. Eine Rauchnostalgie fühlt sich nicht an wie Schmachten. Sie ist eher wie ein kurzer Gedanke, der genauso schnell wieder verfliegt. Tappen Sie aber bitte nie in diese Nostalgiefalle: *»Ach, eine Zigarette kann nix schaden … danach höre ich wieder auf. Ich bin ja Nichtraucher und vermisse auch nichts.«* Es gibt nicht die eine Zigarette!! Sie setzen wieder die Kettenreaktion in Gang. Sobald das Nikotin den Körper verlässt, flüstert Ihnen eine kleine Stimme zu: *»Rauch noch eine.«* Gehen Sie darauf ein, schnappt die Nikotinfalle erbarmungslos zu. Der Klassiker ist der: Sie waren bereits Nichtraucher und haben *»einfach mal so«* mit Freunden eine mitgeraucht. Ist das ein Rückfall? Nein. Es ist Dummheit und hat nichts mit einem Rückfall zu tun. Und jeder Raucher hat mir bisher die Geschichte auch genau so erzählt: *»Und dann hab ich leider eine probiert. Ekelig … es war ganz einfach, es wieder zu lassen … und dann hatte ich irgendwie doch Lust auf die nächste … jetzt rauche ich wieder.«* Diese eine Zigarette kostet Sie Tausende Euro, sobald Sie die Kettenreaktion wieder in Gang setzen. Wichtig zu wissen: Die Zigarettennostalgie kommt immer seltener, je länger Sie Nichtraucher sind. Es ist nur ein kurzer Gedanke, der verfliegt. Wenn Sie sich aber den Nikotinschuss versetzen, bedeutet das wieder Jahre der Sklaverei.

**Die wichtigste Regel zum Abschluss des Buches:
Wenn Sie einmal Nichtraucher sind, probieren Sie bitte
nie wieder auch nur eine Zigarette!!!**

Fazit

- Drogen konditionieren normale Situationen zu Rauchauslösern. Es dauert einige Wochen, sich diese wieder abzugewöhnen.
- Seien Sie am Anfang vorsichtig, folgende drei Schlüsselreize nicht auf einmal jonglieren zu wollen: andere Raucher + Alkohol + Ärger / Stress.
- Nutzen Sie die Drei A-Regel: Abhauen, Ablenken, Abwarten.
- Ausrutscher sind weder ein Versagen noch ein Rückfall. Akzeptieren Sie diese. Drücken Sie die Zigarette aus, und fahren Sie fort auf dem Weg zum Nichtraucher.
- Wenn Sie Nichtraucher sind, probieren Sie nie wieder auch nur eine Zigarette.

✎ Links zu YouTube

30. Ihre persönliche Betreuung!

Bund und Länder subventionieren verschiedene Telefon-Hotlines, die eine super telefonische Beratung und Hilfe in allen Situationen anbieten. Erfahren Sie mehr.

»Hm, ich bin noch immer nicht völlig sicher ... am liebsten würde ich das ja noch mal mit jemandem besprechen.« Vor der letzten Zigarette haben viele noch die eine oder andere ganz persönliche Frage. In den Raucher-Hotlines können Sie alles persönlich besprechen, um Sicherheit zu gewinnen, denn jeder Raucher »tickt anders«.

»Ach, das ist mir unangenehm.« Braucht es nicht zu sein. Sie rufen anonym an. So können Sie vollkommen unbefangen sprechen. Die Berater sind Vollprofis. Das unterscheidet sie vom guten Rat von Freunden.

»... und sicher muss ich mich da kurz fassen.« Keine der Hotlines setzt eine Zeitbegrenzung. Das Gespräch kann also durchaus 20 – 30 Minuten dauern, bis wirklich alle Zweifel ausgeräumt sind.

»Naja, schön und gut. Mal mit 'nem Berater sprechen ist ja ganz nett. Beim nächsten Mal hab ich dann wieder jemand anderen am Telefon und muss alles neu erzählen.« Sie wollen einen persönlichen Ansprechpartner, der vielleicht auch öfters nachhört, wie es bei Ihnen so läuft? Ohne, dass Sie sich extra melden müssen? Genau dafür können Sie mit Ihrem Berater je nach Hotline zwischen 5 – 8 automatische Rückrufe vereinbaren. Denn Ihre Fragen unmittelbar bevor Sie aufhören, sind ganz andere als die Fragen in der ersten Woche nach dem Rauchstopp, wo Sie eventuell Entzugssymptome in den

Griff bekommen wollen, oder nach 3 Wochen, wo Sie einfach »dran bleiben« müssen. Jedes einzelne Gespräch wird daher auf alle Fälle spannend.

»Hilft das denn wirklich? So ein paar Gespräche?« Gute Frage. Natürlich hat man ausgewertet, wie effektiv diese telefonischen Beratungen sind: Über 24 000 Beratungsfälle aus Hotlines und 9 Studien wurden dazu ausgewertet.[159] [160] Das Ergebnis: Mit der telefonischen Unterstützung schaffen es mehr Raucher aufzuhören! Mehrere Rückrufe von jemandem, der Sie persönlich betreut, ist besser als nur ein Anruf.

»Kann ich da denn auch anrufen, wenn ich kurz davor bin, eine zu rauchen?« Machen Sie das bitte unbedingt! Selbst ein kurzes Gespräch kann Ihnen dann sofort wieder den Kopf klar rücken. Genau dafür sind die Hotlineberater da. Am besten speichern Sie diese Notfallnummern gleich jetzt im Handy ab! In Ihrem persönlichen App für das smart phone, den Sie auf der Homepage downloaden können, habe ich die Hotline mit Öffnungszeiten als Notfallknopf gleich eingebaut.

»Ich weiß nicht, ob ich die Telefonberater immer wieder nerven kann.« Sie können! Und Sie brauchen gar kein schlechtes Gewissen dabei zu haben. Denn trotz Tabaksteuer und Renteneinsparungen kosten Raucher den Staat mehr als sie einbringen. Eine Hotline ist also keine karitative Einrichtung, sondern rechnet sich für den Staat. Nutzen Sie also ruhig dieses Angebot ganz ausgiebig. Dafür sind die Hotlines da.

»Ich habe schon einen Raucherkrebs. Lohnt das jetzt überhaupt noch, aufzuhören.« Ja, aufhören lohnt immer. Die Wundheilung und die Immunfunktion verbessern sich und vieles mehr. Es gibt eine spezielle Hotline für Raucher mit Krebs und deren Angehörige vom deutschen Krebsforschungsinstitut.

Speichern Sie sich Ihre Hotline gleich ins Handy

Deutschland:

Rauchfrei-Hotline *der Bundeszentrale für gesundheitliche Aufklärung*: Mo – Do 10–22 Uhr, Fr – So 10–18 Uhr, Tel. 01805/313 131. Service: Erstgespräch vor dem Rauchstopp, Notfall-Hilfe und 5 vereinbarte Rückrufe.

Rauchertelefon des deutschen Krebsforschungszentrums: Mo – Fr 14– 17 Uhr, Tel. 06221/424 200. Service: Erstgespräch, Notfall-Hilfe und bis zu acht Rückrufe.

Rauchertelefon für Krebspatienten des deutschen Krebsforschungszentrums: Mo – Fr 14–17 Uhr, Tel. 06221/424 224. Ein einmaliger Service: Alle Aspekte des Rauchstopps besonders für Krebs-Patienten.

Helpline Bayern: Mo – Fr 9.15–19 Uhr, Do 9.15–20 Uhr, Tel. 0800/1 418 141. Service: Erstgespräch und Notfall-Hilfe. Das Rückrufprogramm steht nur mit Wohnort in Bayern zur Verfügung.

Österreich:

Rauchertelefon: Mo – Fr 10–18 Uhr, Tel. 0810/810 013

Schweiz:

Rauchstoppline: Mo – Fr 11–19 Uhr, Tel. 0 848 000 181

Seminare – Gemeinsam aufhören

Sie brauchen mehr direkten Kontakt und Motivation? Dann könnte ein Seminar für Sie das Richtige sein. Gruppen-Seminare verdoppeln die Chancen, rauch*frei* zu werden. [161] Der direkte Austausch mit dem Trainer und mit anderen aufhörwilligen Rauchern motiviert enorm. Sie lernen alles, was Sie brauchen, an einem Tag. Sie sehen, wie alle Raucher ganz ähnliche Probleme haben wie Sie, und Sie werden die letzte Zigarette an diesem Tag rauchen. Mehr Informationen und Termine finden Sie auf der Homepage.

Fazit

- Die persönliche Betreuung in subventionierten Hotlines gibt Ihnen zusätzlich Unterstützung.
- Sie können die Raucher-Hotlines punktgenau einsetzen: Wenn Sie kurz davor sind, einen Ausrutscher zu haben, oder als Begleitung mit automatischen Rückrufen durch Ihren Nichtraucher-Berater.
- Nichtraucherseminare sind effektiv. Der persönliche Austausch mit dem Trainer und der Gruppe motivieren enorm.

Ein Wort zum Schluss
Liebe Ex-Raucher und Ex-Raucherinnen

→ **Zweifeln Sie nie an Ihrer Entscheidung, mit dem Rauchen aufzuhören!**

→ **Erinnern Sie sich immer, dass Nikotin keinen einzigen Vorteil für Ihre Psyche hat.**

Es vermindert weder Stress, noch verbessert es die Stimmung. Nikotin ist die Ursache für Anspannung, Stimmungsschwankungen und Konzentrationsprobleme durch Veränderungen im Belohnungszentrum des Gehirns. Es macht Sie labil und anfällig für diese Schwankungen.

→ **Seien Sie sich darüber im Klaren: Sie rauchen nur »gerne«, um die nervöse Leere und Unruhe des Entzugs zu vermeiden und zu entlasten.**

Nikotin hat keinen einzigen Vorteil für das Wohlbefinden, nur den einen, Ihnen Entzugsgefühle zu erleichtern. Der eine, endgültige Entzug, den Sie jetzt vielleicht für 2 – 3 Wochen haben, setzt Sie sonst – wenn Sie nicht Schluss machen – jeden Tag in kleinen Schüben unter Druck. Lebenslänglich. Und Sie werden ihn immer häufiger spüren, da Sie an immer weniger Orten rauchen dürfen.

→ **Glauben Sie mir: Sie werden sich schon bald ohne Nikotin viel stabiler fühlen.**

In wenigen Wochen werden Sie sich nicht mehr nach dem Rauchen sehnen. Sie werden weniger gestresst sein, sich wacher und energiereicher am Morgen fühlen, länger konzentriert sein, eine stabilere Stimmung haben und sich körperlich fitter fühlen. Sie sind der tödlichen Rauchfolterkammer entkommen.

→ **Freuen Sie sich auf die Freiheit.**

Sie verzichten auf nichts. Im Gegenteil: Sie holen Ihre Freiheit zurück. Sie werden stolz sein auf sich. Willkommen im Leben außerhalb der Zwänge durch die Sucht. Freuen Sie sich darauf.

→ **Wenn Sie einmal Nichtraucher sind, probieren Sie nie wieder auch nur eine Zigarette.**

→ **Helfen Sie anderen, das hilft Ihnen selbst.**

Wenn Ihnen das Buch geholfen hat, dann empfehlen Sie es weiter! So helfen Sie auch anderen beim Ausstieg. Anderen zu helfen, hilft auch Ihnen, selbst nie wieder zu rauchen. Außerdem schädigen Sie so am besten die Nikotindealer, die zu lange an Ihnen viel Geld verdient haben. Das Geschäft mit dem Tod funktioniert nur solange wir mitrauchen.

Ihr
Andreas Jopp

Anhang

Raucherentwöhnung mit dem Arzt

Wenn Sie mit medikamentöser Hilfe wie Champix aufhören wollen, sollten Sie einen auf Raucherentwöhnung spezialisierten Arzt aufsuchen. Lassen Sie sich dort aber keine Ohr-Akupunktur oder Homeopathica aufschwätzen. Diese Methoden haben bisher keinen Wirkungsnachweis und bringen nur dem Arzt etwas ein. Folgende Ärzte sind auf Raucherentwöhnung spezialisiert:

Deutschland: www.lungenaerzte-im-netz.de/aerzte/pneumologen verband.html

http://www.arztdatei.de/ (Spezialisierung: Raucherentwöhnung)

Österreich: http://aek.netcare.at/arztsuche/raucherentwoehnung/

Hypnotherapeuten

www.Smokex.de deutschlandweit.

Raucherentwöhnung mit Tiefenhypnose mit Andreas Jopp. Einzelsitzungen und Gruppentermine finden Sie auf der Homepage www.Nichtraucherin30Tagen.de/Seminare/

Quellen

1 West R et al. Do ex-smokers report feeling happier following cessation? Evidence from a cross-sectional survey. Nicotine Tob Res. 2009; 11 (5): 553–57.

2 Abreu-Villaca YA et al. Short term adolescent nicotine exposure has immediate and persistent effects on cholinergic systems: critical periods, patterns of exposure, dose thresholds. Neuropsychopharmacology 2003; 28:1935–49.

3 Moolchan E et al. A review of tobacco smoking in adolescents: treatment implications. J Am Acad Child Adolesc Psychiatry. 2000; 39: 682–93.

4 Selected Documents from the Legacy Tobacco Documents Library. http://lega cy.library.ucsf.edu/tid/eyn18c00/pdf

5 Selected Documents from the Legacy Tobacco Documents Library. http://lega cy.library.ucsf.edu/tid/lve76b00

6 Haustein et al. Tabakabhängigkeit. Springer Verlag 2. Auflage 2008; 620–21.

7 http://smokingsides.com/asfs/m/most.html

8 Sargent J et al. Brand appearances in contemporary cinema films and contribution to global marketing of cigarettes. The Lancet. 2001; 357: 29–32.

9 Mekemson C et al. How the tobacco industry built its relationship with Hollywood. Tob Control. 2002; 11: i81-i91.

10 Dalton M et al. Effect of viewing smoking in movies on adolescent smoking initiation: a cohort study. The Lancet. 2009; Volume 362: 281–85.

11 Hanewinkel R et al. Exposure to Smoking in Internationally Distributed American Movies and Youth Smoking in Germany: A Cross-cultural Cohort Study. Pediatrics. 2008; 121, 108–17.

12 RJReynolds Company. Gerichtsdokument. Legacy library. http://legacy.libra ry.ucsf.edu/tid/gpi73d00

13 Haustein et al. Tabakabhängigkeit. Springer Verlag 2. Auflage 2008; 56–57.

14 Connolly G. Trends in nicotine yield in smoke and its relationship with design characteristics among popular US cigarette brands. 1997–2005. Tob Control. 2007; 16: e5.

15 Tindle H et al. Cessation Among Smokers of »Light« Cigarettes: Results from the 2000 National Health Interview Survey. Am J Pub Health. 2006; Vol 96, 1498–1504.

16 Pollay R et al. The dark side of marketing seemingly »Light« cigarettes: successful images and failed fact. Tob Control 2002; 11: 20.

17 Haustein et al. Tabakabhängigkeit. Springer 2008; 56.

18 Russel M et al. Comparison of Effect on Tobacco Consumption and Carbon Monoxide Absorption of Changing to High and Low Nicotine Cigarettes. Br Med J. 1973; 4: 512–16.

19 Teague CE. Research planning memorandum on the nature of tobacco business and the crucial role of nicotine therein. Bates No 500 915 683–5691, 1972.

20 Schuh KJ, Fant RV et al. Response to smoking as a function of prior smoking amounts. Psychopharmacology. 1995; 119 (4): 385–90.

21 Schuh KJ. Desire to smoke during spaced smoking intervals. Psychopharmacology. 1995; 120 (3): 289–95.

22 Burrows, D. S.; Rjr. »Younger Adult Smokers: Strategies and Opportunities«. 29 Feb 1984. Bates: 501 928 462–501 928 550. http://tobaccodocuments.org/rjr/501 928 462–8550.html

23 Slotkin T et al. Prenatal Nicotine Exposure Evokes Alterations of Cell Structure in Hippocampus and Somatosensory Cortex. JPET. 2002; 300 (1): 124–33.

24 Markussen K et al. Maternal Lifestyle Factors in Pregnancy Risk of Attention Deficit Hyperactivity Disorder and Associated Behaviors: Review of the Current Evidence. Am J Psychiatry. 2003; 160: 1028–40.

25 Markussen K. Smoking During Pregnancy and the Risk for Hyperkinetic Disorder in Offspring, PEDIATRICS. 2005; 116 (2): 462–67.

26 Martin R et al. Smoking During Pregnancy: Association with Childhood Temperament, Behavior, and Academic Performance. J. Pediatr. Psychol. 2006; 31 (5): 490–500.

27 Milberger S et al. Pet owners' attitudes and behaviours related to smoking and second-hand smoke: a pilot study. Tob Control. 2009; 18: 156–58

28 Raucherkinder ähnlich belastet wie einst Barkeeper. Die Welt. 27. 10. 2010.

29 Wer qualmt schadet sich doppelt. Focus online. 20. 1. 2010.

30 Deutsches Krebsforschungszentrum. Tabakatlas 2009; 48.

31 Bertone E et al. Environmental Tobacco Smoke and Risk of Malignant Lymphoma in Pet Cats. Am J Epid. 2002; 156: 268–73.

32 Reif J et al. Cancer of the Nasal Cavity and Paranasal Sinuses and Exposure to Environmental Tobacco Smoke in Pet Dogs. Am J Epid. 1998; 147, 5: 488–92.

33 Ikard F et al. A Scale to Differentiate between Types of Smoking as Related to the Management of Affect. Addiction. 1969; (4): 649–59.

34 Parrott A. Acute pharmacodynamic tolerance to the subjective effects of cigarette smoking. Psychopharmacology. 1994; 116: 93–97.

35 West et al. Self-perceived smoking motives and their correlates in a general population sample. Nicotine Tob Res. 2009; 11 (10): 1182–88.

36 Parrott A et al. Comparative mood states and cognitive skills of cigarette smokers, deprived smokers and non-smoker. Psychopharmacology. 1998; 13(5): 367–76.

37 Parrott A, Kaye F. Daily uplifts, hassles, stresses and cognitive failures: in cigarette smokers, abstaining smokers, and non-smokers. Behav Pharmacol. 1999; 10: 639–46.

38 Aronson K et al. Smoking is Associated with Worse Mood on Stressful Days: Results from a National Diary Study. Ann Behav Med. 2008; 36 (3): 259–69.

39 Herbert M et al. No effect of cigarette smoking on attention or mood in non-deprived smokers. Addiction. 2001; 96: 1349–56.

40 Parrott A. Nesbitt's Paradox resolved? Stress and arousal modulation during cigarette smoking. Addiction. 1998; 98: 27–39.

41 Adan A et al. Effects of nicotine dependence on diurnal variations of subjective activation and mood. Addiction. 2004; 99 (12): 1599–1607.

42 Parrott A et al. Cigarette Smoking and Abstinence: Comparative Effects Upon Cognitive Task Performance and Mood State over 24 Hours. Human Psychopharmacol. 1996; 11: 391–400.
43 Herbert M et al. No effect of cigarette smoking on attention or mood in non-deprived smokers. Addiction. 2001; 96: 1349–56.
44 Parrott A et al. Comparative mood states and cognitive skills of cigarette smokers, deprived smokers and non-smoker. Psychopharmacology. 1998; 13 (5): 367–76.
45 Soar K et al. The effects of cigarette smoking and abstinence on auditory verbal learning. Human Psychopharmacol. 2008; 23: 621–27.
46 DiFranza et al. Diminished autonomy over tobacco can appear with the first cigarettes. Addictive Behav. 2008; 33: 689–98.
47 Abreu-Villaca YA et al. Short term adolescent nicotine exposure has immediate and persistent effects on cholinergic systems: critical periods, patterns of exposure, dose thresholds. Neuropsychopharmacology. 2003; 28: 1935–49.
48 Di Franza et al. Symptoms of Tobacco Dependence After Brief Intermittent Use. Arch Pediatr Adolesc Med. 2007; 161 (7): 704–10.
49 Chaiton M et al. A systematic review of longitudinal studies on the association between depression and smoking in adolescents. BMC Public Health. 2009, 9: 356.
50 Chaiton M et al. A systematic review of longitudinal studies on the association between depression and smoking in adolescents. BMC Public Health. 2009, 9: 356.
51 Patton G et al. Depression, anxiety, and smoking initiation: a prospective study over 3 years. Am J Pub Health. 1998; 88 (10): 1518–22.
52 Parrott A. Cigarette-Derived Nicotine is not a Medicine. World J Biol Psychiatry. 2003; 4: 49–55.
53 Hughes JR. Tobacco withdrawal in self-quitters. J Consult & Clin Psychol 1992; 60: 689–97.
54 Carey MP et al. Stress and unaided smoking cessation: a prospective investigation. J Consult Clin Psychol. 1993; 61: 831–38.
55 Lichtenstein E et al. Perceived stress, quitting smoking, and smoking relapse. Health Psychol. 1990; 9: 466–78.
56 West R et al. What happens to anxiety levels on giving up smoking? Amer J Psychiatry. 1997; 154: 1589–92.
57 Lang I et al. Was John Reid right? Smoking, class, and pleasure: A population-based cohort study in England. Public Health. 2007; 121 (7): 518–24.
58 West R et al. Do ex-smokers report feeling happier following cessation? Evidence from a cross-sectional survey. Nicotine Tob Res. 2009; 11 (5): 553–57.
59 Parrott A. Acute pharmacodynamic tolerance to the subjective effects of cigarette smoking. Psychopharmacology 1994; 116: 93–97.
60 Parrott A et al. Comparative mood states and cognitive skills of cigarette smokers, deprived smokers and non-smoker. Psychopharmacology. 1998; 13 (5): 367–76.
61 Parrott A, Kaye F. Daily uplifts, hassles, stresses and cognitive failures: in cigarette smokers, abstaining smokers, and non-smokers. Behav Pharmacol. 1999; 10: 639–46.

62   Lichtenstein E et al. Perceived stress, quitting smoking, and smoking relapse. Health Psychol. 1990; 9: 466−78.

63   DJK Balfour et al. The neurobiology of tobacco dependence: A preclinical perspective on the role of the dopamine projections to the nucleus. Nicotine Tob Res. 2004; 6 (6): 899−912.

64   LeSage MG et al. Reinstatement of nicotine self-administration in rats by presentation of nicotine-paired stimuli, but not nicotine priming. Pharmacol Biochem Behav. 2004; 79: 507−13.

65   Mucha RF et al. Modulation of craving by cues having differential overlap with pharmacological effect: evidence for cue approach in smokers and social drinkers. Psychopharmacology. 1999; 147: 306−13.

66   Caggiula AR et al. Cue dependency of nicotine self-administration and smoking. Pharmacol Biochem Behav. 2001; 70: 515−30.

67   Caggiula AR et al. Environmental stimuli promote the acquisition of nicotine self-administration in rats. Psychopharmacology (Berl). 2002; 163: 230−37.

68   Paterson NE, Froestl W, Markou A. Repeated administration of the GABAB receptor agonist CGP44532 decreased nicotine self-administration, and acute administration decreased cue-induced reinstatement of nicotine-seeking in rats. Neuropsychopharmacology. 2005; 30: 119−28.

69   Cohen C et al. Nicotine-associated cues maintain nicotine-seeking behavior in rats several weeks after nicotine withdrawal:reversal by the cannabinoid (CB1) receptor antagonist, rimonabant (SR141716). Neuropsychopharmacology. 2005; 30: 145−55.

70   Xiu Liu et al. Reinstatement of nicotine-seeking behavior by drug-associated stimuli after extinction in rats. Psychopharmacology (Berl). 2006; 184 (3−4): 417−25.

71   Shiffman S et al. Do Resisted Temptations During Smoking Cessation Deplete or Augment Self-Control Resources? Psychol Addict Behav. 2008; 22 (4): 486−95.

72   Haustein K. Tabakabhängigkeit. Springer Verlag 2. Auflage. 2008; 565.

73   Mens Health. 20. 4. 2006.

74   Wikipedia. Tabakrauch. Stand 12. 7. 2010.

75   Tabakatlas Deutschland. 2009. DKFZ. 2009; 18.

76   Raj Chari[1] et al. Effect of active smoking on the human bronchial epithelium transcriptome. BMC Genomics. 2007, 8: 297.

77   List of cigarette carcinogens. http://en.wikipedia.org/wiki/Smoke_constituents. Anmerkung: Die chemischen Fachbegriffe wurden auf englisch belassen.

78   Haustein K. Tabakabhängigkeit. Springer Verlag. 2008; 382−85.

79   Haustein K. Tabakabhängigkeit. Springer Verlag. 2008; 376−82.

80   Prof. Risch. Süddeutsche Zeitung. Ein Rauch wie 250 Röntgenaufnahmen pro Jahr. 25. 5. 2004.

81   Grenzwerte der World Nuclear Association. http://world-nuclear.org/info/default.aspx?id=486&terms=mSv%2fyr

82   In: Spiegel. 18. 1. 2007 Konzerne erhöhen die Nikotindosis in Zigaretten. Studie: Connolly G et al. How cigarette additives are used to mask environmental tobacco smoke. Tob Contr. 2000; 9: 283−291.

83   Röske, Hannöver et al. Prävalenz des Rauchens vor und während der Schwan-

gerschaft – populationsbasierte Daten. Prevalence of smoking in women before and during pregnancy: population-based data. Dt med Wochenschr. 2008; 133 (15): 764 – 68.

84 Tabakabhängigkeit. Deutsche Hauptstelle für Suchtfragen. Bd 2; 24.

85 Marianne Tritz, Cheflobbyistin des Deutschen Zigarettenverbandes (DZV) am 8. 7. 2010 N24-Talk zu Gast bei Friedmann.

86 Doll R et al. Mortality in relation to smoking: 50 years' observations on male British doctors. BMJ. 2004; 328 (7455): 1519.

87 Deutsches Krebsforschungsinstitut. Tabakatlas 2009; 41.

88 Tabakabhängigkeit. Deutsche Hauptstelle für Suchtfragen. 2003; 27.

89 Haustein K. Tabakabhängigkeit. Springer Verlag. 2008; 330.

90 Radzikowska E et al. Lung cancer in women: age, smoking, histology, performance status, stage, initial treatment and survival. Ann Oncol. 2002; 13 (7): 1087 – 93.

91 Bronum-Hansen H et al. Health life years lost due to smoking. Ugeskr. Laeger. 2002; 164: 3953 – 58.

92 Boyle P. Cancer, cigarette smoking and premature death in Europe: a review including the Recommendations of European Cancer Experts Consensus Meeting. Lung Cancer. 1997: 17: 1 – 60.

93 Perkins K et al. Tobacco withdrawal in women and menstrual cycle phase. J Consult and Clin Psychol. 2009; 68 (1): 176 – 80.

94 Borrelli B et al. The role of weight concern and self efficacy in smoking cessation and weight gain among smokers in a clinic-based cessation program. Addictive Behaviors. 1998; 23: 609 – 22.

95 Meyers AW et al. Are weight concerns predictive of smoking cessation? A prospective analysis. J Consult ClinPsychol. 1997; 65: 448 – 52.

96 Haustein K. Tabakabhängigkeit. Springer Verlag. 2. Auflage 2008; 566 – 67.

97 Haustein K. Tabakabhängigkeit. Springer Verlag. 2. Auflage 2008; 563 – 64.

98 Klesges RC et al. The prospective relationship of smoking and weight in a young biracial cohort. J Consult Clin Psychol. 1998; 66: 987 – 93.

99 Basterra-Gortari FJ et al. Effect of smoking on body weight: longitudinal analysis of the SUN cohort. Rev Esp Cardiol. 2010; 63 (1): 20 – 27.

100 Canoy D et al. Cigarette smoking and fat distribution in 21,828 British men and women: a population-based study. Obes Res. 2005; 13 (8): 1466 – 75.

101 Deutsches Krebsforschungszentrum. 2008. www.rauchfrei2012.info/media/do cuments/1202243759.pdf

102 Haustein K. Tabakabhängigkeit. Springer Verlag. 2. Auflage 2008; 565.

103 Pomerleau CS et al. Body image, body satisfaction, and eating patterns in normal-weight and overweight / obese women current smokers and never-smokers. Addict Behav. 2007; 32: 2329 – 34.

104 Pomerleau CS et al. Characterizing concerns about post-cessation weight gain: results from a national survey of women smokers. Nicotine Tob Res. 2001; 3(1): 51 – 60.

105 Deutsches Krebsforschungszentrum. 7. 4. 2010. www.dkfz.de/de/rauchertele fon/Gewichtsprobleme.html

106 Hoebel et al. Natural Addiction: A Behavioral and Circuit Model Based on Sugar Addiction in Rats. J Addiction Medicine. 2009; 3: 33 – 41.

107 Rebecca L. Corwin. Symposium Overview – Food Addiction: Fact or Fiction? J. Nutr. 2009; 139: 617–19.

108 Hanjal A et al. Oral sucrose stimulation increases accumbens dopamine in the rat. Am J Physiol Regul Integr Comp Physiol. 2004; 286 (1): R31–37.

109 Wang GJ, Volkow ND, Thanos PK, Fowler JS. Similarity between obesity and drug addiction as assessed by neurofunctional imaging: a concept review. J Addict Dis. 2004; 23: 39–53.

110 Colantuoni C et al. Evidence that intermittent, excessive sugar intake causes endogenous opioid dependence. Obes Res. 2002; 10 (6): 478–88.

111 Ahmed et al. Intense Sweetness Surpasses Cocaine Reward. PLoS ONE. 2007; 2 (8): e698.

112 Colantuoni C et al. Evidence that intermittent, excessive sugar intake causes endogenous opioid dependence. Obes Res. 2002; 10 (6): 478–88.

113 Avena et al. Evidence for sugar addiction: Behavioral and neurochemical effects of intermittent, excessive sugar intake. Neurosci Biobehav Rev. 2008; 32 (1): 20–39.

114 Hoebel et al. Natural Addiction: A Behavioral and Circuit Model Based on Sugar Addiction in Rats. J Addiction Medicine. 2009; 3: 33–41.

115 Wang GJ, Volkow ND, Thanos PK, Fowler JS. Similarity between obesity and drug addiction as assessed by neurofunctional imaging: a concept review. J Addict Dis. 2004; 23: 39–53.

116 Ahmed et al. Intense Sweetness Surpasses Kokaine Reward. PLoS ONE. 2007; 2 (8): e698.

117 Milch und Obst verderben Rauchgenuss. Mens Health 6. 4. 2007.

118 Hajek P et al. Stopping smoking can cause constipation Addiction. 2003; 98 (11): 1563–67.

119 Grahl A. Süßstoffe – süß und sicher. DGE-aktuell. 8. 8. 2007.

120 Schweizer C, Schlarb A, Revenstorf D. Hypnotherapeutische Raucherentwöhnung in Gruppen. Experimentelle und klinische Hypnose. Sonderdruck 2001; 17 (1): 61–99

121 Schweizer C, Schlarb A, Revenstorf D. Hypnotherapeutische Raucherentwöhnung in Gruppen. Experimentelle und klinische Hypnose. Sonderdruck 2001. 17 (1): 61–99

122 Nach Schweizer C, Schlarb A, Revenstorf D. Hypnotherapeutische Raucherentwöhnung in Gruppen. Experimentelle und klinische Hypnose. Sonderdruck 2001: 17 (1); 61–99

123 Schweizer C, Schlarb A, Revenstorf D. Hypnotherapeutische Raucherentwöhnung in Gruppen. Experimentelle und klinische Hypnose. Sonderdruck 2001: 17 (1): 61–99. Zitierte Studie: (Spiegel, 1970)

124 In Ibid. (Watkins, 1976)

125 In Ibid. (MacHovec, 1978)

126 In Ibid. (Stanton, 1978)

127 In Ibid. (Javel, 1980)

128 In Ibid. (Barbasz, 1984)

129 In Ibid. (Williams, 1988)

130 In Ibid. (Heumann, 1988)

131 In Ibid. (Schulte, 2000)

132 In Ibid. (Cardona, 2000)

133 In Ibid. (Schweizer, 2001)

134 Tabakabhängigkeit. Deutsche Hauptstelle für Suchtfragen. Bd 2; S. 79.

135 Shiffman S et al. A meta-analysis of the efficacy of over-the-counter nicotine replacement. Tob Control. 2003; 12: 21 – 27

136 Walsh RA. Over-the-counter nicotine replacement therapy: a methodological review of the evidence supporting its effectiveness. Drug Alcohol Rev. 2008; 27 (5): 529 – 47.

137 Etter JF et al. The impact of pharmaceutical company funding on results of randomized trials of nicotine replacement therapy for smoking cessation: a meta-analysis. Addiction. 2007; 102 (5): 815 – 22.

138 Bhavna Shamasunder. Financial Ties and Conflicts of Interest Between Pharmaceutical and Tobacco Companies.JAMA.2002; 288: 738 – 44

139 Chapmann S et al. The global research neglect of unassisted smoking cessation: causes and consequences. PLoS Med. 2010; 7 (2): e1 000 216.

140 Stead LF et al. Nicotine replacement therapy for smoking cessation. Cochrane Database Syst Rev. 2008; 23: 1.

141 Adaptiert nach Haustein K. Tabakabhängigkeit. Springer Verlag 2. Auflage 2008; 520 – 21. Anmerkung: Das Nikotinnasalspray wurde wegen des Suchtpotentials in den meisten Ländern aus dem Handel genommen. Es wurde daher nicht in die Tabelle aufgenommen.

142 Puska P et al. Combined use of nicotine patch and gum compared with gum alone in smoking cessation – a clinical trial in North Karelia. Tob Control. 1995; 9: 231 – 35.

143 Tabakabhängigkeit. Deutsche Hauptstelle für Suchtfragen. Bd 2; S. 81.

144 White AR et al. Acupuncture and related interventions for smoking cessation. Cochrane Database Syst Rev. 2006; 25; (1).

145 Gonzales et al. Varenicline, an alpha4Beta2Nicotinic Acetylcholine Receptor Partial Agonist, vs Sustained-Release Bupropion and Placebo for Smoking Cessation. JAMA.2006; 296: 47 – 55.

146 Aubin et al. Varenicline versus transdermal nicotine patch for smoking cessation: results from a randomised open-label trial. Thorax. 2008; 63: 717 – 24.

147 Gonzales et al. Varenicline, an alpha4Beta2Nicotinic Acetylcholine Receptor Partial Agonist, vs Sustained-Release Bupropion and Placebo for Smoking Cessation. JAMA.2006; 296: 47 – 55.

148 Fagerström K et al. Varencline in the treatment of tobacco dependence. Neuropsychiatric Disease. 2008; 4 (2): 353 – 63.

149 Fagerström K et al. Varencline in the treatment of tobacco dependence. Neuropsychiatric Disease. 2008; 4 (2): 353 – 63.

150 Deutsches Ärzteblatt 5. 2. 2008. Information über das Internet: www.aerzteblatt.de/v4/news/news.asp?id=31284

151 Anmerkung: kleine tragbare Computer wurden genutzt. Ich habe dies hier für jeden vorstelbar als smart phone bezeichnet. Shiffman S et al. First Lapses to Smoking: Within-Subjects Analysis of Real-Time Reports. J Consulting and Clinical Psychology. 1996; (64) 2: 366 – 79.

152 Shiffmann S et al. Temptations to Smoke After Quitting. A Comparison of Lapsers and Maintainers. Health Psychol. 1996; 15 (6): 455 – 61.

153 Shiffman S et al. Prediction of lapse from associations between smoking and situational antecedents assessed by ecological momentary assessment. Drug Alcohol Depend. 2007; 91 (2–3): 159–68.

154 Shiffman S et al. Prediction of lapse from associations between smoking and situational antecedents assessed by ecological momentary assessment. Drug Alcohol Depend. 2007; 91 (2–3): 159–68.

155 Centers for Disease Control and Prevention (CDC). Cigarette smoking among adults – United States, 2000. Morb Mort Week Rep. 2002; 51: 642–45.

156 Shiffman S et al. Prediction of lapse from associations between smoking and situational antecedents assessed by ecological momentary assessment. Drug Alcohol Depend. 2007; 91 (2–3): 159–68.

157 Swabson J et al. The impact of caffeine use on tobacco cessation and withdrawal. Addictive Behaviors. 1997; 22: 55–68.

158 Shiffman S et al. Do Resisted Temptations During Smoking Cessation Deplete or Augment Self-Control Resources? Psychol Addict Behav. 2008; 22 (4): 486–95.

159 Stead LF et al. Telephone counselling for smoking cessation. Cochrane Database of Systematic Reviews. 2009, Issue 3. Art. No.: CD002 850.

160 Stead LF et al. A systematic review of interventions for smokers who contact Quitlines. Tobacco Control. 2007; 16: 3–8.

161 Stead L F et al., Group therapy programmes for smoking cessation. Review. The Cochrane Library. 2009, Issue 2.

Nichtraucher in 30 Tagen
Das erfolgreiche Programm zum Aufhören

PREMIUM FÜR DEN PREIS EINER SCHACHTEL ZIGARETTEN, HELFEN WIR IHNEN MIT DEM RAUCHEN AUFZUHÖREN.

| LINKS ZU YOUTUBE | LOGBUCH | APP | HYPNOSE DOWNLOADS | FORUM & CHAT | SPECIAL | SEMINARE |

Die tägliche Homepage   Meine Ernährung   Meine Erfolge   Mein Programm

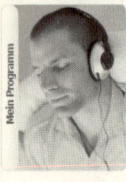

Hallo! Klasse, Du hast es schon weiter geschafft als die meisten Raucher.

- Weil Du starker bist als das Nikotin.
- Weil Du es Dir wert bist.
- Weil Du es anderen beweisen willst.
- Weil es Dein wichtigstes Projekt zum längeren Leben ist.

Du denkst zwar ständig ans Rauchen, aber das ist völlig normal. Es bringt nichts, diese Gedanken zu unterdrücken. Stelle Dir immer gleichzeitig vor, wie Du das Nikotinmonster verhungern lässt, weil Du es nicht mehr fütterst. Stelle Dir vor, wie Dein Körper sich jetzt umbaut.
Konzentriere Dich auf Dein Ziel. Behalte einen klaren Kopf und sammle Deine Kräfte.
Dazu hilft Dir das heutige Selbsthypnose-Programm.

Tagesmotto
Ich werde den heutigen Tag auch schaffen. Alles andere ist egal.

Das Internetprogramm heute

Mein Programm: Selbsthypnose für mehr innere Kraft.
Die tägliche Homepage: So vermeidest Du Ausrutscher.
Meine Ernährung: Du bist genervt? Vitamine für die Nerven.

weiter zu [Mein Programm] und fange das heutige Programm an.

1 2 3 4 5 6 7 8 9 10 11 12 13 14 15 16 17 18 19 20 21 22 23 24 25 26 27 28 29 30

Impressum   Datenschutz   AGB

Nichtraucher in 30 Tagen © 2012

Nichtraucher in 30 Tagen
Das erfolgreiche Programm zum Aufhören

FÜR DEN PREIS EINER SCHACHTEL ZIGARETTEN,
HELFEN WIR IHNEN MIT DEM RAUCHEN AUFZUHÖREN.

| LINKS ZU YOUTUBE | LOGBUCH | APP | HYPNOSE DOWNLOADS | FORUM & CHAT | SPECIAL | SEMINARE |

5

Nur die Angst setzt Deiner Freiheit Grenzen

Die quälenden, hinderlichen Gedanken sind Stolpersteine und halten Dich davon ab, wieder Deine Freiheit zu erlangen.
Schreibe diese Gedanken auf. Schreibe auf, was passieren könnte, wenn Du nicht mehr rauchst.

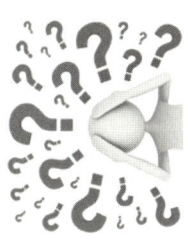

Wovor hast Du am meisten Angst, wenn Du nicht mehr rauchst?
Was befürchtest Du?

1.

2.

3.

4.

5.

6.

7.

8.

Speichern und weiter

Nichtraucher in 30 Tagen © 2012